Jürgen v. Troschke
Die Kunst, ein guter Arzt zu werden

Bücher aus verwandten Sachgebieten

Myerscough/Ford
Kommunikation mit Patienten. Die Chancen des ärztlichen Gesprächs nutzen
2001. ISBN 3-456-83210-9

Zimmermann
Kulturelle Missverständnisse in der Medizin
2000. ISBN 3-456-83378-4

Guardiola/Gruber
Wie sagt's der Arzt auf Englisch, Französisch, Italienisch, Spanisch, Türkisch, Serbokroatisch, Russisch und Albanisch?
ISBN 3-456-83409-8

Greenhalgh
Einführung in die Evidence-based Medicine
1999. ISBN 3-456-83135-8

Hüsler
Statistische Prinzipien für medizinische Projekte
3. Auflage 2001. ISBN 3-456-83437-3

Hall (Hrsg.)
Publish or Perish – Wie man einen wissenschaftlichen Beitrag schreibt, ohne die Leser zu langweilen oder die Daten zu verfälschen
1998. ISBN 3-456-82884-5

Dalicho
Die allgemeinärztliche Untersuchung
2000. ISBN 3-456-82954-X

Breakwell
Aggression bewältigen – Umgang mit Gewalttätigkeit in Klinik, Schule und Sozialarbeit
1998. ISBN 3-456-83001-7

Grahmann/Gutwetter
Konflikte im Krankenhaus
1996. ISBN 3-456-82732-6

Weitere Informationen über unsere Neuerscheinungen finden Sie im Internet unter: http://verlag.hanshuber.com oder per E-Mail an: verlag@hanshuber.com.

Inhalt

Vorwort 9

1. Was erwartet man von einem guten Arzt? 13

**2. Die Selbstverantwortung des Medizinstudenten zur
aktiven Mitgestaltung der eigenen Ausbildung** 39

2.1 Ärztliche Sozialisation oder das Märchen von einem,
der auszog, Arzt zu werden 39
2.2 Zukunftserwartungen junger Medizinstudenten
(Arztsein in zehn Jahren) 53
2.3 Zukunftsperspektiven ärztlicher Berufsausübung 58
2.4 Lernzufriedenheit als Qualitätskriterium 60
2.5 Der «gute Arzt» als Leitbild 64
2.6 Kann man lernen, ein guter Arzt zu werden? 69

3. Lernen aus der Geschichte 73

3.1 Die Geschichte der Medizin als Wissenschaft 76
3.2 Ideengeschichte des Arztberufes 80
3.3 Entwicklung des ärztlichen Berufes 84

4. Praxisfelder ärztlichen Handelns 87

4.1 Das Spektrum ärztlicher Berufsausübung 87
4.2 Ärztliche Berufsstatistik 90

**5. Der Arzt im deutschen Gesundheits-
und Sozialversicherungssystem** 95

6. Normen und Werte ärztlicher Berufsausübung 103

6.1 Normative Vorgaben der Berufsrolle Arzt 103
6.2 Ethische Anforderungen an den Arztberuf 107
6.3 Leitlinien für die ärztliche Praxis 113
6.4 Entscheidungskonflikte und Kunstfehler 116
6.5 Ärztlicher Machtmissbrauch im Nationalsozialismus 124

6.6 Verführbarkeit durch wissenschaftliche Autorität ... 130
6.7 Die Fähigkeit zum Nein-Sagen ... 135

7. Die Kunst des «guten Arztes» ... 137

7.1 Medizin als angewandte Wissenschaft ... 140
7.2 Verstehen als Prinzip der ärztlichen Heilkunde ... 141
7.3 Ärztliche Kunst ... 157
7.4 Die Fähigkeit Frustration zu ertragen ... 163

8. Ärzte als Kranke und Patienten ... 169

8.1 Berufsspezifische Belastungen ... 170
8.2 Der Arzt als Patient ... 177

9. Lebenskunst als Voraussetzung, ein (Berufs-) Leben gelingen zu lassen ... 185

10. Lernen von Vorbildern ... 199

10.1 Das Arztbild in den öffentlichen Medien ... 202
10.2 Arztromane ... 204
    Dr. Bertrand Rieux ... 206
    Dr. John Sassall ... 208
    Dr. Bruno Sachs ... 210
    Dr. Seraphim Schindelweiß ... 212
10.3 Arzt-Biographien ... 216
    Axel Munthe (1857–1949) ... 218
    Hermine Heusler-Edenhuizen (1872–1955) ... 220
    Ferdinand Sauerbruch (1875–1951) ... 224
    Albert Schweitzer (1875–1965) ... 228
    Karl Jaspers (1883–1969) ... 231
    Janusz Korczak (1887–1942) ... 234
    Hans Selye (1907–1982) ... 236
    Gottfried Lindner (geb. 1916) ... 241
    Paul Lüth (1921–1986) ... 243
    Horst Eberhard Richter (geb. 1923) ... 247
    Elisabeth Kübler-Ross (geb. 1926) ... 251
10.4 Eigene Erfahrungen mit ärztlichen Vorbildern ... 255

11. Zusammenfassende Empfehlungen ... 257

12. Die Kunst, ein Leben lang zu lernen ... 261

Literatur ... 267

Personenverzeichnis ... 281

Sachregister ... 285

«*Der Arzt dient der Gesundheit des einzelnen Menschen und des gesamten Volkes.*» (Berufsordnung für Ärzte §1)

«*Die Medizin ist eine Wissenschaft; der ärztliche Beruf ist die Ausübung einer hierauf gegründeten Kunst.*» (H. Jonas)

«*Wir haben andere Namen, selbst andere Formen der Krankheiten, andere Mittel der Heilung, andere Begriffe und Erklärungsarten als das Altertum, aber die Heilkunst ist immer noch dieselbe, die Natur dieselbe, und es bedarf noch immer derselben Eigenschaften, um ein guter Arzt zu sein.*» (W. Hufeland)

«*Ein guter Arzt muß Begeisterung mitbringen, eine moralische Affinität zu den Gefühlen seiner Patienten; um ihnen zu helfen, muß er imstande sein, zu fühlen, was sie fühlen.*» (H. Selye)

«*Je früher der Mensch gewahr wird, daß es ein Handwerk, daß es eine Kunst gibt, die ihm zur geregelten Steigerung seiner natürlichen Anlagen verhelfen, desto glücklicher ist er.*» (J.W. v. Goethe)

«*Nur wenig trägt zum Glück des Menschen in einem solchen Maße bei wie eine Arbeit, die er liebt, schätzt, die ihn anzieht, die er effektiv ausübt.*» (W. Tatarkiewicz)

«*Man muß sich Ziele setzen, damit ein (Berufs-)Leben gelingen kann. Dabei ist es nicht notwendig, alle Ziele zu erreichen; es kommt nur darauf an, Komplexitäten zu reduzieren und die Kräfte zu bündeln. Columbus hätte nie Amerika erreicht, wenn er nicht das Ziel gehabt hätte, den Seeweg nach Indien zu finden.*» (J. Knopfauge)

«*Die Welt mag sich auswachsen, wie sie will, gute Ärzte wird sie immer brauchen.*» (H. Carossa)

Vorwort

In den gesundheitspolitischen Diskussionen werden zunehmend Fragen nach der Qualität der im Gesundheitssystem erbrachten Leistungen und der Qualifikation der Leistungserbringer gestellt. Die öffentlichen Medien publizieren Listen der «besten Ärzte Deutschlands» und Empfehlungen, wie man einen guten Arzt finden kann. Patienten schließen sich zu Selbsthilfeorganisationen zusammen, die aktiv ihre Bedürfnisse und Interessen vertreten. Das Gesundheitswesen wird immer mehr zu einem umfassenden Gesundheitsmarkt, auf dem Ärzte untereinander und mit anderen Anbietern konkurrieren.

In diesem Zusammenhang gewinnt die in der Geschichte der Medizin unter anderen Aspekten immer wieder gestellte Frage nach der Qualität eines guten Arztes neue Aktualität.

In der Zukunft wird es nicht mehr ausreichen, seine medizinischen Staatsexamen zu bestehen und die anderen Voraussetzungen zur Erlangung einer ärztlichen Approbation (d.h. der staatlichen Berechtigung zur Ausübung des Arztberufes) erfüllt zu haben. Vorgesetzte und Kollegen, die anderen Mitarbeiter im Behandlungsteam und nicht zuletzt die Patienten werden von einem Arzt erwarten, dass dieser alles ihm Mögliche dazu beiträgt, ein guter Arzt zu sein. Kranke Menschen verstehen sich zunehmend als Kunden, die ihre Möglichkeiten der Wahlfreiheit ausnutzen, um einen guten Arzt zu finden.

Was aber ist ein guter Arzt? Kann man die Qualität eines Arztes überhaupt bestimmen und mit der anderer Ärzte vergleichen? Oder ist die Qualität ärztlichen Handelns letztlich nicht messbar? Kann man lernen, ein guter Arzt zu werden? Und was kann ein Student bzw. eine Studentin der Medizin dazu beitragen, später ein guter Arzt bzw. eine gute Ärztin[1] zu werden?

Ein Medizinstudium ist eine zeitintensive, schwierige Aufgabe mit Verführungen zur Anpassung an Verhaltensmuster, die nicht immer geeignet sind, jungen Menschen zu helfen, gute Ärzte zu werden. Die vermittelten

---

[1] Zur Vereinfachung der Lesbarkeit werden wir im Folgenden die jeweiligen geschlechtsneutralen Positionsbezeichnungen verwenden und davon ausgehen, daSS diese sowohl Männer wie Frauen gleichermaßen umfassen.

Lehrinhalte tragen häufig eher zur Vermehrung als zur Reduktion von Komplexität bei. Der Prüfungsstoff ist umfangreich und die empfohlenen Lehrbücher oft schwer zu verstehen. Da ist es naheliegend, aus Skripten zu lernen und sich gezielt auf die Prüfungen vorzubereiten. Beim Sammeln von Bescheinigungen für erfolgreich absolvierte Kurse, Seminare und Praktika (das man als «Schein-Studium» bezeichnen kann), gerät das Berufsziel – der Arzt – leicht aus dem Blickfeld. Das Studienmotiv, kranken Menschen helfen zu wollen, verändert sich mit der Zeit zu einer distanzierten Haltung gegenüber den Patienten. In der Konzentration auf die Krankheiten verliert man das Interesse am kranken Menschen. Erst nach der Universitätsausbildung, in der Konfrontation mit der Praxis im Krankenhaus und in der ambulanten Versorgung wird dann bewusst, wie unsicher man sich in seiner Berufsrolle fühlt.

Deshalb empfehlen wir angehenden Ärzten, sich frühzeitig mit der späteren Berufspraxis, mit den Erwartungen von Patienten zu befassen, um zu lernen, was man in unserer Gesellschaft von einem Arzt erwartet, wie sich diese Erwartungen im Kontext unserer Kultur und Geschichte verstehen, und wie man diesen gerecht werden kann.

Unser Buch befasst sich mit Gedanken und Überlegungen darüber, was einen «guten Arzt» ausmacht und woran sich Studenten orientieren können, wenn sie selber gute Ärzte werden wollen. Der Begriff der «ärztlichen Kunst» hat in der Medizingeschichte eine lange Tradition, die beginnt mit der antiken «Ars medicina» und sich fortsetzt in vielen Versuchen, die Haltungen, Kenntnisse und Fähigkeiten zu beschreiben, die einen Arzt charakterisieren, dem es gelingt, den Bedürfnissen seiner Patienten gerecht zu werden, sie zu heilen oder ihnen bei der Bewältigung ihres Krankseins zu helfen. Im Kontext der Erfolge der naturwissenschaftlich begründeten Medizin ist die ärztliche Kunst immer mehr in den Hintergrund gerückt zugunsten von Richt- und Leitlinien einer «evidence-based medicine». Demgegenüber fordern Vertreter einer ganzheitlich orientierten Medizin die Wiederbesinnung auf Traditionen der ärztlichen Kunst, mit dem Ziel, nicht nur die Diagnose und Therapie von Krankheiten, sondern auch die Behandlung und Unterstützung kranker Menschen zum Ziel ärztlichen Handelns zu machen.

Den «guten Arzt» verstehen wir als handlungsleitendes Ideal, das man in der Berufspraxis nicht immer erreichen kann. In der alltäglichen Praxis ist es unmöglich, immer allen Erwartungen an einen guten Arzt gerecht zu werden. Deshalb zählt vor allem das ernsthafte Bemühen.

Das Ziel ist, angehenden Ärzten – orientiert am Leitbild eines guten Arztes – Anregungen zu geben zur zielbewussten und selbstbestimmten Gestaltung der eigenen Ausbildung. Der gute Arzt als Leitbild versteht sich dabei in dreifacher Weise: bezogen auf den Bedarf von kranken Menschen nach ärztlicher Hilfe, das Bedürfnis von Kranken zur Unterstützung bei der Bewältigung ihres Krankseins, das Interesse unserer Gesellschaft und Solidargemeinschaft nach einer möglichst effektiven und effizienten Gesundheitsversorgung und schließlich den Anspruch des Arztes auf eine ihn befriedigende Ausübung seines Berufes.

Die Entwicklung von ärztlichen Haltungen, medizinischen Kenntnissen und Fähigkeiten ist ein nie endender Prozess. Die medizinische Wissenschaft erarbeitet ständig neue Erkenntnisse. Die Praxis medizinischen Handelns bringt immer neue Erfahrungen. Auch der beste Arzt kann immer noch etwas dazu lernen. Deshalb wollen wir nicht nur Medizinstudenten und angehende Ärzte ansprechen, sondern hoffen, auch «fertigen» Ärzten noch Anregungen zur Reflexion ihrer Berufserfahrungen zu geben.

Mit dem Begriff «Kunst» meinen wir nicht das Kunstwerk, als Ergebnis einer Handlung, sondern das spezifische Können dessen, der eine Kunst beherrscht. Damit orientieren wir uns an dem antiken Begriff der «artes», mit dem Wissenschaften und Künste gleichermaßen bezeichnet werden. Haltungen und Fähigkeiten sollen beschrieben werden, die notwendig und hilfreich sein können, das Berufsleben eines Arztes gelingen zu lassen.

Ein Kollege, dem ich von meiner Arbeit an diesem Buch erzählte, stellte die Frage: «Meinst Du die Kunst oder die Gunst, ein guter Arzt zu werden?» – ein Aspekt, den ich bis dahin gar nicht bedacht hatte. In der Tat, kann man von einer Gunst reden. Nicht nur aktives Bemühen ist notwendig, sondern auch das Wissen darum, dass man nicht alles aus eigener Kraft erreichen kann. Ärzte, die als «gute Ärzte» bezeichnet werden, haben fast alle in ihren Lebensberichten darauf hingewiesen, dass auch die Gunst der Götter, die Gnade Gottes und viel Glück dazu gehört.

Am Ende meiner Schulzeit hat mein Vater mir Gelegenheit gegeben, Einblick in verschiedene Berufsfelder zu bekommen, damit ich eine gezielte, praxisorientierte Berufswahl treffen könne. So wurde ich für 14 Tage zu einem Onkel geschickt, der in Nordrhein-Westfalen eine HNO-Praxis führte und mit einer Ärztin verheiratet war. Schon nach wenigen Tagen war ich so sehr von diesem Beruf beeindruckt, dass ich fest entschlossen war, selber ein so guter Arzt werden zu wollen wie mein Onkel Wolfgang, mit eben den Einstellungen zum Beruf, wie sie mir meine Tante Anna in nächtlichen Gesprächen vermittelt hat. Zum Abschied schenkten sie mir eine von E. Zeller (1937) herausgegebene Zitatensammlung mit dem Titel «Arztstimmen» mit Stellungnahmen zum Arztberuf aus der medizinischen Geschichte. Vieles schien mir sehr altertümlich formuliert – trotzdem hat dieses Buch meine Einstellung zum Arztberuf beeinflusst. Richtungsweisend war für mich ein Zitat von W. Hufeland: «Wir haben andere Namen, selbst andere Formen der Krankheiten, andere Mittel der Heilung, andere Begriffe und Erklärungsarten als das Altertum, aber die Heilkunst ist immer noch dieselbe, die Natur dieselbe, und es bedarf noch immer derselben Eigenschaften, um ein guter Arzt zu sein.»

Gegen Ende meines Berufslebens, nach 10 Jahren des Lernens und 30 Jahren des Lehrens an Medizinischen Fakultäten, möchte ich den Kreis schließen und die Gedanken zusammenfassend darstellen, die ich in dieser Zeit zur Kunst, ein guter Arzt zu werden gesammelt habe. Dabei geht es mir vor allem darum, Anregungen zum Nach- und Weiterdenken zu geben, in der Hoffnung, dass diese meinen Lesern ebenso von Nutzen sind, wie sie mir zu einem besseren Verständnis des Arztberufes verholfen haben.

Es ist mir nicht möglich, das Thema in seiner ganzen Breite und Tiefe umfassend zu bearbeiten. Mein Anspruch begrenzt sich deshalb in dem Versuch «über die Kunst ein guter Arzt zu werden» nachzudenken und aufbauend auf den Erkenntnissen vieler Vordenker Anregungen zum Weiterdenken zu geben. Den Lesern soll dabei geholfen werden, aus ihren alltäglichen Arbeitszusammenhängen in der beruflichen Aus- und Weiterbildung herauszutreten und unter Nutzung eigener Erfahrungen darüber nachzudenken, was sie weiterhin dazu tun können, um ihren Patienten ein guter Arzt zu sein.

Eine der Empfehlungen, ist die, das eigene Leben bewusst an Vorbildern auszurichten. In diesem Zusammenhang will ich einige meiner persönlichen Vorbilder verbunden mit dem Dank für die Orientierungshilfen, die sie mir bei meiner Lebensgestaltung gegeben haben, nennen: meine Eltern und meine Kinder, meine Frauen und meine Freunde, die Hochschullehrer Johann Jürgen Rohde, Gert Biermann, Helmut Enke, Hans Schaefer, Walter Siegenthaler und Horst Eberhard Richter, meine Kollegen Johannes Siegrist, Artur Imhof, Friedrich Wilhelm Schwartz, Lothar Nellessen und die mir nur aus der Literatur bekannten Vorbilder Albert Schweitzer, Rudolf Virchow, Wilhelm Hufeland, Ferdinand Sauerbruch, Hermann Hesse, Thomas Mann, Stefan Zweig, Marcel Reich-Ranicki, James Clavell, Lance Armstrong, Peter Noll, Winnie the Pooh, Michel de Montaigne, Janusz Korczak, Hans Selye, Bertrand Rieux, Elisabeth Kübler-Ross und Alexandra David-Néel.

Last but not least möchte ich all denen danken, die mich bei der Arbeit an diesem Buch in der einen oder anderen Weise unterstützt haben. Vor allem möchte ich Frau Ingrid Pohl danken, die seit über 25 Jahren meine Texte schreibt und auch dieses Mal geduldig und engagiert bis tief in die Nacht meine Diktate in Schriftzeichen umgesetzt hat. Dabei haben ihr dieses Mal Frau S. Guihot und Frau D. Mauthe geholfen. Schließlich habe ich meinen Studenten zu danken, die mir mit ihren Fragen und In-Frage-Stellungen geholfen haben. Ich hoffe, dass meine Gedanken über die Kunst, ein guter Arzt zu werden, konstruktive Anregungen vermitteln können, den eigenen Berufsweg erfolgreich zu gestalten.

Freiburg, im Frühjahr 2001

1. Was erwartet man von einem guten Arzt?

Jeder von uns hat schon einmal einen Arzt als «gut» und einen anderen als «schlecht» bezeichnet. Wir haben uns über Ärzte unterhalten und dabei entsprechende Werturteile gefällt. Jeder, der krank geworden ist, wird sich einen guten Arzt wünschen. Trotzdem ist es schwierig, konkret festzustellen, welche Qualitäten ein guter Arzt aufzuweisen hat.

In Veröffentlichungen zur ärztlichen Berufsethik finden sich viele grundlegende Festlegungen und Codes, wie den Hippokratischen Eid, das Genfer Gelöbnis oder die vom Deutschen Bundesärztetag 1979 verabschiedete Ärztliche Verpflichtungsformel. Der qua Gesetz vorgegebenen Ausbildungsordnung für Ärzte (AOÄ) ist eine Präambel vorgestellt, in der das Ausbildungsziel beschrieben wird:

> «Ziel der ärztlichen Ausbildung ist der wissenschaftlich und praktisch in der Medizin ausgebildete Arzt, der zur eigenverantwortlichen und selbständigen ärztlichen Berufsausübung, zur Weiterbildung und zu ständiger Fortbildung befähigt ist. Die Ausbildung soll grundlegende Kenntnisse, Fähigkeiten und Fertigkeiten in allen Fächern vermitteln, die für eine umfassende Gesundheitsversorgung der Bevölkerung erforderlich sind. Die Ausbildung zum Arzt wird auf wissenschaftlicher Grundlage und Praxis und patientenbezogen durchgeführt. Sie soll
> - das Grundlagenwissen über die Körperfunktionen und die geistig-seelischen Eigenschaften des Menschen,
> - das Grundlagenwissen über die Krankheiten und den kranken Menschen,
> - die für das ärztliche Handeln erforderlichen allgemeinen Kenntnisse, Fähigkeiten und Fertigkeiten in Diagnostik, Therapie, Gesundheitsförderung, Prävention und Rehabilitation,
> - praktische Erfahrungen im Umgang mit Patienten einschließlich der fächerübergreifenden Betrachtungsweise von Krankheiten und der Fähigkeit, die Behandlung zu koordinieren,
> - die Fähigkeit zur Beachtung der gesundheitsökonomischen Auswirkungen ärztlichen Handelns,
> - Grundkenntnisse der Einflüsse von Familie, Gesellschaft und Umwelt auf die Gesundheit, die Organisation des Gesundheitswesens und die Bewältigung von Krankheitsfolgen,
> - die geistigen, historischen und ethischen Grundlagen ärztlichen Handelns auf der Basis des aktuellen Forschungsstandes vermitteln. Die Ausbildung soll auch Gesichtspunkte ärztlicher Qualitätssicherung beinhalten und die Bereitschaft

zur Zusammenarbeit mit anderen Ärzten und mit Angehörigen anderer Berufe des Gesundheitswesens fördern.»
(Kabinettsbeschluss vom 17.12.1997 für die Novellierung der AOÄ)

Die staatliche Bundesärzteordnung (BÄO) und die Berufsordnungen für Ärzte (BOÄ) der Landesärztekammern benennen Grundforderungen an einen Arzt. Medizinsoziologen haben sich mit der Beschreibung der Arztrolle befasst und sog. pattern variables, d.h. gesellschaftliche Rollenerwartungen beschrieben. In medizinischen Leitlinien werden evidencebased Empfehlungen für eine gute ärztliche Praxis vorgegeben. In den öffentlichen Medien werden wir immer wieder informiert über sog. Kunstfehlerprozesse, bei denen Ärzte angeklagt werden, sich nicht nach den Regeln der ärztlichen Kunst verhalten zu haben. Bei der Auseinandersetzung mit dem Verhalten von Ärzten im Nationalsozialismus oder mit dem Bekanntwerden der Beteiligung von Ärzten bei der Folter oder der Ausgrenzung von politisch engagierten Bürgern in Psychiatrien ergeben sich Beispiele für schlechte Ärzte.

Aus diesen Dokumenten könnten Rückschlüsse gezogen werden, was einen guten Arzt (d.h. jemanden, der sich an die vorgegebenen Normen und Werte hält) und einen schlechten Arzt (d.h. jemanden, der diese Normen und Werte nicht befolgt) charakterisiert.

Befragt man Medizinstudenten am Anfang ihrer Ausbildung, was sie unter einem guten Arzt verstehen, so fällt diesen ein:

«Fachliche Kompetenz ist natürlich Voraussetzung, umfassendes Wissen (nicht nur beschränkt auf ein Spezialgebiet)» (A.M., 19 J.)

«Aus eigener Erfahrung finde ich es notwendig, jedem Patienten das Gefühl zu vermitteln, wirklich an ihm und seinen Problemen interessiert zu sein, und das trotz der Routine, die sich allmählich einstellt» (G.W., 20 J.)

«Viel Menschenkenntnis haben und gut mit Menschen umgehen können, insbesondere auch mit vielleicht weniger sympathischen Leuten» (K.K., 19 J.)

«Trotz Stress sollte ein freundliches Gesicht möglich sein (für Patienten, Angehörige und auch Mitarbeiter)» (U.S., 21 J.)

«Zielstrebigkeit, Durchsetzungsvermögen, Willenskraft; auch bereit sein, gegen die Meinung eines anderen zu handeln (allerdings sollte er sich diese Meinung vorher anhören und die Argumente in seine Überlegungen mit einbeziehen)» (B.Z., 20 J.)

«Einen guten Arzt stelle ich mir als Menschen vor, der in sich einen guten Menschen und einen kompetenten Arbeiter vereinigt. Dieser versteht seine Arbeit und sein Leben als Berufung und Verpflichtung gegenüber seiner Umwelt, nicht als das Mittel der Befriedigung materieller und persönlicher Ziele» (B.B., 21 J.)

«Er weiß das Vertrauen der ihm Anvertrauten zu erlangen und zu bewahren, ihre Probleme zu verstehen und wenn möglich zu beseitigen» (H.J., 20 J.)

«Lässt Patienten nicht im unklaren über Krankheit und Therapie, ist fähig, dem Patienten alle Schritte der Behandlung verständlich zu erklären und auf Ängste und Folgen derselben einzugehen» (R.M., 19 J.)
«Freude am Beruf!» (Ch.W., 20 J.).

Die Frage nach der konkreten Benennung eines «guten Arztes» oder «schlechten Arztes» löst oft Ratlosigkeit aus. So sicher man sich zu sein scheint, dass es gute Ärzte gibt, um so unsicherer ist man konfrontiert mit der Aufforderung, solche zu benennen. Nach einigem Nachdenken wird Albert Schweitzer genannt, und dann ist es meist zu Ende. Auch zu schlechten Ärzten fällt den Befragten nicht viel ein, vielleicht noch: «diese KZ-Ärzte» oder «der, wie heißt er noch – Dr. Mengele».

Befragt man Ärzte, dann nennen diese manchmal Professoren und Chefärzte, die sie in ihrer Aus-, Fort- und vor allem Weiterbildung kennengelernt haben; allerdings werden dann den guten Ärzten einschränkend auch negative Eigenschaften und Verhaltensweisen bzw. den schlechten Ärzten quasi entschuldigend auch positive Eigenschaften und Verhaltensweisen zugeschrieben.

Die Ziele von Medizinstudenten, und die Ziele von Medizinprofessoren, sind diffus. Entsprechend sind die diesbezüglichen Bemühungen. In der Praxis orientiert man sich vor allem an Fakten, d.h. dem Lehrstoff, den Prüfungsfragen und den jeweiligen Fällen, die diagnostisch abzuklären und therapeutisch zu versorgen sind. Dafür gibt es Noten. Offen bleibt, ob derjenige, der seine Prüfungen mit «sehr gut» besteht, deshalb auch ein guter Student ist und wieweit sehr gute Prüfungsnoten Indikatoren sind für die Wahrscheinlichkeit, später einmal ein guter Arzt bzw. kein schlechter Arzt zu werden.

Der Amerikaner R.M. Pirsig (1978) befasst sich in seinem Buch *Zen und die Kunst, ein Motorrad zu warten* am Beispiel der Rhetorik mit Fragen der Definierbarkeit von Qualität. Dabei stellt er fest: «Die Welt kann ohne Qualität funktionieren, aber das Leben wäre so öde, dass es kaum noch lebenswert wäre. Es wäre überhaupt nicht mehr lebenswert. Das Wort Wert drückt Qualität aus. Das Leben wäre bloßes Existieren, ohne jeden Wert und ohne jeden Sinn und Zweck» (S. ???). Er unterscheidet zwei Zugänge zum Verständnis von Qualität, einen, den er als «klassisch» bezeichnet und der darin besteht, Merkmale und Kriterien zu bestimmen und einen anderen, den er als «romantisch» bezeichnet, bei dem Qualität ganzheitlich erfasst wird, ohne dass man dafür Begründungen angeben könnte. «Man weiß, was es ist, und weiß es doch nicht. Aber das ist ein Widerspruch an sich. Aber manche Dinge sind nun mal besser als andere, d.h., sie haben mehr Qualität. Will man aber definieren, was Qualität an sich ist, abgesehen von den Dingen, die sie besitzen, dann löst sich alles in Wohlgefallen auf. Es bleibt nichts übrig, worüber man sprechen könnte» (S. 189). Diese zweite Qualität sieht er bei

Kunstwerken gegeben, deren Qualität von Menschen mit hoher Übereinstimmung eingeschätzt werden kann. Die auf Nachfrage gelieferten Begründungen sind dagegen oft wenig überzeugend und weichen stark voneinander ab.

Diese beiden Grundpositionen werden häufig als unvereinbar gegeneinander gestellt. Dabei spricht vieles dafür, dass es sich um zwei Seiten eines Phänomens handelt. Ein guter Arzt hat Qualitäten, die man anhand von Kriterien messen kann (z.b. Fehlerquote bei medizinischen Eingriffen) und Qualitäten, die sich einer objektivierenden Messung entziehen (z.b. das Gefühl eines Patienten, angenommen und verstanden zu werden).

Die Erwartungen ergeben sich aus der Perspektive, von der aus wir Ärzte betrachten.

Einen guten Arzt wünschen wir uns, wenn wir krank sind, Hilfe brauchen und Angst haben vor den Folgen. Ein guter Arzt ist somit jemand, der unsere Krankheiten erkennt, der bereit ist, sich auf unser Kranksein einzulassen, der uns bei der Überwindung des Leidens und der Bewältigung unserer Ängste hilft. Wenn eine unserer Bezugspersonen krank geworden ist, dann wünschen wir uns einen guten Arzt, der die Krankheit erkennt und erfolgreich behandelt. Wir erwarten von einem Arzt, dass er unsere Ängste versteht und bei der Bewältigung einer Krankheit unterstützt. Professoren der Medizin erwarten dagegen von einem guten Arzt, dass er seine Diagnosen auf dem letzten Stand medizinischer Erkenntnisse stellt und daraus die angemessenen Therapien herleitet und diese fachkundig umsetzt. Die Krankenversicherungen erwarten von einem Arzt, dass er die Versicherten wirksam (effektiv) und wirtschaftlich (effizient) versorgt. Die Kassenärztliche Vereinigung erwartet von einem Arzt, dass er sich nach den vorgegebenen Regeln am Sicherstellungsauftrag beteiligt und sich darüber hinaus soweit möglich für die Vertretung der Interessen von Kassenärzten einsetzt. Kollegen erwarten von einem Arzt, dass er nicht nur seine Patienten richtig behandelt, sondern darüber hinaus zur partnerschaftlichen Kooperation (im Team) fähig ist. Vorgesetzte erwarten von einem Arzt, dass dieser sich in die vorgegebene Arbeitsorganisation einpasst, die ihm übergebenen Aufgaben gewissenhaft erledigt und seinen Beitrag für ein hohes Ansehen der jeweiligen Arbeitsorganisation (Krankenhaus, Gruppenpraxis, Gesundheitsamt etc.) leistet.

Zur Beantwortung der Frage, was ein guter Arzt ist, ist es notwendig, sich darüber klar zu werden, aus welcher Perspektive das Verhalten eines Arztes bewertet werden soll:

- aus der Perspektive seiner Patienten?
- aus der Perspektive seiner ärztlichen Kollegen?
- aus der Perspektive seiner nicht-ärztlichen Mitarbeiter?

- aus der Perspektive der Krankenversicherungen, mit denen er zusammenarbeitet?
- aus der Perspektive der Kassenärztlichen Vereinigung, in der er als Kassenarzt Mitglied ist?
- aus der Perspektive der Pharmazeutischen Industrie oder der des Apothekers, der die von ihm verschriebenen Rezepte bedient?
- aus der Perspektive von gesunden Menschen in einer bevölkerungsweiten Repräsentativbefragung?
- aus der Perspektive von Universitätsprofessoren, die für die ärztliche Ausbildung verantwortlich sind?

Immer gehen in derartige Wertaussagen die Bedürfnisse und Interessen, aber auch vor allem die Lebenserfahrungen derjenigen ein, die eine Bewertung vornehmen. Handelt es sich dabei um Ärzte, dann kann man davon ausgehen, dass eine Projektion des eigenen Selbstbildes die Stellungnahme beeinflusst.

K. Blüchel zitiert in seinem 1974 geschriebenen medizinkritischen Buch «Die weißen Magier» einen Dr. Dr. med. Fritz Geiger, der u. a. in seiner Funktion als Präsident der *Internationalen Gesellschaft für Allgemeinmedizin* 1969 einen Leitfaden zur «Führung einer allgemeinen Praxis» veröffentlicht hat und darin schrieb:

> «Die Patienten wollen den souveränen Führer ... im Arzt täglich und stündlich spüren. Diese zum Teil bescheidene Führerrolle muss der Arzt spielen, sonst bleiben die Patienten sozial unbefriedigt. Der Patient ist zum Gehorsam bereit. Er wünscht, geführt zu werden, und er wünscht, gehorchen zu dürfen. Nachdem die Persönlichkeit des Arztes die wirkungsvollste Arznei für seine Patienten ist, muss der Arzt immer und jederzeit die ganze Macht und Ausstrahlung dieser, seiner Arztpersönlichkeit zum Einsatz bringen. Falsche Bescheidenheit ist hier fehl am Platze. Sie würde nur dem Ziel der Arzt-Patient-Beziehung, nämlich der Heilung der Krankheit, im Wege stehen. Die Kleidung des Arztes beim Hausbesuch sei solide, praktisch und ggf. auch elegant. Er zeige, dass er ein Herr ist. Die Patienten wünschen und wollen es so ... Der salopp oder ärmlich gekleidete praktische Arzt verliert bei den Hausbesuchen an Reputation und an ärztlicher Heilkraft. Die Erfahrung der Praxisjahre schärft einen 6. Sinn ... aus dem Mahlstrom seiner Patientenmühle täglich 5 bis 10 Patienten herauszuziehen, denen er eine genaue Untersuchung mit eingehender Anamnese angedeihen lässt ... auf diese Weise bringt es auch ein Kassenlöwe mit 2000 Krankenscheinen pro Quartal zustande ein guter Arzt zu sein» (S. 93).

Das Arztbild, das hiermit zum Ausdruck gebracht wird, ist eindeutig hierarchisch: der Arzt ist der Experte und damit seinem Patienten, dem Laien, überlegen; ihn hat er fachkundig zu führen und anzuleiten.

Ein ganz anderes Arztbild verfolgt Helmut Milz in seinem 1985 veröffentlichten Buch «Ganzheitliche Medizin», in dem er die Richtlinien des medizinischen Verbraucherschutzbundes *People's Medical Association* aus den USA zitiert:

«Als Arzt, der den Richtlinien der People's Medical Association folgt, werde ich meine Patienten darin unterstützen, Informationsquellen, Selbsthilfegruppen und Möglichkeiten der Gesundheitsförderung zu finden. Wenn sie mich um Hilfe ersuchen, werde ich mich an folgende Richtlinien halten:

1. Ich werde ihnen eine Liste meiner Gebühren für Beratung in der Praxis, Untersuchungen, Tests und Operationen zur Verfügung stellen und ihnen nach Abschluss der Behandlung eine spezifizierte Rechnung senden.

2. Ich werde dafür Sorge tragen, dass ich jede Woche über meine Notdienstbereitschaft hinaus einige Stunden zur telefonischen Beratung zur Verfügung stehe.

3. Ich werde Termine mit meinen Patienten so zu arrangieren versuchen, dass ohne langes Warten genügend Zeit zu einem ausführlichen Gespräch bleibt.

4. Wenn mein Patient es möchte, werde ich ihm gestatten, einen Freund oder Angehörigen mit in den Untersuchungsraum zu nehmen.

5. Ich werde mich bemühen, ihnen den Zugang zu dem Krankenhausbefund zu erleichtern und ihnen Kopien der Untersuchungsergebnisse zur Verfügung stellen.

6. Ich werde meinen Patienten ganz offen meine Prognose ihrer Krankheit mitteilen, auch wenn diese als unheilbar gilt oder dauernde Behinderung und Schmerzen voraussagt. Ich werde ihnen erklären, weshalb ich der Meinung bin, dass weitere diagnostische Schritte oder Behandlungsmaßnahmen notwendig sind.

7. Ich werde die Diagnose, Behandlung und die Möglichkeiten der medikamentösen Therapie für ihren spezifischen Fall mit den Patienten besprechen (einschließlich der Möglichkeit, von einer Behandlung abzusehen). Dabei werde ich mich bemühen, ihnen in verständlicher Sprache das Risiko jeder alternativen Behandlung, deren Erfolgsaussichten, die möglichen Schmerzen und die Auswirkungen auf ihr Allgemeinbefinden, die Anzahl der im einzelnen Fall notwendigen Behandlungen und die Kosten der einzelnen alternativen Therapien genau darzustellen.

8. Ich werde sie über meine Qualifikation für die vorgeschlagenen diagnostischen und therapeutischen Maßnahmen in Kenntnis setzen.

9. Ich werde mich bemühen, die Patienten über Organisationen, Selbsthilfegruppen sowie medizinische und Laien-Publikationen zu informieren, die zum Verständnis, zur Betreuung und Behandlung ihres speziellen Problems beitragen können.

10. Ich werde meine Behandlung erst dann beginnen, wenn meine Patienten der Überzeugung sind, die Vor- und Nachteile der einzelnen Alternativen verstanden zu haben und sie mir ihr Einverständnis zu einer bestimmten Behandlung geben» (S. 304).

Der Codex beruht auf drei Prinzipien: Mitteilung, Möglichkeit der Wahl und Respekt. Mitteilung bedeutet, dass die Patienten Zugang zu jeder Information erhalten, die sie über ihre Befunde und Untersuchungsergebnisse sowie die Qualifikationen und Gebühren der Ärzte wünschen. Wahl bedeutet, dass die Patienten voll über die vorhandenen Möglichkeiten der diagnostischen Maßnahmen, der Behandlungen und medikamentösen Therapie informiert sind. Respekt soll darauf hinweisen, dass die Patienten freundlich, einfühlsam und ohne große Wartezeiten behandelt werden. Es ist offenkundig, dass es sich hier um ein anderes Arzt-Bild handelt, auf das bezogen ärztliches Handeln bewertet werden kann. Ein guter Arzt ist der, der die drei Prinzipien dieses Codex aus freiem Willen und engagiert befolgt.

Zur Relativierung der Spannung zwischen den beiden angeführten Extremen will ich aus den von G. Vescovi (1992) unter dem Titel «Hippokrates im Heckengäu» veröffentlichten Aufzeichnungen eines schwäbischen Landarztes zitieren:

> «Glaub mir's: Du bist als Arzt nur damit beschäftigt, die Folgen der Dummheit und menschlicher Schwäche, sprich chronischer Sünde zu behandeln. Heilen kannst Du leider kaum, denn die Trägheit der Menschen, ihr Hang zur Bequemlichkeit, stehen der kausalen Behandlung entgegen. Sie erleben nur Symptome, und deshalb wollen sie auch in erster Linie die lästigen Symptome der Krankheiten beseitigt haben. Betrachte nur die unsinnige Ernährung als Beispiel: mein fast dreißigjähriger Aufklärungsfeldzug gegen den übermäßigen Fettgenuss, wider die Säu-Fresserei, war bislang vergebens. In Eyltingen werden nach wie vor in privaten Haushalten zusätzlich zum Einkauf bei den Metzgern jährlich über 300 Säue geschlachtet. Mit dem Fett dieser Säue könnt' man auf sämtlichen Straßen und Wegen eine ‹Schleifetse› veranstalten. Und das alles müssen rund 2000 Bauchspeicheldrüsen und Gallenblasen verarbeiten! Dazu die Mast mit Spätzle und Bratkartoffeln und auch noch der selbstgebrannte Zwetschgenschnaps! Merke dir: Der Arzt hat nur die Wahl, Ironiker oder Revolutionär zu sein. Wir Landärzte entwickeln uns zum Arrangement und damit zum Ironiker. Wir entwöhnen uns, ungehalten zu sein, weil wir gehalten sind, inmitten vieler Unvernunft und etablierter Dummheit und Willensschwäche die am Leben zu halten, die den Geist nicht aufzugeben brauchen, wenn sie sterben. Wir Landärzte bauen der Eitelkeit und dem Prestige keine Bahnhöfe, denn wir wissen um den langen Weg, der uns bis zum Ziel der Ausgeglichenheit und menschlichen Souveränität noch vorgegeben ist.» (S. 36, 37)

Was hier humorvoll und ironisch beschrieben wird, ist der graue Alltag des Hausarztes weitab von den Säulenhallen feierlicher Ethik, wobei bezogen auf unsere Fragestellung zu schlussfolgern wäre, dass ein guter Arzt derjenige ist, der für die menschlichen Schwächen seiner Patienten Verständnis aufbringen und ihr aus seiner Sicht irrationales Verhalten erdulden kann. Und so ist auch die Fortsetzung des zitierten Textes zu verstehen:

> «Meinen Vater so ernst sprechen zu hören, versetzte mir einen leichten Schock, denn melancholische, pessimistisch gefärbte Kannengießerei gehörte nicht zu

seiner Art. Und so misstraute ich bis zu seinem baldigen Tode seinem Lachen und gewann den Eindruck, dass er in seinem Leben oft gelacht hatte aus Angst, weinen zu müssen.» (S. 37)

Nachdem der so zitierte Dr. Seraphim Schindelweiß selber gestorben ist, veranstalten die Bürger seiner Dorfgemeinde dem Testament entsprechend ein Jahr nach seinem Tod ein Fest zu seinem Gedenken. Bei diesem Fest hält der Oberlehrer Bächle eine Gedenkrede und stellt dabei unter anderem fest,

«dass unser Doktor ein Arzt mit dem vielgerühmten sechsten Sinn war, der aber nie zum Unsinn wurde, weil er die fünf anderen Sinne nie verlor. Von allen seinen reichen Gaben war der kultivierte Humor das wohl hervorstechendste an ihm. Seine Theorie vom Humor als der wahren Medizin aller Medizinen war eine aus dem Leben geschöpfte Weisheit. Seine Gelehrtheit, die der Kritik den Weg ebnete, ging mit praktischer Erfahrung Hand in Hand. Er mühte sich, als Arzt der Freund der Kranken zu sein und wusste um den Trost eines aufmunternden Wortes, wobei er sich hinter seinen derben Sprüchen, die noch lange unter uns leben werden, ein stets waches Mitempfinden verbarg ... Obwohl er ebenso häufig vor dem Tribunal seines Gewissens wie am Krankenbett stand, hat er von seinen Gewissensnöten nie Aufhebens gemacht und immer wieder versichert: ‹als schwäbischer Arzt habe ich kein Ethos, sondern bloß a Ethosle wie andere Leute au›. Als ein Mann des Volkes verstand er auch die lebendige Sprache unserer Bevölkerung, und er wusste diese Sprache als ein wesentliches Mittel seiner Hilfe einzusetzen ...» (S. 194).

Wir können davon ausgehen, dass (fast) jeder Medizinstudent sich selbst für einen guten Studenten hält und jeder Arzt den Anspruch hat, selber ein guter Arzt zu sein. Auch wenn beide ebenso selbstverständlich bereit sein werden, das Verhalten anderer Medizinstudenten bzw. anderer Ärzte kritischer zu sehen.

Schwieriger wird es, wenn man die Frage präzisiert und nach den Merkmalen fragt. Ist ein guter Medizinstudent derjenige,

- der sein Studium in der Regelzeit absolviert?

- der alle Prüfungen mit sehr guten Noten besteht?

- der die Chancen seiner Studienzeit nutzt, sich vielfältige Kenntnisse und Fähigkeiten anzueignen?

- der die Chancen nutzt, mit seinen akademischen Lehrern ins Gespräch zu kommen und an deren Vorbild zu lernen?

- der sich schon während seiner Studienzeit rechtzeitig über seine weitere berufliche Karriere Gedanken macht und sich Stellen für eine Weiterbildung sichert?

- der die freien Zeiten nutzt, sich weiterzubilden, seine Kultur und die andern Kulturen der Welt reisend kennenzulernen?

- der das Studium nutzt, möglichst viele ärztliche Praxisfelder kennenzulernen und dadurch Bezugspunkte für die selbstverantwortete Mitgestaltung der eigenen Ausbildung zu bekommen?

Die Antwort auf diese Fragen wird wahrscheinlich lauten: der, der alle diese Kriterien erfüllt. Aber ist eine derartige Forderung überhaupt einlösbar, oder muss sie nicht jeden Medizinstudenten derart überfordern, dass er nur noch resignieren und mit Abwehr reagieren kann?

Und wie verhält es sich mit dem Arzt? Ist der ein guter Arzt,
- der von vielen Patienten aufgesucht wird?
- der mit seiner Praxis viel Geld verdient?
- der wegen seiner ärztlichen Leistung ein hohes Ansehen genießt und viele öffentliche Ehrungen erhält?
- der bei seinen Kollegen und Mitarbeitern beliebt ist und um seinen fachlichen Rat gebeten wird?
- dessen Erfolgsstatistik nur wenige Kunstfehler aufweist?
- der, wenn ihm Kunstfehler unterlaufen, seine Patienten bzw. ihre Angehörigen um Verzeihung bitten kann und alle Möglichkeiten nutzt, um den Schaden so gut als irgend möglich wieder gut zu machen?
- der mit sich und seiner ärztlichen Berufsausübung zufrieden ist?

Die naheliegende Antwort wird sein: Ein guter Arzt ist derjenige, der alle diese Merkmale aufweist, wobei sich die Frage stellt, ob das überhaupt möglich ist oder ob man damit nicht Unmenschliches erwartet.

R. Toellner hat eine einfache Definition formuliert:

> «Ein Arzt ist ein Mensch, der durch seine Ausbildung befähigt, durch seine Approbation berechtigt und durch sein Berufsethos gehalten ist, einem kranken Menschen zu helfen.» (R. Toellner, 1997),

und er fährt fort: «Wenn ihm dies zur Zufriedenheit seines Patienten gelingt und er das in ihn gesetzte Vertrauen nicht enttäuscht, dann ist er ein guter Arzt.»

Die Aussage klingt überzeugend. Ein Arzt ist kein besonderer Mensch, kein Halbgott in Weiß, sondern jemand, der eine gesetzlich geregelte, staatliche Ausbildung durchlaufen und (mit der Zulassung zur Ausübung des ärztlichen Berufes – der Approbation) erfolgreich abgeschlossen hat. Zu den besonderen Merkmalen dieses Berufes gehört die Verpflichtung an einer historisch entwickelten Berufsethik. Die Qualität des Arztes bestimmt sich durch seine Fähigkeit, seinen Patienten bei der Bekämpfung von Krankheiten, bzw. der Bewältigung ihres Krankseins wirkungsvoll zu helfen. Der zentrale Bezugspunkt des Arztes ist somit der hilfsbedürftige Mensch.

Ist die Frage wirklich so einfach zu beantworten? Sicherlich nicht. Auch Toellner muss einschränkend feststellen: «Näher betrachtet sieht es etwas komplizierter aus» (S. 14). Dabei sieht er im Arzt-Patient-Verhältnis den Dreh- und Angelpunkt aller Medizin, dessen besondere Vertrauensbeziehungen durch die Erwartungen Dritter (gesellschaftlicher Interessengruppen wie Sozialversicherungen, Arbeitgeber, Berufsverbände etc.) gestört werden können. Toellner fordert vom Arzt eine engagierte Parteilichkeit für den Patienten: «Persönliche Neutralität ist nicht möglich, d.h., der Arzt, der sich auf die Rolle des Experten reduzieren lässt oder sich selbst nur als Experte sieht, ist kein Arzt mehr» und fährt fort «der entscheidende Unterschied zwischen Experte und Arzt ist der, dass der Experte nach wissenschaftlichen Sachkriterien entscheidet und handelt, der Arzt nach den seiner Kunst immanenten ethischen Prinzipien: Wissen kann Gewissen nicht ersetzen» (S. 14).

Damit wird nicht nur medizinische Fachkompetenz, die Kenntnis und Anwendung der von der medizinischen Wissenschaft konsensual festgelegten Leitlinien für gutes ärztliches Handeln gefordert, sondern vielmehr auch die strikte Befolgung der Berufsethik. Von einem Arzt wird erwartet,

- dass er jederzeit in jedem Patienten ohne Ansehen der Person die Würde des Menschen schützt und dessen Selbstbestimmungsrecht achtet,

- dass er nicht sein eigenes oder das Interesse Dritter über das Wohl des Patienten stellt,

- dass er die Geheimnisse des Patienten wahrt,

- dass er das menschliche Leben in allen seinen Formen schützt und bewahrt,

- dass er sich niemals anmaßt, über den Wert oder Unwert eines menschlichen Lebens zu entscheiden,

- dass er sich jederzeit seiner Verantwortung vor dem Patienten und der Allgemeinheit bewusst ist und selbstkritisch seine Kompetenzen nicht überschreitet.

Dazu braucht ein Arzt besondere Fähigkeiten, wie:

- wahrnehmen zu können, d.h. seine fünf Sinne differenziert zu nutzen, um ein Maximum an Informationen zu sammeln

- die Komplexität des Wahrgenommenen reduzieren zu können, d.h. auf der Basis von Kenntnissen und Erfahrungen, Fragen und Hypothesen zu bilden, um die gesammelten Daten zu ordnen

- eine Diagnose stellen zu können, aus der sich therapeutische Konsequenzen ergeben, d.h. Bezüge herzustellen zwischen theoretischem Erkennen und praktischem Handeln
- das eigene Handeln bezogen auf seine ethischen Implikationen reflektieren und seiner Verantwortung bewusst korrigieren zu können
- die Wirkungen des Handelns evaluieren zu können, d.h. bereit zu sein, immer wieder neu zu lernen und sich weiter zu entwickeln.

Ist es angemessen, von jedem Arzt zu erwarten, dass er die dazu notwendigen Fähigkeiten hat oder erwirbt? Werden derartige Kompetenzen im Rahmen der ärztlichen Ausbildung in angemessener Weise vermittelt?

Wenn wir Wissenschaft betreiben, geht es nicht nur um eine Sache, die wir im Einzelnen erforschen wollen, sondern wir müssen auch eine Idee von ihr haben.

«Wir sammeln Erfahrungen über sie, trennen Falsches vom Richtigen, bilden Sätze und fügen aus ihnen einen widerspruchsfreien Zusammenhang. Wir erarbeiten den Begriff der Sache, immer geleitet vom Bild des Ganzen und bemühen uns um Genauigkeit und Unterschiedenheit seiner begrifflichen Fassung. Ob wir zum Begriff oder zu seinem Gedächtnis der zugehörigen Einzelheiten ‹Theorie› sagen, deren Datenmengen und Datenverknüpfungen in Köpfen oder Bibliotheken oder elektronischen Speichern vorgehalten werden; ob wir das Bild einer Sache ‹Sinnstruktur›, ‹Paradigma›, ‹Modell›, ‹Idealtypus›, ‹Begriffsutopie›, oder schlicht ‹Ideal› benennen und seine Erinnerung als Leistung einer transzendentalen Kommunikations- oder einer realen Wissenschaftlergemeinschaft unter schlicht der Sprache beschreiben; ... wir müssen zuerst eine Idee von einer Sache haben, wenn wir sie wissenschaftlich erforschen wollen» (H. Baier, 1985, S. 90, 91).

Der Medizinsoziologe H. Baier (1985) hat herausgearbeitet, dass es in der Medizin kein verbindliches Menschenbild gibt, «keinen erforschungsfähigen, diagnose- und therapiegeleiteten Begriff ihres einzigen Gegenstandes und ihres einzelnen Gegenübers – des Menschen. Die Medizin bezeichnet sich zwar als Humanwissenschaft, ist aber in Wirklichkeit, also in ihrer Lehre und Forschung, in ihren Theorien und Praktiken ein Bündel von Natur-, Geistes-, Kultur- und Sozialwissenschaften. Zwar beherrscht die naturwissenschaftliche und technische Medizin die Fakultäten und Kliniken, die Praxen und Krankenstationen. Und doch hat sich um dieses Zentrum der modernen Zivilisation ein größerer Kreis von Außenseiter- und Alternativmedizinern gebildet, der uns anschaulich vorführt, dass die Idee den Menschen als organisches Körperwesen in einer physischen Umwelt zwar trägt, aber nicht das Ganze sein kann» (H. Baier, 1985, S. 99).

Das Arztbild hat sich – ebenso wie das Bild vom Menschen – in der **Geschichte** verändert. Grundlegend dabei ist die Erfahrung des Todes und die darauf bezogenen Erklärungen und Empfehlungen. Grundlegend ist die Erfahrung, dass der Tod allmächtig ist. In der Konfrontation mit der permanenten Bedrohung durch die eigene Sterblichkeit haben Menschen in der Geschichte unterschiedliche Erklärungssysteme entwickelt, auf die verschiedenartige Arztbilder bezogen sind.

Die Anfänge der Geschichte charakterisiert die Position: *Der Tod ist mächtiger als der Mensch. Gott (bzw. die Götter) ist (sind) mächtiger als der Tod. Deshalb sollte der Mensch sich Gott (den Göttern) anvertrauen, um nach dem Tod das ewige Leben zu gewinnen.* Die Sehnsucht nach Überwindung der Sterblichkeit in einer den Göttern gleichen Unsterblichkeit ist grundlegend für das Verständnis der Menschen in dieser Welt. Die Akzeptanz der Allmacht des Göttlichen, der die Ohnmacht der Menschen entspricht, führt zu einem Verständnis des Arztberufes, das sich durch die Aussage charakterisiert: «Medicus curat natura sanat» (Der Arzt behandelt, die Natur heilt). Der Arzt ist gut beraten, wenn er die Naturgesetze verstehen lernt und sich mit seinen Bemühungen diesen unterordnet.

In der Aufklärung wurde eine neue Position erarbeitet: *Weder der Mensch noch Gott (wenn es ihn überhaupt gibt) können den Tod überwinden. Aber der Mensch kann durch die Beherrschung der Natur manche Schlacht gegen den Tod gewinnen.* Im positivistischen Selbstvertrauen der sich entwickelnden Naturwissenschaft in der Medizin entstand dementsprechend die Aussage: «Ärzte sind Männer, die den Tod besiegen» (Reichenstein). Diesem Arztverständnis entsprechen Abbildungen, in denen der Arzt mit technischen Geräten, Röntgenstrahlen und künstlichen Organen den Tod zurückdrängt, ihm den Kranken entreißt, um diesem noch ein paar Lebensjahre zu schenken **(Abb 1)**.

Ärzte werden dadurch zu Kriegsherren, die heldenhaft den Kampf gegen den Tod wagen. Dabei können sie viele Schlachten gewinnen, müssen aber letztlich akzeptieren, dass der Kampf gegen den Tod immer mit einer Niederlage enden muss – eine Erfahrung, die viele Ärzte stark belasten kann.

Eine dritte Position wurde von vielen Philosophen vertreten und von psychosomatisch orientierten Ärzten aufgegriffen: *Es ist sinnlos, den Tod bekämpfen zu wollen, da doch erst der Tod dem Leben sein Ziel und damit die Chance zu einer sinnorientierten Lebensgestaltung gibt.* In der Akzeptanz seiner Sterblichkeit kann der Mensch den Orientierungspunkt finden, auf den ausgerichtet er sein Leben plant und diesem versucht, seinen Sinn zu geben. Dem entspricht das Bild von dem Arzt, der seinen Patienten hilft, die Krankheit und das Kranksein besser zu verstehen und damit zu bewältigen. Der Arzt kämpft nicht mehr gegen den Tod, sondern für das Leben. Der Arzt versteht sich weder als Diener gottgegebener Naturgewalten noch als Kämpfer gegen Krankheiten und den Tod, sondern vielmehr als Begleiter seiner Patienten, der diese fachkundig unterstützt bei der Auseinandersetzung mit Krankheiten und deren Folgen.

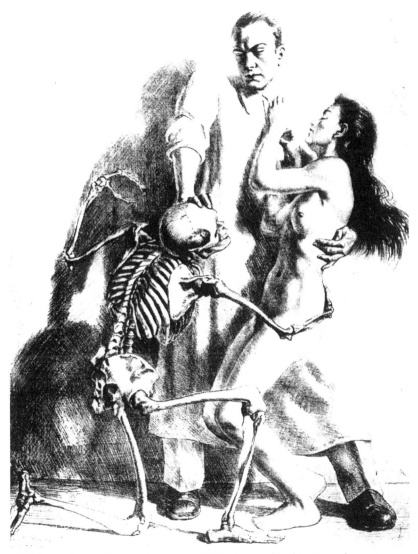

Abbildung 1: Ivor Saliger: Radierung um 1921 «Arzt und Tod im Kampf um eine junge Frau». Medizin-historische Sammlung der H.-H.-Universität Düsseldorf.

Die verschiedenen handlungsleitenden Menschenbilder, die in der Medizingeschichte entwickelt wurden, sind in **Tabelle 1** systematisch zusammengestellt.

Tabelle 1: Handlungsleitende Menschenbilder in der Medizin.

«Idee» vom Menschen	darauf bezogene Leitwissenschaft	darauf bezogenes Krankheitsverständnis	darauf bezogenes Arztbild
Der Mensch ist eine Schöpfung Gottes (der Götter)	Religionswissenschaften (Theologie)	Krankheit ist die Folge göttlicher Einflussnahme (Strafen, Prüfungen etc.)	Der Arzt als Vermittler zwischen den Menschen und höheren Mächten, als Heiland und Wunderheiler
Der Mensch ist ein Geistwesen	Philosophie	Krankheit ist Ausdruck der Desorientierung des Menschen in seiner Welt	Der Arzt als Lebensberater, der den Menschen zu richtigen Einsichten verhilft
Der Mensch ist ein Naturwesen («Körpermaschine»)	Naturwissenschaften	Krankheit ist Folge organischer Strukturmängel und der sich daraus ergebenden Dysfunktionen	Der Arzt als Experte für medizinische Interventionen zur Korrektur von Organstrukturen und Funktionen
Der Mensch ist ein Kulturwesen	Kulturwissenschaften	Krankheit ist die Bewertung von Phänomenen in kulturspezifischen Wertesystemen	Der Arzt als Psychoanalytiker und Psychotherapeut
Der Mensch ist ein Sozialwesen	Sozialwissenschaften	Krankheit ist das Ergebnis sozialer Ungleichheit	Der Arzt als Sozialtherapeut und Sozialpolitiker

Trotz aller Diskussionen und Forderungen nach Ganzheitlichkeit in der Medizin, trotz vieler Versuche der Entwicklung einer umfassenden Theorie der Medizin (Th. v. Uexküll 1997; H. Baier 1985) ist es bisher nicht gelungen, die verschiedenen Aspekte medizinischen Handelns in einem integrierten System zusammenzuführen. Daraus folgt, dass die Vorstellungen von dem, was «einen guten Arzt» ausmacht, stark voneinander abweichen. Entsprechend der verschiedenartigen Perspektiven der unterschiedlichen Fächer in der Medizin, die an den Medizinischen Fakultäten gemeinsam für die ärztliche Ausbildung zuständig sind, ergibt sich für die Studierenden ein verwirrendes Bild mit vielen Widersprüchen.

An den medizinischen Fakultäten werden von ca. 41 Fächern Lehrveranstaltungen angeboten, die das breite Spektrum der Medizin abdecken. H. Schipperges hat die Entwicklung des Fächerkanon von 1800 – 1950 anschaulich visualisiert (**Abb. 2**).

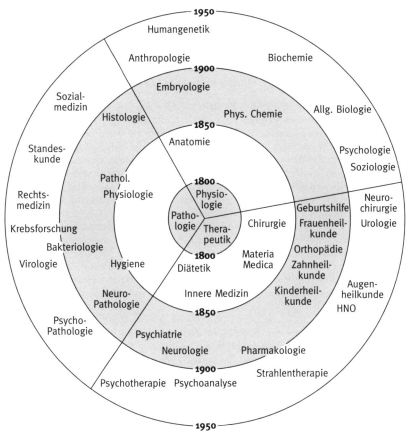

Abbildung 2: Die weitere Entfaltung der Medizinischen Fakultät zeigt noch um 1800 die scholastische Grundstruktur, die nur ausgefächert worden ist.

Der Arzt, Psychologe und Philosoph Karl Jaspers musste schon 1953 in einem Artikel über die «Idee des Arztes» feststellen, dass «die Zeit der Studenten ... durch die Studienpläne so besetzt [ist], dass tiefere Besinnung verhindert wird wegen der Zerstreuung in das Vielerlei des zu Lernenden. Die geistigen Impulse der Jugend, die der *Freiheit* bedürfen, werden gelähmt durch die Führung des Studiums am Gängelbande der Lehrpläne und durch die enorme Beanspruchung des Gedächtnisses. Die Examina prüfen immer weniger die Urteilskraft, die schon im Unterricht keineswegs entsprechend der Menge der Kenntnisse geübt wird ... Man erzieht auf der ganzen Welt Leute, die sehr viel wissen, partikulare Geschicklichkeit gewonnen haben, deren selbständiges Urteil aber, deren Kraft zu forschender Ergründung ihrer Kranken gering ist» (S. 1122). Er stellt fest, dass «die Spezialisierung, die Verschulung des Unterrichts, die Tendenzen des Zeitalters im Massenbetrieb, die naturwissenschaftliche Ratlosigkeit vor dem *Psychischen* ... das heutige Arztsein mitbestimmt» haben mit dem Ergebnis einer «bei Ärzten und Kranken verbreiteten Unzufriedenheit» (S. 1125). Als Ergebnis seiner Überlegungen entwickelt er die «Idee einer ... modernen Arztpersönlichkeit» (S. 1128).

> «Der Arzt wird ein *Wissender*. Er sieht die Grenzen des Menschen, seine Ohnmacht, sein unendliches Leiden. Er sieht die Geisteskrankheiten, diese furchtbare Tatsache unseres Menschendaseins. Er steht täglich vor dem Tode. Von ihm wird erwartet, nicht nur, was er leisten, sondern auch, was er nicht leisten kann. Die Welt verlangt von ihm jede Hilfe, und sie verlangt noch mehr. Sie möchte vergessen, möchte einen wohltätigen Schleier über das Unheil, möchte die Selbsttäuschungen der gequälten Kreatur. Der Arzt kommt dem Nicht-Wissen-Wollen entgegen. Schweigen in seinem menschenfreundlichen Sprechen, Zulassen der Unwahrheit, ja, ein Verhalten, das wie eine Verleugnung der Gefahr, wie ein Ausreden des Todes aussehen kann, muss er – widerstrebend – vollziehen. Er täuscht sich nicht über die Wirklichkeit des *Schrecklichen*, aber hält es für sinnvoll, in seinem Berufe vernünftig zu tun, was zur Hilfe für leidende und sterbende Menschen möglich ist, auch wenn es verschwindend scheint im Strom des Unheils. Er verbindet die kleine Wunde, während durch Menschen ständig größere gerissen werden. Er sorgt für die Erhaltung des einzelnen Lebens, während Leben in Millionen durch Menschen vernichtet wird.
>
> Eine Haltung der scheinbaren Unbetroffenheit braucht gerade der Arzt, der der Ergriffenste ist. Er gewinnt die Kühle im Zusehen, aber auch in der eigenen Gefahr. Mancher große Arzt bewährte sich, indem er die eigene Krankheit beobachtete und erkannte in Ruhe bis zum Tode. Dieser Ruhe entspricht das Sehen, das eindringt, ohne durch Tränen die Klarheit des Blickes zu verlieren – wird das Operieren möglich, das die Hand nicht zittern lässt. Es ist ein hoher Anspruch, dass in der Kühle das Herz wach bleibt.
>
> Der Arzt sieht die *Grenzen* seines Könnens. Er kann den Tod nicht abschaffen, wenn er heute auch das Leben in einer noch nie dagewesenen Weise zu verlängern vermag. Er kann die Geisteskrankheiten nicht abschaffen, wenn er auch in bestimmten Fällen zu helfen vermag. Er kann das Leiden nicht abschaffen, wenn er es heute auch über alle früheren Maße hinaus zu lindern vermag. Trotz aller Erfolge ist dem Arzt fühlbarer, was er nicht kann, als das, was er kann.
>
> Es gehört zu seinem Wesen, menschenfreundlich zu handeln, auch wo er nicht heilen kann, und noch dem hoffnungslos Kranken beizustehen. Der Arzt bringt dem Geisteskranken eine *Gesinnung* entgegen, die ihm gebietet, dem Unglücklichen, den er nicht gesund machen kann, noch das Maximum von Lebensmöglichkeit zu geben, in ihm noch den Menschen zu ehren. Sein Beruf ist ein Beruf ständiger Enthüllungen. Der Arzt muss anders werden, wie Menschen sonst sind. Die Verführung angesichts all des Grauens ist groß: Er kann zum Skeptiker werden, der alles Unheil und alle Schwächen sieht und am Ende Zyniker wird aus Ekel. Er

kann Naturalist werden, der nichts sieht als das kausale Geschehen, die Erbarmungslosigkeit der Natur und das Unverhoffte der zufälligen Wendungen, das ständige Werden und Vergehen, in der jeder Einzelne völlig gleichgültig ist. Er kann ein Ungläubiger werden: Es gibt nichts anderes als diesen endlosen Kreislauf des Elends. Wenn er alle die für eine harmonische Weltanschauung unbequemen Tatsachen sieht, so kann ihm die Gottheit verschwinden. Skepsis, Naturalismus, Glaubenslosigkeit sind die inneren Gefahren, vor denen vielleicht jeder Arzt gestanden hat. Wie er sie überwindet, das erst macht die Tiefe seines menschlichen Blicks, die Energie seines Hoffens, seine Leidenschaft trotz allem, von der man sagen kann: Noch am Grabe pflanzt er die Hoffnung auf. Dann bleibt er unbeirrbar durch die Schrecken, im Vertrauen zu einem unbedingten Grunde, aus dem jede Hilfe unter Menschen, jeder Akt der *Liebe*, schon bloße Menschenfreundlichkeit ein unersetzliches Gewicht hat.

Dann vermag der Arzt zu ertragen, dass die Skepsis sein Lebenselement bleibt, das nicht zerstört, sondern vor Täuschungen bewahrt, der Naturalismus, soweit er die Realitäten sehen lehrt, die Glaubenslosigkeit, sofern er jeden magischen, abergläubischen Glauben fahren lässt. Aber dass er sein Wissen um die Entschleierungen des Menschen so oft allein tragen soll, kann ihn zur Menschenverachtung verführen. Nur wenn er seine ursprüngliche Güte bewahrt und das Wissen um den Bruch des Menschseins selbst, damit um seine eigene Hinfälligkeit und das eigene Ungenügen, vermag er auch dieser Gefahr eines ruinösen Überlegenheitsgefühls zu entgehen. Daher gewinnt der Arzt erst aufgrund seiner ständigen *Selbsterhellung* mit der Distanz zu sich selbst und zum Kranken zugleich seine Reife ... Es kann über seine Seele wohl unbemerkt ein Schleier sich legen angesichts von allem, was er in Kauf nehmen muss: das schließliche Nicht-Können bei seinem grenzenlosen Willen zu helfen, die Ohnmacht vor so vielem Schrecklichen, das Schweigen, um den Trug der Selbsttäuschung nicht anzulasten (da er die rettende Gnade des Glaubens nicht zu geben vermag), das Nicht-Wissen im Ganzen, das ihm verwehrt, Heiland zu sein, als den so viele Kranken heimlich ihn begehren. Das höchste, was ihm hier und da gelingt, ist *Schicksalsgefährte* zu werden mit dem Kranken, Vernunft mit Vernunft, Mensch mit Mensch, in den unberechenbaren Grenzfällen einer zwischen Arzt und Kranken entstehenden Freundschaft ...

Ich glaube, wir alle kennen solche Ärzte, und in jedem Arzt, der sich zu seinem Berufe geboren weiß, ist solches wirksam» (S. 1131).

Der Anspruch, den Jaspers hier stellt, ist hoch, aber er entspricht dem, was jeder Mensch, der an einer schweren Krankheit leidet, von seinem Arzt erhofft.

Der berühmte amerikanische Medizinhistoriker H. E. Sigerist (1954) kommt am Ende seines Buches über «Die Heilkunst im Dienste der Menschheit» zu dem Ergebnis:

«Das Bild des neuen Arztes zeichnet sich bereits in seinen Umrissen vor unserem Auge ab. Als Wissenschaftler wird er zur Gruppenarbeit bereit sein, und seine soziale Tätigkeit bringt ihn nahe in Berührung mit den Menschen, denen er dient. So ist er ein Freund und ein Führer der Bevölkerung, der mit allen seinen Kräften bemüht ist, Krankheiten zu verhüten und alle Möglichkeiten der Therapie anzuwenden, wenn die vorbeugenden Maßnahmen wirkungslos geblieben sind - der soziale Arzt, der allen Schutz gewährt und die Menschheit einem gesünderen und glücklicheren Leben entgegenführt» (S. 112).

Der Internist und Medizinhistoriker F. Hartmann hat sich in seinen später veröffentlichten Vorlesungen zum Ziel gesetzt «den angehenden Ärzten die geistigen Grundlagen ihres Berufes zu erschließen und ihnen dadurch einen Einblick in die inneren Werte des Arzttums, seine im Wandel der Zeiten entwickelte hohe Stellung, seine Verpflichtung im Namen der Humanitas zu vermitteln, ihrem beruflichen Streben Sinn und Ziel zu geben» (1956, S. 9). In seinem Buch «Medizin in Bewegung – Arzt im Umgang» stellt er abschließend fest:

«Freilich konnte ich nicht vermeiden, dieses Denken als ein Zweifeln zu zeigen, ein Probehandeln, eine Suchbewegung und mit keineswegs eindeutigem Ausgang, wenn auch mit unbezweifeltem Ziel und Auftrag ... mit ihm überträgt der Arzt einen Teil der Verantwortung auf die Menschen zurück, die diese ihm als dem Fachmann für die ‹Ware› Gesundheit zugeschoben haben. Er entsachlicht und entmarktet damit Gesundheit und Krankheit. Die Menschen in die Medizin in Bewegung hinein zu nehmen, bedeutet nicht nur einseitige Ablieferung von Dienstleistungen, sondern auch Zumutungen, Gesundheitserziehungen, Hinweis auf Möglichkeiten und Grenzen der menschlichen Natur, in denen auch unsere Wertungen und Tugenden wurzeln. Es ist an der Zeit, dass aus der Gesundheit als einer Valuta, einer Ware, wieder eine Tugend wird; als solche sollten die Ärzte sie an die Kranken auch zurückgeben, sie ihnen wieder überantworten. So verstehe ich die Rede vom mündigen Patienten. Das Spannungs- und Wirkungsfeld, in dem diese allgemeine Bewegung der Medizin in die Lebenswirklichkeit vermittelt wird, ist der Umgang der möglichen und tatsächlichen Kranken mit ihren Ärzten» (F. Hartmann, 1975, S. 62, 63).

Zu den Erwartungen von Patienten an Ärzte gibt es empirische Untersuchungen. Nach einer amerikanischen Studie wechseln Frauen ihren Gynäkologen, wenn sie mit diesem menschlich (34 %) und fachlich (22 %) unzufrieden sind, wenn er ihnen zu wenig Gesprächszeit gibt (19 %) oder die Praxis schlecht organisiert ist (14 %). Eine deutsche Repräsentativbefragung hatte allgemein nach den maßgeblichen Gründen für einen Arztwechsel gefragt. Danach gaben an: 68,3 % «wenn ich spüre, dass er zu wenig Fachkompetenz hat», 65,2 % «wenn er sich nicht genug Zeit nimmt», 47,6 % «wenn er mir nicht erklärt, was er bei den Untersuchungen macht», 30,8 % «wenn es im Wartezimmer lange Wartezeiten gibt», 29,5 % «wenn ich das Gefühl habe, ich werde «überbehandelt», 28,4 % «wenn zuviel von den Arzthelferinnen gemacht wird, zu wenig vom Arzt», 21,4 % «wenn ich sehe, dass die Geräte veraltet sind». Die Erwartung der Fachkompetenz bezieht sich sowohl auf die Fähigkeit, richtige Diagnosen zu stellen und erfolgreiche Therapien anzuwenden, wie auf die Fähigkeit, sich auf die je spezifischen Bedürfnisse des einzelnen Patienten einzulassen. Interessant ist die Gegenüberstellung der Ergebnisse dieser Befragung mit einer anderen Studie, die die Kriterien von Ärzten zur Überweisung eines Patienten an Kollegen erfragt hat. Darin hielten 92,9 % es für extrem wichtig, dass die Behandlungserfolge des Kollegen gut sind, und 86,3 %, dass er gut mit Patienten umgehen kann.

Das Schweizer Gesundheitsmagazin *Pulstip* veröffentlichte (1998) einen Beitrag «So testen Sie Ihren Arzt», in dem als wesentliche Kriterien einer Qualitätskontrolle benannt werden: ob die Ärzte und Ärztinnen sich fortbilden und den neuesten Wissensstand haben; ob sie häufig falsche Diagnosen stellen; ob sie ungeeignete oder unnötige Therapien verschreiben; ob sie ohne ausreichenden Grund zum Operationsmesser greifen. Die Zeitschrift *Capital* (1997) veröffentlichte unter dem Titel «So finden Sie den richtigen Mediziner» ... «hilfreiche Fragen, die jeder Patient stellen sollte – und auf die er vernünftige Antworten bekommen muss» (S. 179). Lauten die Antworten auf die folgenden Fragen vielfach «nein» oder «schlecht», dann stellt sich nach der Meinung dieser Wirtschaftszeitschrift die Frage nach einem Arztwechsel.

Die Frauenzeitschrift *Brigitte* (18/1999) berichtet über eine Langzeitstudie (1978–1996) mit 2000 Patienten an der Universität Hamburg, in der sich die Befragten besonders kritisch geäußert haben. 93 % aller Patienten waren unzufrieden, weil ihr Arzt zu wenig Zeit für sie hatte; 91 %, weil ihr Arzt zu wenig mit ihnen redete; 89 %, weil er ihnen nicht richtig zuhörte und 78 % fühlten sich nicht ernstgenommen, u.a. weil er im falschen Augenblick in einem familiären oder burschikosen Ton mit ihnen sprach. Die Zeitschrift veröffentlichte einen Test, der den Leserinnen ermöglichen sollte, den Typ ihres Arztes einzuschätzen. Dabei wurden vier Typen unterschieden:

- Typ A: Autoritär. Diese Ärzte «halten nicht viel von mündigen Patienten und geben Anweisungen statt Erklärungen. Die Entscheidungen über die nächsten Untersuchungs- und Behandlungsschritte treffen sie in der Regel, ohne lange das Warum und Wofür zu erklären ... Oft sprechen sie unverständliches Fachchinesisch und erklären nur selten medizinische Fachausdrücke ... Vor allem auf unsichere Patienten kann dieser Arzttyp entlastend wirken, weil er ihnen Entscheidungen abnimmt, denen sie sich nicht gewachsen fühlen» (S. 116).

- Typ B: Ganzheitlich. Diese Ärzte «suchen bei körperlichen Beschwerden nicht nur nach den organischen Ursachen, sondern gehen auch auf mögliche psychosomatische Erscheinungen ein. Sie nehmen sich sehr viel Zeit für das Patientengespräch und fragen auch nach familiären Krankheiten ... Für Einwände von Patienten sind sie jederzeit offen und besprechen Für und Wider einer Therapie genau mit ihnen. Wer sich für alternative Therapien interessiert, ist hier richtig. Patienten allerdings, die klare Anweisungen wünschen, fühlen sich von Ganzheitsmedizinern überfordert oder verunsichert, vor allem, wenn ihnen zu viele Behandlungsmöglichkeiten erklärt werden».

- Typ C: Fürsorglich. Diese Ärzte «kommen den guten alten Familiendoktoren recht nahe. Sie sind vielleicht nicht unbedingt auf dem letzten medizinischen Wissensstand, verbinden aber berufliche Erfahrung mit

Intuition und mit Gefühl für ihre Patienten. Zuwendungsbedürftige Patienten fühlen sich bei diesen väterlichen oder mütterlichen Ärzten gut betreut ... Sie interessieren sich für die Sorgen und Probleme ihrer Patienten und haben auch Verständnis für deren Ängste und Unsicherheiten».

- Typ D: Pragmatisch. Diese Ärzte «führen ihre Praxis mit Effizienz und Ruhe. Ihren Patienten gegenüber sind sie meist freundlich, aber doch eher distanziert. Sie nehmen sich für das Arztgespräch nur so viel Zeit, wie sie brauchen, um zu einer schnellen Diagnose zu kommen. Allzu viel Verständnis für Psychosomatik oder Alternativmedizin bringen sie nicht auf, denn sie wollen ihren Patienten so rasch wie möglich Hilfe zukommen lassen. Daher nutzen sie jeden medizinischen Fortschritt, sei es in der Diagnose mittels aufwendiger Untersuchungsgeräte oder in der Therapie mit neuen Medikamenten. Rationale Menschen mit wenig Zeit und Bereitschaft, sich um ihre Gesundheit zu kümmern, sind hier richtig» (S. 117).

Anschließend gibt die Frauenzeitschrift zwölf Tipps, wie man seinen Arzt am besten behandeln kann. Der letzte Tipp bezieht sich auf den «schlechten» Arzt bzw. die «schlechte» Ärztin: «Nichts wie weg hier! Es hilft kein Drumherum-Reden: Es gibt unsensible und auch inkompetente Ärzte. Wenn der Arzt Sie persönlich abwertet (‹Bei Ihnen ist ja wohl Hopfen und Malz verloren›), dumme Witze macht, ihre Angst, beispielsweise vor einer schweren Krankheit, nicht ernstnimmt – wechseln Sie. Ebenso, wenn selten mehr Zeit als drei Minuten für ein Gespräch bleibt, die Praxis sehr schlecht organisiert ist, stundenlange Wartezeiten die Regel sind. Ein positiver Nebeneffekt der ‹Ärzteschwemme› ist: es gibt für Patienten genügend Auswahl an freundlichen, einfühlsamen und guten Doktoren» (S. 120).

Dem Rollenstereotyp entsprechend, dass vor allem die Frauen für Gesundheitsfragen in der Familie zuständig sind, finden sich Beiträge zur Bewertung von Ärzten vor allem in Frauenzeitschriften. Die Zeitschrift *Amica* (R. Dee, 1997) veröffentlichte Erwartungen von Frauen an ihre Ärzte:

- «Fachkompetenz: Kompetenz und Fortbildung sind unerlässlich. Dazu gehört die Offenheit für alternative Methoden, eine kritische Haltung zur Pharmatherapie und das Erkennen der eigenen Grenzen.

- Genaues Zuhören: Zeit fürs Gespräch ist der am häufigsten genannte Wunsch der befragten Frauen zwischen 20 und 100 Jahren. Die Ärzte beantworten alle Fragen und telefonieren dabei nicht.

- Gute Beratung: Ärzte sollten nicht auf eine Therapie fixiert sein, Behandlungsvarianten zeigen und Entscheidungen der Patientin respektieren.

- Einfühlungsvermögen: Sie nehmen ihre Patienten als Menschen wahr, gehen auf ihre physischen und psychischen Sorgen und Beschwerden ein.
- Mitdenken bei der Kleiderordnung: Die Patientin braucht nicht halb nackt in einer Kabine zu warten. Bei Gesprächen vor und nach der Untersuchung ist sie bekleidet.
- Gründliche Untersuchung: Ihre eingehende und behutsame Untersuchung ist für die Patientin mit einer verständlichen Erklärung der verschiedenen Untersuchungsschritte und der vorgesehenen Therapie verbunden» (S. 70).

Zur Begründung dieser Empfehlungen werden viele Beispiele schlechten ärztlichen Verhaltens zitiert. Der Beitrag schließt mit der Angabe von «100 Topadressen von Ärzten, die von unseren Gewährsleuten besonders empfohlen» wurden. Die geäußerten Erwartungen der Patienten und Patientinnen sind im Vergleich zu den von Ärzten selbst genannten Kriterien vergleichsweise gering und lassen sich auf die Formel bringen: Ein guter Arzt ist der, der seine Patienten in ihrer Menschenwürde ernstnimmt, sich auf ihre Fragen und Befürchtungen einlässt und die anstehenden Gesundheitsprobleme bzw. Krankheiten ohne großen Aufwand erfolgreich behandelt. Dabei wird gleichermaßen wissenschaftlich fundierte Kompetenz wie ärztliche Kunst erwartet.

Weiterhin werden Fragen formuliert, deren Beantwortungen Patienten helfen sollen, die Qualität von Ärzten zu beurteilen **(Tab. 2)**. Abschließend empfiehlt die Zeitschrift: «Scheuen Sie sich nicht, bei schwerwiegenden Diagnosen oder langwierigen und schwierigen Behandlungen ohne Besserung des Gesundheitszustandes selbst die Initiative zu ergreifen und einen zweiten Arzt aufzusuchen.»

Auch die organisierte Ärzteschaft setzt sich inzwischen kritisch mit dem derzeitigen Berufsbild des Arztes auseinander. Kürzlich erschien im Deutschen Ärzteblatt (H. Schriever, 1998) ein «Versuch einer Standortbestimmung», in dem festgestellt wurde, dass es im Interesse der Sicherung der ärztlichen Kompetenz unverzichtbar sei, «dem Irrtum entgegenzusetzen, dass ärztliche Fachkenntnisse allein und erfolgreich abgelegte Prüfungen allein schon die Qualität des ärztlichen Berufes garantieren». Dabei wird gefordert, dass sich der ärztliche Beruf zurückbesinnen sollte auf vier tradierte ärztliche Werte: ärztliches Wissen, ärztliches Können, ärztliche Erfahrung und ärztliches Verhalten. Zum ärztlichen Können wird festgestellt: «Obwohl die moderne Medizin auf der Naturwissenschaft gegründet und der Anwendung der Naturwissenschaft ihre größten Erfolge verdankt, ist die Heilkunde weder eine rein naturwissenschaftliche noch eine rein technische Disziplin, sondern eine auf naturwissenschaftlicher Grundlage beruhende Erfahrungswissenschaft, die «den ganzen

Tabelle 2: Beurteilungskriterien für einen guten Arzt aus der Sicht einer Frauenzeitschrift (R. Dee, 1997, S. 82).

So finden Sie den richtigen Mediziner:

Entscheidende Fragen zum Praxisbesuch
- Nimmt sich der Doktor ausreichend Zeit für das Gespräch?
- Spricht er über seine Fortbildungsmaßnahmen?
- Informiert der Arzt über seine Therapie?
- Wie reagiert er auf kritische Fragen?
- Weist er auch auf andere Behandlungsmöglichkeiten hin, mit Vorteilen und Nachteilen?
- Nennt er ggf. weitere Informationsquellen wie Literatur und Anlaufstellen?
- Wenn er bei Behandlung der Krankheit keine Erfolge sieht, überweist er zügig an Spezialisten?
- Wenn ein Klinikaufenthalt notwendig wird: gibt er Hilfestellung bei der Wahl des Krankenhauses? Ist er behilflich, ein Bett zu finden?
- Erinnert er seinerseits an wichtige Kontrolltermine?
- Informiert das Praxispersonal, wenn sich die Wartezeit erheblich verlängert?
- Gibt es für Befundfragen (wie Laborwerte) Telefonsprechzeiten? Ruft der Arzt ggf. den Patienten zurück?
- Macht er Hausbesuche?
- Hat er spezielle Sprechstunden für Berufstätige?

Schlüsselfragen vor chirurgischen Eingriffen
- Wie oft führt der Operateur den geplanten Eingriff im Jahr aus?
- Wie viele große Narkosen macht der Anästhesist jährlich?
- Wie viele Patienten sind nach dem Eingriff wieder arbeitsfähig?
- Wie lange dauert im Schnitt der Klinikaufenthalt?

Menschen beschäftigt, weil sie sich mit dem ganzen Menschen beschäftigt». Beim «Kundigen» als schöpferische Persönlichkeit wird die Heilkunde zur «Heilkunst», während der «Unkundige» trotz evtl. großen Wissens nur zur «Heiltechnik» fähig ist» (S. 1907). Deshalb erfordert ärztliches Können Aufmerksamkeit, sinnliche Wahrnehmungsfähigkeit, intuitives Fühlen und Erkennen (dieses ist nach H. Schriever «als höchste Stufe unserer ärztlichen Kunst leider nur wenigen Ärzten zugänglich») (S. 1907), Mut zu beobachtendem Abwarten ebenso wie sichere und rasche Entschlusskraft im praktischen Vorgehen sowie klinischer Blick für das Wesentliche. Bezüglich des ärztlichen Verhaltens decken sich die Forderungen weitgehend mit den Erwartungen der Patienten: menschliche Zuwendung, Herzensgüte, Aufgeschlossenheit, Höflichkeit, Freundlichkeit, Gesprächsbereitschaft, Zuhören-Können, Gewissenhaftigkeit, Kompetenz und Verlässlichkeit, Verantwortung für das Wohl des Kranken, aber auch für die Schonung und Erhaltung der Ressourcen, gepaart mit Fairness, guter Absicht, Bewusstsein für Recht und Gerechtigkeit und Sozialempfinden (S. 1908).

Im Auftrag der Robert Bosch Stiftung hat sich eine ärztliche Expertengruppe (der sog. Murrhardter Kreis) in einer grundsätzlichen Stellungnahme («Das Arztbild der Zukunft») mit der Analyse künftiger Anforderungen an den Arzt, den Konsequenzen für die Ausbildung und Wege zu ihrer Reform befasst. Dabei zählt der Murrhardter Kreis zu den Kernbereichen der Anforderungen, «die seit jeher an den Arzt gerichtet werden und denen auch in den kommenden Jahren eine unvermindert hohe Bedeutung für die Ausbildung zukommen wird: Die Fähigkeit, komplexe Wissens- und Handlungszusammenhänge nachzuvollziehen, zu entwerfen und in ihnen zu denken; selbstkritisch und eigenverantwortlich zu handeln, Nutzen und Schaden für den Patienten abzuwägen, unter Entscheidungszwang Risiko einzugehen und Verantwortung zu tragen» (S. 85/86). Der Murrhardter Kreis definiert Medical Education als die «Erziehung zur Arztpersönlichkeit», die sich vollzieht «in Situationen, die Gelegenheit zur Selbsterfahrung, zur Selbstveränderung und zum gemeinsamen Diskurs über Maßstäbe ärztlichen Handelns geben» (S. 88). Bezogen auf vorhersehbare Veränderungen stellen die Experten abschließend fest: «Gefragt ist nicht länger die Substitution knapper ärztlicher Zeit durch technische Mittel bis hin zur kontraproduktiven Anwendung der Medizintechnik sowie der Heil- und Hilfsmittel; gesucht wird der Arzt, der nicht nur mehr Zeit für den einzelnen Patienten einsetzen kann, sondern der in dieser Zeit eine höhere Qualität in der Beratung, im Risikodialog und in der unterstützenden Begleitung bei belastenden Krankheitsverläufen seiner Patienten entwickelt» (S. 88).

Bezogen auf die gesellschaftlich bedingten Veränderungen der Arzt-Patient-Beziehung sehen die Experten folgende Entwicklungen:

- «Das traditionelle Autoritätsgefälle vom Experten zum Laien nimmt ab.

- Ärzte beteiligen Patienten an ihren Entscheidungen. Sie sind weniger selbstgewiss in ihren Ratschlägen, streben eine aktivere Haltung des Patienten an.

- Der subjektiven Krankheitserfahrung der Patienten wird mehr Bedeutung eingeräumt trotz und gerade wegen vermehrter Sammlung objektiver Krankheitsdaten.

- Ärzte scheinen eher bereit, bzw. sehen sich stärker gefordert, die ethischen Folgen ihres Handelns zu überdenken. Ethische Erwägungen führen zu rechtlichen Beschränkungen des biotechnischen ‹Fortschritts›.» (S. 79).

Daraus ergeben sich grundlegende Einstellungen und Haltungen, die jenseits rationaler, kognitiv-erwerbbarer Wissens- und Fertigkeitsbestände als persönlichkeitsabhängige Anteile die Arzt-Patient-Beziehung bestimmen. Hierzu gehören:

- «Aufgeschlossenheit gegenüber der Unterschiedlichkeit von Krankheits- und Behandlungskonzepten und damit Kooperationsfähigkeit
- Konfliktfähigkeit, die u. a. destruktive Pseudolösungen vermeiden hilft (z.b. die medikamentöse, suchtgefährdende Behandlung psychogener Symptome)
- Akzeptieren der eigenen Grenzen gegenüber Krankheit und Sterblichkeit und Vermeiden destruktiver Abwehrformen» (S. 80).

Diejenigen die zukünftige Ärzte ausbilden, sollten sich derartigen Ansprüchen stellen und das uns Mögliche tun, um angehenden Ärzten zu helfen, die dazu notwendigen Fähigkeiten zu erwerben und zu entwickeln. Grundlegend ist die Fähigkeit zum *selbständigen effektiven Lernen*. Lernen ist dabei mehr als der Erwerb von Wissen, sondern vielmehr die Fähigkeit, das erlernte Wissen umzusetzen und anzuwenden. Dazu gehört die Bereitschaft, selbst Mitverantwortung zu übernehmen für die eigene Ausbildung zum Arzt, die Fähigkeit, selbständig Informationen zu sammeln, zu ordnen und für sich selbst nutzbar zu machen. Zum Lernen gehört Geduld und Ausdauer, ebenso wie die Fähigkeit zur Disputation, zur kritischen Diskussion über Strategien zur Problemlösung und deren Ergebnisse. Wir leben in einer Zeit der Psychologisierung und Didaktisierung, in der junge Menschen eine passive Erwartungshaltung entwickeln, nach der Wissensinhalte möglichst leicht verständlich und unterhaltsam zu vermitteln sind. Ist dies nicht der Fall, fühlt man sich berechtigt, abzuschalten und dem jeweiligen Sender (gleichgültig, ob es sich um einen Vortrag oder einen Text handelt) die Schuld dafür zu geben, dass man nichts gelernt hat. Als Folge der hohen Dynamik des wissenschaftlichen Fortschrittes in der Medizin ist es für zukünftige Ärzte unumgänglich, die Fähigkeiten zu selbständigem Lernen zu üben.

Der moderne Arzt braucht ein umfassendes Verständnis der *Prinzipien wissenschaftlichen Arbeitens* in der Medizin, um die Aussagekraft wissenschaftlicher Veröffentlichungen selbst bewerten zu können. Dazu muss er über fundierte Grundkenntnisse wissenschaftlicher Methoden und deren Aussagekraft verfügen.

Eine besondere Fähigkeit des Arztes in der Konfrontation mit kranken Menschen besteht darin, *Komplexität* einerseits ertragen und andererseits sinnvoll und gezielt reduzieren zu können. Diese Gleichzeitigkeit der Erfassung von Ganzheiten und deren Analyse ist ein besonderes Charakteristikum eines guten Arztes. Bei der Suche nach Problemlösungen ist gleichermaßen Zielstrebigkeit wie Kreativität erforderlich, ebenso wie Geduld und Frustrationstoleranz bei Misserfolgen.

Eine andere Erwartung an einen Arzt ist die zum *Mitgefühl* mit leidenden Menschen. Dazu ist es notwendig, eine hinreichende Sensibilität zur Wahrnehmung von Leid zu entwickeln, gepaart mit einer Bereitschaft zur spontanen Hilfeleistung. Viele Ärzte haben Angst, im Mitleiden mit ihren Patienten selbst krank zu werden und zu zerbrechen. Hierbei handelt es sich um ein fundamentales Missverständnis. Keiner kann vom Arzt erwarten, dass dieser mit seinen Kranken leidet. Was allerdings zum ärztlichen Beruf dazu gehört, ist die Fähigkeit, Emotionen im Zusammenhang mit Krankheiten und deren Behandlung zu ertragen und den Kranken gegenüber die grundsätzliche Bereitschaft zum Mitgefühl zu erhalten.

Ärztliches Handeln ist nur bedingt durch Leitlinien vorstrukturierbar. In der Konfrontation mit dem jeweils besonderen Fall eines kranken Menschen muss der Arzt bereit und in der Lage sein, *Verantwortung* für seine Entscheidungen und sein Handeln zu übernehmen. Hierzu gehört oft Mut, Courage und emotionale Belastbarkeit. Dies insbesondere, da jedem Arzt immer wieder Fehler unterlaufen müssen, da Ärzte genauso wie andere Menschen trotz besten Bemühens fehlbar sind. Das berufliche Risiko des Arztes, ungewollt Fehler zu machen und damit anderen Menschen Schaden zuzufügen, ist unvermeidbar und kann durch entsprechende Risikoversicherungen nur bedingt ausgeglichen werden. Ein guter Arzt charakterisiert sich dadurch, dass er um seine Fehlbarkeit weiß und bereit ist, dafür um Verzeihung zu bitten, ohne selber an seinen Fehlern zu zerbrechen. Dies kann nur gelingen, wenn der Arzt in der Lage ist, sich den mit seinem Beruf verbundenen Konflikten bewusst zu stellen und mit Kollegen, Freunden oder Familienangehörigen darüber zu reden.

Last but not least braucht der moderne Arzt die Fähigkeit zur arbeitsteiligen *Kooperation*. Diese Teamfähigkeit erfordert Selbstbewusstsein und Fremdwahrnehmung, Achtung des Kooperationspartners ebenso wie Überzeugungskraft und Kompromissbereitschaft.

Soweit unser einleitender Überblick über das Thema. In den folgenden Kapiteln werden wir die angesprochenen Themen weiter vertiefen. Die Gliederung der Kapitel orientiert sich an abgrenzbaren Teilaspekten. Dabei bezeichnen wir als einen guten Arzt denjenigen,

- der die Chancen zur Aus-, Fort- und Weiterbildung soweit als irgend möglich nutzt, um sich Kenntnisse und Fähigkeiten anzueignen (Kap. 2);

- der die geschichtlichen Grundlagen der Medizin und seiner Profession erkennt und für seine Entwicklung zu nutzen weiß (Kap. 3);

- der sich frühzeitig mit den verschiedenen Möglichkeiten der ärztlichen Berufsausübung befasst und daraus Ziele zur Mitgestaltung der eigenen Ausbildung herleitet (Kap. 4);

- der die soziale Position bzw. Rolle des Arztes im deutschen Gesundheits- und Sozialversicherungssystem kennt und ihr gerecht zu werden versucht (Kap. 5);
- der sich bemüht, den Vorgaben der Berufsethik gerecht zu werden und bereit ist, für sein ärztliches Handeln die Verantwortung zu übernehmen (Kap. 6);
- der seine Kompetenzen in der Ausübung der ärztlichen Kunst ständig weiterentwickelt (Kap. 7);
- der sich bewusst mit seinen berufsspezifischen Belastungen auseinandersetzt und wirksame Strategien zu deren Bewältigung aneignet (Kap. 8);
- der Leben als Herausforderung, als eine Aufeinanderfolge von Lebensaufgaben versteht und sich darum bemüht, sein Berufsleben gelingen zu lassen (Kap. 9);
- der die Chance nutzt, von Vorbildern zu lernen (Kap. 10);
- der Leben als permanenten Prozess des Lernens begreift (Kap. 12);

Grundlegend für unsere Gedanken sind

Zehn Thesen zur Kunst, ein guter Arzt zu werden

1. Jeder Kranke wünscht sich einen guten Arzt.
2. Jeder, der Medizin studiert, sollte sich das Ziel setzen, ein guter Arzt zu werden.
3. Jeder, der den Arztberuf ausübt, sollte sich darum bemühen, ein guter Arzt zu sein.
4. Es ist relativ leicht, Arzt zu werden, aber schwer, ein guter Arzt zu sein.
5. Es ist nicht leicht, zu bestimmen, was einen guten Arzt ausmacht – es ist nicht nur das Können, sondern auch die Haltungen.
6. Das Können eines guten Arztes umfasst die Spannung zwischen wissenschaftlich gesicherten Kompetenzen und der bewussten Anwendung eigener Erfahrungen.
7. Die Haltung eines guten Arztes lässt sich am besten mit der hippokratischen Orientierung am Wohl des Patienten charakterisieren (salus aegroti suprema lex).
8. Der gute Arzt ist ein Ideal, das man immer nur kurzfristig erreichen kann.
9. Die Kunst, ein guter Arzt zu werden, besteht in dem permanenten Bemühen um die Verwirklichung dieses Ideals (der Weg ist das Ziel).
10. Jeder, der ein guter Arzt werden will, muss seinen eigenen, ihm gemäßen Stil finden (gute Ärzte sind Unikate).

2. Die Selbstverantwortung des Medizinstudenten zur aktiven Mitgestaltung der eigenen Ausbildung

«Wer Medizin studiert, tritt also in eine besondere geistige Welt ein, muß sich, abgesehen von der Aufnahme des Wissensstoffes, auch bestimmte kulturelle Orientierungen und Muster aneignen.» (P. Lüth, 1986, S. 3)

2.1 Ärztliche Sozialisation oder das Märchen von einem, der auszog, Arzt zu werden

«Arzt» ist eine Berufsrolle, die gesellschaftlich formal definiert ist, z.b. durch die vom Staat erlassene ärztliche Ausbildungsordnung und die von den Ärztekammern beschlossene ärztliche Berufsordnung. Zur Erlangung der staatlichen Anerkennung als Arzt – der Approbation – ist es notwendig, einen vorgegebenen Aus- und Weiterbildungsprozess zu durchlaufen, in dem die zur Berufsausbildung notwendigen Kenntnisse und Fähigkeiten vermittelt und geprüft werden. Den Prozess, in dem eine Berufsrolle erlernt wird, bezeichnet man in der Soziologie als tertiäre Sozialisation. Die Sozialisation zum Arzt umfasst nicht nur Kenntnisse und Fähigkeiten, sondern darüber hinaus berufsspezifische Einstellungen und Werthaltungen. Diese werden nicht nur entsprechend den Vorgaben der Curricula- und Ausbildungsordnungen direkt und bewusst vermittelt (wofür der Begriff der Erziehung angewandt werden kann), sondern auch quasi nebenbei und unbewusst übernommen durch die Identifikation mit den Verhaltensvorbildern von Dozenten, Ärzten und Kollegen.

Unter dem Begriff der professionellen ärztlichen Sozialisation ist somit der Prozess der Übernahme und Aneignung von Normen, Werten und Selbstverständnis der Profession, der Antizipation beruflichen Lebens sowie der Einübung in die entsprechenden professionellen Fertigkeiten zu verstehen. Er umfasst sowohl den Bereich der «kognitiven», instrumentellen und fachspezifischen Kompetenzen, als auch den «affektiven» Bereich der normativ-sozialen Orientierung und der berufsbezogenen Leitvorstellungen (P. Helfen, 1987).

Geprägt durch Erfahrungen in der Kindheit reift bei dem Jugendlichen der Entschluss, Arzt werden zu wollen. Er bewirbt sich um einen Studienplatz und erhält diesen von der ZVS zugewiesen. Er beginnt sein Studium, sammelt die erforderlichen Scheine, erwirbt die notwendigen Kenntnisse und Fähigkeiten und besteht die in der ärztlichen Ausbildungsordnung vorgeschriebenen Prüfungen. Nachdem alle vorgegebenen Bescheinigungen vorliegen, erhält er vom Innenministerium des zuständigen Bundeslandes die Approbation als Arzt. Bisher hat er, von wenigen Ausnahmen externer Famulaturen abgesehen, die Medizin aus der Perspektive der Universitätsklinik und der von Universitätsprofessoren verfassten Lehrbücher kennengelernt. Dafür hat er sechs oder sieben Jahre seines Lebens investiert. Bis zu diesem Zeitpunkt ist die Ausbildung für alle Ärzte in der Bundesrepublik Deutschland weitgehend gleich verlaufen. Zwar haben individuelle Vorlieben dazu geführt, dass man sich mit dem einen oder anderen Fach intensiver befasst hat (sei es, weil einem der Professor, die Didaktik der Unterrichtsveranstaltung oder persönliche Interessen, z.B. am Thema einer Doktorarbeit, dazu veranlasst haben), das Grundmuster der Ausbildung ist aber weitgehend das Gleiche. Mit Beginn der Weiterbildung ändert sich das. Die erste Weichenstellung ist gegeben mit der Entscheidung, einen Weiterbildungsplatz in einer Universitätsklinik oder in einem anderen Krankenhaus (was in der Regel die Rückkehr an eine Universität weitgehend ausschließt) zu suchen. Gehen wir davon aus, unser Arzt findet einen Weiterbildungsplatz in einer Universitätsklinik, wobei angesichts der Konkurrenz der Mitbewerber von Vorteil war, dass er gerade in dieser Klinik bei dem zuständigen Professor seine medizinische Doktorarbeit geschrieben oder eine längere Zeit als Famulus absolviert hat. Während der Weiterbildungszeit kommt er auf verschiedene Stationen und lernt verschiedene diagnostische und therapeutische Spezialtechniken kennen (Ultraschall, Computertomographie, Röntgen oder Gastroskopie, Herzkatheterisierung etc.). Nach Beendigung der Weiterbildungszeit und der Absolvierung der formalen Vorschriften muss bei der Ärztekammer eine entsprechende Prüfung abgelegt werden, nach deren erfolgreichem Bestehen man seinen «Facharzttitel» erhält. Anschließend ergibt sich erneut eine Weichenstellung. Entweder man lässt sich als Arzt in eigener Praxis nieder (in der Stadt, in der man bisher gearbeitet hat, um möglichst viele seiner Patienten «mitzunehmen», oder indem man in eine Praxis als «Partner» einsteigt oder indem man die Praxis von einem Kollegen übernimmt). Eine andere Möglichkeit ist die, als Oberarzt in ein nicht-universitäres Krankenhaus überzuwechseln mit dem Ziel, eine Chefarztposition zu erlangen. Man kann aber auch an seiner Universität bleiben und in Kooperation mit «seinem» Chef mit einer Habilitation beginnen. Dies bedeutet, dass man neben seiner klinischen Tätigkeit und den vom Chef delegierten Lehrverpflichtungen sich in der Forschung engagiert, Kongresse besucht und Artikel in (anerkannten) Fachzeitschriften veröffentlicht. Nach der Zulassung zur Habilitation ist die schriftliche und mündliche Habilitationsleistung zu erbringen, bis die Medizinische Fakultät dem Kandidaten die Venia legendi für das erwünschte Fachgebiet erteilt und die Position eines Privatdozenten zuspricht. Nach Erhalt dieser Qualifikation arbeitet man weiter in der Universitätsklinik und bewirbt sich auf ausgeschriebene Professorenstellen oder hofft auf die Ernennung zum Honorarprofessor in der eigenen Medizinischen Fakultät. Entweder man erhält dann den erhofften Ruf auf einen Lehrstuhl, oder man erhält in der Konkurrenz mit den anderen Mitbewerbern eine Chefarztstelle in einem Akutkrankenhaus oder einer Rehabilitationsklinik.

Normalerweise ist die Zeit bis zum Endpunkt der Berufskarriere am kürzesten bei der Niederlassung in eigener Praxis und am längsten bis zum Erhalt einer Lebenszeitprofessur an einer Universitätsklinik. Variationen ergeben sich durch unterschiedlich lange Weiterbildungszeiten, die Zahl der zur Verfügung stehenden Stellen (u. a. das Durchschnittsalter der Stelleninhaber) sowie den Erwerb von Zusatzqualifikationen (z. B. durch eine längere Berufstätigkeit im Ausland).

Eine Berufskarriere ist geprägt durch sich immer wieder ergebende Entscheidungsalternativen, die entweder durch den formalen Gang der Ausbildung, durch persönliche Präferenzen oder jeweilige situative Zufälle beeinflusst werden.

So weit die formale Beschreibung der verschiedenen Karrierephasen und Alternativen. Nun zu unserem Märchen (v. Troschke 1977), das auch überschrieben werden kann als *Der lange Weg von der idealistischen Motivation, kranken Menschen helfen zu wollen, zur unpersönlichen Anwendung naturwissenschaftlicher Methoden bei der Diagnose und Therapie von Krankheiten.*

Es war einmal ein Oberschüler, der wollte gerne Arzt werden. Warum, das wusste er selbst nicht so genau. Hätte man ihn gefragt, so hätte er folgende Antworten gegeben.

- die Möglichkeit, vielseitig tätig werden zu können,
- ein allgemeines Interesse am Menschen,
- die Unabhängigkeit im Beruf,
- der Wunsch, leidenden Menschen helfen zu wollen.

Gedacht – aber auf eine solche Frage nicht so ohne weiteres angegeben – hätte er aber auch an:

- das hohe soziale Ansehen des Arztes in unserer Gesellschaft,
- die gesicherte berufliche Existenz,
- und nicht zuletzt an das hohe Einkommen.

Ärzte waren in diesem Land geachtet und angesehen und konnten viel Geld verdienen. Aus derartigen Überlegungen wollten viele Menschen Arzt werden. Aber nicht alle, die wollten, konnten auch Medizin studieren. Nur wer ein besonders gutes Abitur machte, wurde gleich zum Studium zugelassen. Man konnte allerdings auch mit schlechten Noten Medizin studieren, dafür musste man allerdings zu einem mündlichen Prüfungsgespräch zugelassen werden und den dort gestellten Anforderungen genügen. Viele mussten – oft lange Jahre – auf einen Studienplatz warten. In der Zwischenzeit studierte man etwas anderes, ging arbeiten oder reiste in der Welt herum.

Weil unser Oberschüler nicht warten wollte und ehrgeizig war, gab er sich große Mühe, auf der Schule gute Noten zu bekommen. Er stellte sich mit den Lehrern gut und versuchte, es jedem recht zu machen. Er lernte fleißig alles, was man ihm zu lernen aufgab, und gewöhnte es sich ab, erst lange nach dem Sinn und Zweck zu fragen. Er hatte bald verstanden, dass das nur Ärger gab und man Gefahr lief, den Lehrer zu verärgern und damit letztlich die guten Noten gefährdete. So schwamm er nie gegen, sondern immer mit dem Strom. Das zahlte sich aus. Er machte ein sehr gutes Abitur und bekam ein gutes Testergebnis.

So bekam er auch gleich einen Studienplatz. Er war sehr glücklich, endlich der Schule entronnen zu sein, und freute sich auf das Universitätsleben. Ein bisschen war er auch stolz, jetzt Student der Medizin zu sein. Er war gespannt auf die akademische Freiheit und auf die Protestaktionen, von denen er so viel gehört hatte. Er ließ sich einen Bart wachsen.

Unser Student war nun sehr begierig, endlich etwas Konkretes zu lernen, etwas, was man im Leben auch anwenden kann. Er wollte ein guter Arzt werden, so wie Albert Schweitzer, Ferdinand Sauerbruch oder Dr. Brinkmann von der Schwarzwaldklinik, oder wie sein eigener Vater – nur etwas kritischer, versteht sich.

Als das erste Semester losging, er ein Zimmer gefunden hatte und wusste, wo die Mensa war, und dann die Vorlesungen anfingen, hatte er große Schwierigkeiten, sich zurechtzufinden. Es war gar nicht so einfach, mitzukriegen, wo was stattfand und zwischen «sehr wichtigen», «wichtigen» und «unwichtigen» Vorlesungen zu unterscheiden.

Clever wie unser Student war, fragte er ältere Kommilitonen und war sehr erstaunt, von diesen zu hören, dass eigentlich alles oder doch das meiste «unwichtig» sei. Man empfahl ihm, nur in die scheinpflichtigen Kurse zu gehen und auch nur dann, wenn die Anwesenheit kontrolliert wurde. Er erfuhr den feinen, aber entscheidenden Unterschied zwischen den verschiedenen Fächern und Unterrichtsangeboten. Man sagte ihm, dass es eigentlich nur Sinn habe, sich von Anfang an gezielt auf die Prüfungen vorzubereiten.

Unser Student konnte und wollte das alles nicht so recht glauben – schließlich war er gerade erst der Dauerprüfung der Schule entronnen. Außerdem wollte er möglichst viel kennenlernen und war überwältigt von dem Angebot an interessanten Themen im Vorlesungsverzeichnis.

Bald merkte er, dass sein Stundenplan immer voller und seine Freizeit immer spärlicher wurde. Schließlich wollte er ja auch noch lesen und den Vorlesungsstoff aufarbeiten und dann auch noch ein bisschen das Studentenleben genießen.

In den verschiedenen Vorlesungen war er schockiert, wie wenig er verstand, wie abstrakt und langweilig das war, was die Professoren erzählten. Jeder Dozent schien sein Fach für das allerwichtigste zu halten; Dutzende Lehrbücher wurden empfohlen. Es wurde über Gesetze, Formeln und Theorien doziert, deren Bezug zum angestrebten Arztberuf für ihn nur schwer zu begreifen war.

Unser Student bekam es mit der Angst zu tun. Das alles sollte er lernen? Er versuchte, alles mitzuschreiben, was die Professoren sagten, und versäumte keine Vorlesung – das hielt er allerdings nur wenige Wochen durch. Er zweifelte an seiner Intelligenz, er kam zu der Überzeugung, dass er die Prüfung nie bestehen würde. Er kaufte sich den «Gegenstandskatalog für die Fächer der Ärztlichen Vorprüfung». Dieser hatte 189 Seiten, vollgedruckt mit Lernzielen – insgesamt ca. 3500. Er wollte schier verzweifeln und alles hinschmeißen.

Da erinnerte er sich an die Ratschläge der älteren Kommilitonen und fand, dass diese doch so dumm nicht seien. Er strich voller Befriedigung die Nebenfächer aus seinem Stundenplan. Er kaufte sich billige Skripten – einige konnte er sogar gebraucht älteren Studenten abkaufen – und sah, dass dort alles, was in den Prüfungskatalogen stand, kurz und verständlich erklärt und prüfungsgerecht dargestellt war.

So verzichtete er auf den Besuch von vielen Vorlesungen und ging nur noch in die scheinpflichtigen Kurse und widmete sich dem studentischen Leben. Die Zeit verging schnell. Am Semesterende wurden die Testate und Klausuren für die «Scheine» abgehalten. Da konzentrierte sich unser Student ganz auf diese Prüfungen. Er büffelte und lernte aus Büchern und Skripten und ließ alles andere ausfallen – außer, es musste unbedingt sein.

Er bestand die Prüfungen und bekam seine Scheine. Er merkte bald, dass er zuviel gelernt hatte – auch Kommilitonen mit weniger Wissen bekamen ihren Schein. So lernte er den Unterschied zwischen zu wenig Lernen, ökonomischem Lernen und zu viel Lernen. Er stellte sich darauf ein.

Dann machte er erst einmal Ferien.

Im nächsten Semester wusste er schon besser Bescheid. Er mokierte sich über die naiven Erstsemester, die orientierungslos herumrannten und in jeder Vorlesung mitschrieben. Seine Erwartungen, sein Engagement, etwas über sein Berufsziel – den Arzt – zu lernen, waren schon geringer geworden. Er war frustriert, verdrängte aber zunehmend seine Ungeduld und Kritik und orientierte sich ganz an den Prüfungen. Er sagte sich, dass er eben erst einmal die Grundlagen, das Fundament der Medizin lernen müsse. Wenn dann die Ärztliche Vorprüfung bestanden wäre, ginge es erst richtig los, tröstete er sich.

Dann war es an der Zeit, sich für den Sektionskurs einzuschreiben. Er kaufte sich einen weißen Kittel und ein Präparierbesteck. In der Anatomievorlesung hatte er vieles über den menschlichen Körper und seine Funktionen gelernt. Doch jetzt stand er plötzlich vor einer nackten Leiche. Er musste die Haut zerschneiden und das Fett von den Muskeln und Organen präparieren. Er ekelte sich vor dem Formalingeruch, der starren weißen Haut und dem Körperfett. Er sah, dass es vielen Kommilitonen ähnlich ging wie ihm, aber der Dozent und die Tutoren taten, als ob das gar nichts Besonderes wäre. Einige Kommilitonen machten Witze und spielten mit den Leichenteilen. Noch Stunden nach dem ersten Kurs war ihm übel und in der Nacht träumte er schlecht. Doch den anderen schien das alles wenig auszumachen. So dachte er, dass das nur sein Problem sei und lernte zunehmend, sich zusammenzureißen.

Die Semester vergingen schnell. Er hatte alle Scheine gesammelt und die Ärztliche Vorprüfung stand bevor. Er bekam es wieder mit der Angst zu tun und lernte wie verrückt. Zwei, drei Monate lang. Dann war es so weit.

Allein mit vielen anderen Kandidaten saß er in einem großen Raum, bekam seine Prüfungsfragen und versuchte schwitzend, die richtigen und falschen Antworten anzukreuzen. Zwei große Prüfungen an zwei Tagen. Insgesamt 300 Fragen.

Dann wartete er voll Beklemmung auf das Ergebnis. Ein Brief kam, in dem stand, dass er sich zu einer bestimmten Zeit in einem bestimmten Institut zu einer mündlichen Prüfung in Anatomie und Medizinischer Soziologie einzufinden habe. Die kurze Zeit, die ihm blieb, arbeitete er Tag und Nacht, und schließlich stand er mit drei anderen Kommilitonen vor dem Prüfungszimmer, wurde eingelassen und drei Stunden lang über die unterschiedlichsten Begriffe, Theorien und deren Bezug zur ärztlichen Praxis befragt. Nach der Prüfung wurde ihm seine Note mitgeteilt; er hatte eine zwei bekommen. Er war stolz und glücklich.

Allerdings hatten auch Kommilitonen bestanden, die weit weniger gearbeitet und gelernt hatten, die weit weniger wussten als er. Das ärgerte ihn. Besonders, dass ein Bekannter, der nur so zur Probe ohne viele Vorbereitungen in die Prüfung gegangen war, auch bestanden hatte; knapp, aber doch bestanden. Unser Student sagte sich, dass er das nächste Mal schlauer sein und noch gezielter nur für die Prüfung lernen wollte.

Dann machte er erst einmal Ferien und freute sich auf das klinische Studium.

Aber wie war er enttäuscht, als er merkte, dass es dort nicht sehr viel anders war als bisher. In den vorklinischen Semestern hatte er gelernt, den menschlichen Körper als naturwissenschaftlich zu analysierendes Objekt zu verstehen. Bei der Sektion von Leichen hatte er gelernt, seine Gefühle zu unterdrücken und sich dem Körper als einer neutralen Sache zu nähern. Jetzt sah er zwar ab und an einen Patienten, aber an dem schien nur die Krankheit interessant zu sein. Hatte er bisher gelernt, wie der menschliche Organismus funktioniert, so zeigte man ihm jetzt, welche Organ- und Funktionsstörungen es gibt.

Er lernte die verschiedenen Symptome und Krankheiten unterscheiden und diese in verschiedene Systeme einzuordnen. Wieder musste er viele Formeln, Namen und Gesetze auswendig lernen.

In den klinischen Vorlesungen wurden Patienten vorgestellt. Ein Assistent brachte sie in den Hörsaal, und der Professor erklärte an ihrem Fall die allgemeinen Grundlagen einer Krankheit. Einige Patienten mussten sich vor allen Studenten ausziehen, auf intime Fragen antworten oder über ihre Probleme berichten. Unser Student hatte Mitleid mit den Kranken. Es ärgerte ihn, wie einige Professoren die Patienten behandelten und als Unterrichtsobjekt benutzten. Als es einmal besonders schlimm war, wollte er protestieren. Aber dann ließ er es doch lieber bleiben. Er wollte sich nicht vor den Kommilitonen bloßstellen und den Professor angreifen, der ihn vielleicht später einmal in einer mündlichen Prüfung wiedererkennen würde.

Als er das erste Mal selber einem Patienten gegenüberstand, wusste er nicht, was er tun sollte und scheute sich, ihn anzufassen. Er bekam einen trockenen Mund und wusste nicht, was er zu dem Patienten sagen sollte. Der Dozent machte ihm vor, was und wie er zu untersuchen hatte, und er musste es nachmachen. Er vermied es, dem Kranken ins Gesicht zu sehen. Bald verlor er das unangenehme Gefühl. Er lernte, dass es einfacher ging, wenn man den Patienten nur kurz begrüßte und dann Anweisungen gab, was er zu tun und zu lassen habe, und sich auf die Untersuchung des Körpers konzentrierte. Er lernte, den Patienten so zu fragen, dass dieser dann sagte, was er wissen wollte. Unangenehmen Fragen von Seiten der Patienten lernte er auszuweichen.

In den Vorlesungen äußerten sich die Professoren nicht nur über medizinische Fragen, sondern auch über ihre Einstellungen und Meinungen. Sie nahmen Stellung zu Fragen des Schwangerschaftsabbruchs, der Sterbehilfe, der Organtransplantation oder genetischer Manipulationsmöglichkeiten. Sie äußerten sich über sexuelle Verhaltensweisen, über emotionale Äußerungen von Patienten, über das Krankschreiben und Rentenansprüche, über sog. Simulanten und unvernünftige Patienten, die sich gesundheitsriskant verhalten oder nicht die ärztlichen Verordnungen durchführen. Viele Dozenten schienen vor allem negative Erfahrungen mit Patienten gemacht zu haben. Zumindest musste er das aus ihrem abwertenden Urteil schließen. Allmählich begann auch er, selber das Verhalten von Patienten mit anderen Augen zu sehen. Er wurde ungeduldig, wenn ein Patient sich nicht so verhielt wie er meinte, dass sich dieser verhalten sollte. Es störte ihn, wenn sie über ihre Beschwerden und Befindlichkeitsstörungen allzu lange Klage führten.

Die Semester vergingen. Unser Student machte eine Prüfung nach der anderen. Er sagte sich, wenn er nur die letzte Prüfung hinter sich hätte, dann wäre er endlich frei von ewigem Prüfungsdruck, dann könne er richtige Medizin betreiben und sich auch um den kranken Menschen kümmern; obwohl ihm das letztere zunehmend unwichtiger erschien. Als wichtiger sah er es inzwischen an, Medizin als exakte objektive Wissenschaft zu betreiben. Er verachtete die einfachen Praktiker in der ambulanten Versorgung; genauso wie es seine Universitätslehrer taten.

In den Semesterferien machte er Famulaturen in verschiedenen Krankenhäusern. Anfangs wunderte er sich über die besondere Beachtung, die ihm zuteil wurde, wenn er seinen weißen Kittel anhatte und das Stethoskop sichtbar trug. Die Patienten gingen zur Seite, wenn er kam, ein alter Mann hielt ihm die Tür auf und sagte: «Guten Tag, Herr Doktor.» Anfangs war es ihm peinlich, und er wollte sagen, dass er doch nur Medizinstudent sei. Doch dann begann er, sich an die Vorteile der Arztrolle zu gewöhnen; und als einmal ein Patient ihn überhaupt nicht wahrnahm und vor ihm durch die Tür gehen wollte, wurde er ärgerlich über dessen Unhöflichkeit.

Um einen Doktortitel zu bekommen, machte er sich auf die Suche nach einem Doktorvater und einem Thema für seine Inauguraldissertation. Von seinen Kommilitonen bekam er die unterschiedlichsten Ratschläge, die zumeist darauf hinausliefen, dass die Professoren einen nur als billige Arbeitskraft für ihre Forschungsarbeiten ausnutzen würden und die Betreuung miserabel sei. Es sei am besten, sich eine möglichst einfache klinische Arbeit zu suchen, bei der Krankengeschichten nach irgendwelchen Merkmalen ausgewertet werden mussten. Auch die Durchführung von Tierexperimenten oder gezielte Untersuchungen an Krankenhauspatienten seien zu empfehlen. Der wissenschaftliche Wert derartiger Arbeiten sei gering – wenn es überhaupt einen gebe –, aber man habe dabei die Möglichkeit, sich in einem Institut oder einer Klinik beliebt zu machen und dadurch später einen Arbeitsplatz für die Weiterbildung zu sichern. Eigentlich hatte unser Student einmal eine sehr hohe Achtung vor der medizinischen Wissenschaft gehabt, was auch eines seiner Studienmotive gewesen war. Trotzdem passte er sich an die nun einmal vorgegebenen Bedingungen an und übernahm eine Doktorarbeit in der Klinik, in der er seine Weiterbildung machen wollte. Für den Oberarzt machte er irgendwelche Untersuchungen, deren Ergebnisse er für sinnlos hielt, die der Oberarzt aber auf einem internationalen Kongress vortragen konnte. Zwar wurde er dabei nicht als Autor erwähnt, aber der Oberarzt war ihm verpflichtet und würde deshalb seine spätere Einstellung unterstützen.

Und dann war es endlich so weit. Unser Student bestand die 2. Ärztliche Prüfung und ging zum Praktischen Jahr in ein Krankenhaus. Endlich konnte er sich als Arzt fühlen und wurde auch von den Patienten als Herr Doktor angeredet (obwohl er eigentlich noch gar keiner war).

Wie sehr war er aber schockiert, als er merkte, dass er dort mit all seinem Wissen über die Unterschiede zwischen den verschiedenen Krankheiten und die pathogenetischen Prozesse, die sich im Organismus abspielen, wenig anfangen konnte. Er hatte zwar gelernt, bei welcher Krankheit sich welche Symptome zeigen, aber nicht, wie man von dem Angebot unklarer Beschwerden zu einer «sauberen» Diagnose kommt. Er wusste zwar theoretisch, was man z.b. bei Bewusstlosigkeit zu tun hat, aber als er dann im Nachtdienst alleine vor einem Bewusstlosen stand, hatte er große Angst und war sehr unsicher und rief den ersten Assistenten um Hilfe. Auch als eine Schwester fragte, ob der Magen von Zimmer 13 – so nannte man die Patienten im Krankenhaus – jetzt essen dürfe und was sie gegen dessen Schmerzen geben solle, war er sehr unsicher. Als dann ein Patient bei der Visite anfing zu weinen, er das erste Mal vor einem Sterbenden stand und die Angehörigen ihn sprechen wollten, auch da war er hilflos und unsicher.

Doch auch diese Unsicherheit lernte er bald zu überspielen. Er lernte, die Autorität der Arztrolle einzusetzen. Er lernte, wie man mit der Anordnung von Labor- und anderen Untersuchungen die eigene Unsicherheit überspielen kann, und schließlich lernte er, wie wichtig es ist, keine Zeit zu haben **(Abb. 3)**.

Er bestand die 3. Ärztliche Prüfung, überstand die Zeit als Arzt im Praktikum, reichte alle notwendigen Bescheinigungen beim Innenministerium seines Bundeslandes ein und bekam mit $28^{1/2}$ Jahren seine Approbation zum Arzt. Jetzt war er endlich fertig und konnte eigenverantwortlich Patienten behandeln. Erst einmal musste er sich jedoch in einem Krankenhaus einen Weiterbildungsplatz besorgen...

Das Märchen beschreibt die Phasen der Sozialisation zum Arzt, von der Entscheidung zur Berufswahl über die Überwindung der Aufnahmebarrieren zur Erlangung eines Studienplatzes und den Gang durch die Institutionen im Rahmen des Medizinstudiums an der Universität bis schließlich zur Anpassung an die Strukturbedingungen des Gesundheitssystems.

Ein Prozess wird beschrieben, in dem ein grundlegender Wandel von Einstellungen stattfindet. Idealistische Motive des Helfenwollens, des

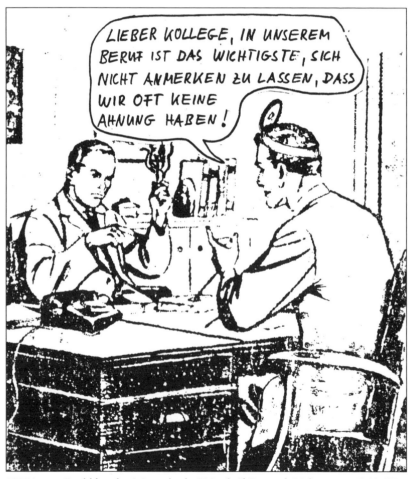

Abbildung 3: Deckblatt der 1. Ausgabe der Zeitschrift Dr. med. Mabuse vom 10.12.1976.

Mitleidens, die sich u.a. in der Absicht äußern, später einmal in der Entwicklungshilfe zu arbeiten, werden in den Hintergrund gedrängt zugunsten der objektivierenden und distanzierten Haltung des wissenschaftlich gebildeten Mediziners.

Die damit oft verbundene Frustration gab es auch schon in früheren Zeiten und führte immer wieder zu engagierter Kritik an der ärztlichen Ausbildung und dem dadurch vermittelten Erkenntnisgewinn.

Besonders drastisch formuliert dies Johann Wolfgang von Goethe, wenn er den Faust klagen lässt:

> «Habe nun, ach: Philosophie,
> Juristerei und Medizin
> und leider auch Theologie
> durchaus studiert, mit heißem Bemühn.
> Da stehe ich nun, ich armer Tor,
> und bin so klug als wie zuvor.
> Heiße Magister, heiße Doktor gar,
> und ziehe schon an die zehn Jahr
> herauf, herab und quer und krumm
> meine Schüler an der Nase herum –
> und sehe, dass wir nichts wissen können:
> Das will mir schier das Herz verbrennen.
> Zwar bin ich gescheiter als alle die Laffen,
> Doktoren, Magister, Schreiber und Pfaffen.
> Mich plagen keine Skrupel noch Zweifel,
> fürchte mich weder vor Hölle noch Teufel.
> Dafür ist mir auch alle Freud entrissen,
> bilde mir nicht ein, was Rechtes zu wissen,
> bilde mir nicht ein, ich könnte was lehren,
> die Menschen zu bessern und zu bekehren.
> Auch hab ich weder Gut noch Geld,
> noch Ehr und Herrlichkeit der Welt!» (S. 21).

Faust beklagt die Nutzlosigkeit all seines Wissens für die Praxis, weshalb er in der Magie – heute würde man sagen, der Esoterik – neue nützlichere Erkenntnisse und Erfahrungen sucht.

Die Kritik an der Theorielastigkeit und Praxisferne der ärztlichen Ausbildung hat eine lange Tradition und wiederholt sich in regelmäßigen Abständen. Viele Reformvorschläge wurden formuliert und engagiert diskutiert. H.G. Güse und N. Schmacke haben 1999 einen «Brief an die nachfolgende Medizinergeneration» veröffentlicht, indem sie rückblickend resignierend feststellen:

> «Wir waren studentische Zeitzeugen der Ausbildungsreform von 1970 und möchten Euch hiermit unsere Erfahrungen mit der eigenen Aus- und Weiterbildung im Kontext der Gesundheitsreformen mitteilen. Wenn wir an unsere ersten Monate in der Klinik denken und sie mit den heutigen Verhältnissen vergleichen, dann haben wir vollends den Eindruck, dass sich außer neuer Technik und höher spezialisier-

tem Handwerk nicht viel verändert hat. Dies ist außerordentlich bedrückend, denn wir haben in den drei Jahrzehnten vieles anzustoßen versucht, um die Medizin in Praxis und Lehre zu verändern, und sahen uns dabei stets von einer kritischen Öffentlichkeit bestätigt, die jene Anstöße für längst überfällig hielt» (S. 341).

Diese kritische Position wird von Quasebarth (1997) bestätigt, der karikierend die reaktiven Einstellungen von Medizinstudenten auf die ihnen vorgegebenen Lehr- und Lernbedingungen folgendermaßen beschreibt:

«(1) Da mehr Lehrinhalte in kurzer Zeit memoriert werden müssen, als dies überhaupt möglich und sinnvoll ist, geht es um das sportliche Training des Kurzzeit-Gedächtnisses und notgedrungen um den Mut zur Lücke. *Die zu bewältigende Aufgabe heißt also*: Übe Gelassenheit im Umgang mit Wissenslücken oder täusche geschickt über Wissenslücken hinweg, optimiere mit kühlem Kopf das Verhältnis von (Lern-) Aufwand und (Prüfungs-)Erfolg – es kommt aufs Durchkommen, auf das Bestehen der Prüfung, nicht auf das Problemverständnis an. Diszipliniere Dich zum entscheidenden Zeitpunkt.

(2) Viele Professoren haben sich dem individuellen Kampf gegen die ‹Studentenflut› verschrieben. Sie wollen selektieren und anhand selbstgewählter Kriterien die Zahl der Studenten reduzieren. *Die zu bewältigende Aufgabe heißt also*: Trainiere frühzeitig Deine Prüfungstechnik und versuche stets, nicht negativ aufzufallen, denn die Unauffälligen werden am wenigsten behelligt. Sei froh, wenn der Nachbar auffällt, dann wird der Prüfer von Dir abgelenkt.

(3) Das Bestehen von Prüfungen ist wesentlich abhängig von der Taktik des gezielten Lernens anhand von Antwortkatalogen und einer Beherrschung der Prüfungssituation. *Die zu bewältigende Aufgabe heißt also*: Lerne von Deinen Vorgängern und ihren Prüfungserfahrungen, merke Dir vor allem die Tricks und gerate nicht in Panik. Wenn Du mogelst, tue es geschickt und nur mit dem/r engsten Vertrauten. Prüfungen sind Teil des Wettbewerbs, der künftig Kern medizinischer Praxis sein wird.

(4) Medizin ist keine exakte Wissenschaft, sondern beruht auf Erfahrungen Einzelner, die diese irgendwann einmal dokumentiert haben. Lerninhalte werden also wesentlich von Dozenten definiert, auf deren Eitelkeiten und Profilprobleme eingegangen werden muss, will man die Prüfungen überstehen. *Die zu bewältigende Aufgabe heißt also*: Lerne leiden, ohne zu klagen, und übe Dich im Umgang mit den (willkürlichen) Eigenheiten der großen Vorgesetzten. Widerstand macht nur Probleme. Vertraue auf Dich, dass auch Du diese Situation überstehen wirst. Folge den Anweisungen und orientiere Dich an der Tradition.

(5) Ganz besonders wichtig in den mündlichen Prüfungen ist ein selbstbewusstes Auftreten, eine «ordentliche» Präsentation und eine angenehme Erscheinung. *Die zu bewältigende Aufgabe heißt also*: Erkundige Dich nach dem angemessenen und akzeptierten Stil des Auftretens und handle danach – die Präsentation hat große Bedeutung für den Erfolg – jetzt und in Zukunft.

(6) Das Studium ist besonders zu Beginn vollgestopft mit Initiationsriten und unangenehmen Ritualen (anatomische Präparierkurse, Tierversuche, Befolgen von Hygieneritualen usw.). Dabei werden die ‹Scholaren› kritisch beobachtet sowie ihre psychische und physische Belastungsfähigkeit und ihre Fähigkeit getestet, sich im Berufsfeld angemessen zu bewegen. Dies ist häufig wichtiger als Kenntnisse und

Fertigkeiten. *Die zu bewältigende Aufgabe heißt also*: Bewältige negative Empfindungen und Gefühle und gib Dich völlig unbeeindruckt. Überspiele die Angst mit routiniertem Auftreten. Zeige keine Schwäche, denn diese wird als Versagen ausgelegt. Wer zur ‹Gilde› gehören will, muss einstecken können. Mut ist wichtiger als Bedenken zu äußern. Vermeide, mit anderen über Deine Gefühle zu sprechen – sie werden Dich nicht verstehen wollen.» (A. Quasebarth, 1997)

Diese Empfehlungen werden von vielen am Anfang des Medizinstudiums als überzogen, bedrohlich und zynisch erlebt werden, da am Studienanfang in der Regel der Idealismus und die optimistischen Erwartungen an das Studium noch groß sind. Allerdings lässt sich immer wieder feststellen, dass die Mehrzahl der Studenten mehr oder weniger bald entsprechend zynische Einstellungen übernehmen und in ihrem Verhalten umsetzen. Dabei vergessen sie, dass sie sich damit vor allem selber Schaden zufügen, den Blick für die Chancen der Studienzeit verbauen und die vielen Möglichkeiten zur selbstbestimmten Mitgestaltung ihrer Ausbildung unberücksichtigt lassen.

Von besonderer Bedeutung für die deutsche Diskussion war der sog. Murrhardter Kreis, eine Expertengruppe, die im Auftrag der Robert Bosch Stiftung «künftige Anforderungen an den Arzt» herausgearbeitet und «Konsequenzen für die Ausbildung» empfohlen hat. Der Murrhardter Kreis (1995) stellt in seiner Analyse «Künftige Anforderungen an den Arzt» unter der Überschrift «Konsequenzen für die Ausbildung» fest:

- «Durch das Studium der Medizin soll aus einem Laien ein Arzt werden. Dabei werden verschiedene Ziele verfolgt:
- Es müssen Kenntnisse vermittelt werden, die für den Beruf des Arztes erforderlich sind.
- Es muss die Fähigkeit vermittelt werden, medizinisch relevante Daten zu erwerben, zu bewerten, zu beschreiben und daraus den allgemeinen Regeln der Wissenschaft entsprechende Schlüsse zu ziehen.
- Es müssen Theorien vermittelt werden, auf deren Grundlage das Beobachtete und die gezogenen Schlüsse so geordnet werden können, dass daraus begründetes ärztliches Handeln erfolgen kann.
- Es müssen Grundlagen wissenschaftlichen Denkens vermittelt werden, welche die kritische Bewertung der Ergebnisse der empirischen und experimentellen Forschung erlauben.
- Es muss die Einsicht vermittelt werden, dass berufstypische Haltungen und Wertvorstellungen ärztliches Handeln wesentlich bestimmen.
- Es muss die Fähigkeit zum lebenslangen Lernen vermittelt werden, ebenso die Fähigkeit zum Diskurs und zur Kommunikation.

Zu diesen Zielen des Studiums sollen verschiedene, sich ergänzende Methoden führen:
- Das Lernen, vornehmlich, um sich Kenntnisse anzueignen, die notwendige Bausteine der Theoriebildung sind.

- Das Üben, vornehmlich, um Fähigkeiten und Fertigkeiten zu erwerben und die allgemeine Theorie auf spezifische Problemlösungen anzuwenden.
- Die Orientierung an Vorbildern, vornehmlich zur Vermittlung von Haltungen und Fähigkeiten.
- Selbsterfahrung und Selbstveränderung zur Entwicklung einer ärztlichen Haltung und Einstellung.»
(Murrhardter Kreis. 1995, S. 44)

Der Murrhardter Kreis benennt drei Persönlichkeitseigenschaften, die von Ärzten in besonderem Maße abverlangt werden:

- Aufgeschlossenheit
- Konfliktfähigkeit
- Akzeptieren eigener Grenzen (S. 116).

Aufgeschlossenheit meint, dass der angehende Arzt lernen muss, «vorurteilsfrei zu entscheiden». Dazu ist es notwendig, die Perspektiven der Betrachtung zu wechseln und ein Phänomen unter verschiedenen Gesichtspunkten zu analysieren, bevor eine Entscheidung getroffen wird. Konfliktfähigkeit setzt die Bereitschaft voraus, Konflikte in der Beziehung von Arzt und Patient als unvermeidbar und als Chance zur Neuentscheidung und Weiterentwicklung zu verstehen. Akzeptieren der Grenzen ärztlicher Möglichkeiten impliziert nicht nur die Fähigkeit, akzeptieren zu können, dass Sterben und Tod immer nur aufschiebbar, nie aber grundsätzlich verhinderbar sind, und jedem noch so engagierten und gewissenhaften Arzt immer wieder Fehler unterlaufen, die weitreichende Konsequenzen haben können.

M. Seidel-Wiesel weist in ihrer Glosse «Ratschläge von Hippokrates» im Deutschen Ärzteblatt (2000) ihre jungen Kollegen auf Defizite in der medizinischen Ausbildung hin: «Ich glaube, dass man Dich drei der wichtigsten Dinge in Deiner Ausbildung nicht gelehrt hat, die Dir und Deinen Patienten ungemein hilfreich sein können: (1.) Hat man Dir beigebracht, wie Du Deinen Patienten sagst, dass sie an einer lebensbedrohlichen Krankheit leiden? Wenn nicht, dann wird es Dir vielleicht schwerfallen, ehrlich zu Deinen Krebspatienten zu sein und ihnen trotzdem Hoffnung zu geben. (2.) Hattest Du die Gelegenheit, den Umgang mit dem Thema Tod und Sterben zu erlernen? Wenn nicht, dann könnte es sein, dass Du den Tod als Feind betrachtest und das Sterben eines Patienten für Dich eine Niederlage bedeutet. (3.) Hat man Dir gesagt, dass es wichtig und richtig ist, Dich um Deine eigene seelische und körperliche Gesundheit zu kümmern? Wenn nicht, dann wird es Dir möglicherweise schwerfallen und schwer gemacht, eigenes Unwohlsein zu beachten und gut für Dich selbst zu sorgen. Ich vermute, dass Du mindestens eine Frage mit Nein be-

antwortet hast. Sicher fallen Dir zu allen Punkten Gegebenheiten und Situationen ein, in denen Du Dich hilflos oder überfordert fühltest» (S. 128).
Abschließend fordert sie die jungen Kollegen dazu auf, im Sinne der Interessen ihrer Patienten, aber auch ihrer eigenen Bedürfnisse sich selber darum zu kümmern, dass sie diese Kompetenzen erwerben können.

2.2 Zukunftserwartungen junger Medizinstudenten (Arztsein in zehn Jahren)

Seit nunmehr über 20 Jahren bieten wir in den ersten beiden Studiensemestern Wochenendseminare an, die unter Klausurbedingungen in einer selbstbewirtschafteten Berghütte von Freitagnachmittag bis Sonntagnachmittag mit im Durchschnitt 15 bis 20 Medizinstudenten durchgeführt werden. Seit acht Semestern bitten wir die Teilnehmer, zur Vorbereitung des Wochenendes auf ein bis zwei DIN A4-Seiten ein mögliches Szenario ihrer beruflichen Zukunft in zehn Jahren zu beschreiben. Der Einführungstext lautet: «Niemand kann die Zukunft vorhersagen, trotzdem ist es sinnvoll, sich Ziele zu setzen, auf die bezogen Leben planbar und strukturierbar ist – auch wenn solche Ziele später differenziert, korrigiert oder verändert werden. Für die Gewichtung der vielfältigen Lehrangebote und Lernmöglichkeiten in der ärztlichen Ausbildung ist es hilfreich, sich frühzeitig mit der späteren Berufspraxis auseinanderzusetzen und sich darauf bezogen Ziele zu überlegen. Für unser Seminar bitten wir Sie, einen Text zu verfassen (1 bis 2 DIN A4-Seiten) mit möglichst konkreten Vorstellungen für ein Szenario im Jahre 2010: Wie könnte dann Ihre berufliche Lebenssituation aussehen? Welche Arbeiten werden Ihren Berufsalltag bestimmen? Welche Probleme werden Sie zu lösen haben? Wie wird sich die Medizin, das Gesundheits- und das Sozialversicherungssystem bis dahin entwickeln? Welche Fähigkeiten werden Sie brauchen, um Ihren Arbeitsaufgaben gerecht zu werden?» Die Texte der Teilnehmer werden fotokopiert, verteilt und bilden die Grundlage für die Diskussionen im Wochenendseminar, in dem es im Wesentlichen um Fragen der ärztlichen Sozialisation bzw. der Normen und Werte ärztlicher Berufsausübung geht.

Die Auswertung von ca. 200 Zukunftsszenarien zeigt, dass etwa 5 % der Medizinstudenten sich einer derartigen Aufgabe nicht stellen wollen. Dazu einige Zitate.

«Der bevorzugten Frage meiner Großeltern, was ich dann später einmal machen wolle, bin ich bisher immer ganz bewusst ausgewichen. Ich habe mein Studienfach nicht im Hinblick auf ein konkretes späteres Berufsziel gewählt, sondern um des Faches selbst willen ... Ich genieße es, wenigstens jetzt noch in allen Richtungen offen zu sein, ich kann die Möglichkeiten, die mir die Medizin bietet, noch nicht abschätzen, und ich freue mich über jedes neue Gebiet, für das ich mich begeistern kann. Nie möchte ich zu einem Menschen werden, der seinen sorgfältig zurechtgelegten Lebenslauf versucht zu leben und dessen Blick sich dadurch unnötig einengt.» (Z.W., 1999)

«In meiner derzeitigen Situation fühle ich mich nicht in der Lage, ein Bild meiner beruflichen Zukunft zu entwickeln, und betrachte dies auch nicht als sinnvoll ... Gerade weil dieses Feld derartig breit ist, halte ich es für wichtig, sich in der Anfangsphase noch keine konkreten Ziele zu setzen (die zumindest in meinem Fall auf Unkenntnis basieren würden), sondern geistig frei und flexibel zu bleiben.» (K.H., 1999)

«... am meisten mache ich mir Sorgen darum, dass ich nicht genau weiß, was ich in ein bis zwei Jahren machen werde. Aber wer weiß heutzutage noch, was in einem Jahr sein wird. Flexibel muss man sein.» (T.G., 1999)

Diese Aussagen entsprechen dem Teil der Medizinstudenten, bei deren Studienwahl weniger ein konkretes Berufsziel als vielmehr die Entscheidung, Medizin studieren zu wollen, handlungsleitend ist. Allgemein ist festzustellen, dass ein Großteil der Abiturienten nicht genau weiß, was sie eigentlich werden wollen, und die Studienwahl häufig eher zufällig ist und durchaus als vorläufig und korrigierbar verstanden wird. Auf der anderen Seite leben viele Medizinstudenten in der Vorstellung begrenzter Berufs- und Karrierechancen. Diese Einstellung versteht sich im Kontext einer allgemein verbreiteten eher resignativen Haltung gegenüber der Zukunft verbunden mit der Vorstellung, dass «es uns, so gut wie es uns jetzt geht, nie wieder gehen wird». Diese Haltung verstärkt die Orientierung der Spaß-und-Fun-Generation am Wohlbefinden im Hier und Jetzt.

«Ich denke im Jahr 2010 wird es ziemlich schwer sein, einen Arbeitsplatz als Arzt innerhalb Deutschlands zu bekommen. Das Überangebot an ausgebildeten Medizinern ... wird einen enormen Konkurrenzkampf auslösen.» (T.G., 1999)

Auffallend ist ein gering entwickeltes Selbstbewusstsein, mit dem Konkurrenz nicht als Herausforderung verstanden wird, sondern als Risiko des Scheiterns, weshalb man sich lieber erst gar nicht auf einen Konkurrenzkampf einlassen will. Ein Student schrieb:

«Als ich mich zum ersten Mal mit dieser Fragestellung beschäftigte, da war ich zunächst einmal überrascht, wie wenig ich mich mit diesen Dingen bisher auseinandergesetzt habe. Dabei ist es ja tatsächlich wichtig, sich zu überlegen, wie stelle ich mir den Beruf vor, für den ich nun ein derart langes Studium begonnen habe. Die Motivation, die mich veranlasst hat, das Medizinstudium zu wählen, war größtenteils ‹sozial›. Das heißt, ich wollte einen Beruf ergreifen, in dem man, wie man so schön sagt, ‹konkret helfen› kann. Dementsprechend möchte ich gern Allgemeinarzt oder vielleicht Internist werden, um eine möglichst breite Basis, ein möglichst horizontales Fachgebiet zu haben ...» (A.B., 1999)

Diejenigen, die sich auf die Frage nach einer möglichen beruflichen Zukunft im Jahr 2010 einlassen, prognostizieren vor allem zwei wesentliche Veränderungen in den berufsbestimmenden Rahmenbedingungen: die weitere Steigerung der Dynamik des medizinischen Fortschrittes, der dazu führt, dass auf der einen Seite die medizinisch-technische Entwicklung immer weiter geht und auf der anderen Seite die Bedürfnisse der Kranken und Patienten nach psychosozialer Zuwendung steigen.

«Der Gedanke an eine Welt, die der Brave New World von Huxley ähnlich ist, taucht immer wieder auf. Neue Behandlungsmethoden, vor allem Gentechnik beflügeln das bisher Gekannte. Behinderte werden ‹funktionstüchtig›, Hässliche werden schön, Dumme intelligent – der perfekte Mensch wird geschaffen. Nur Reiche können sich diesen Spaß (und viele andere Dinge) leisten, und ein neuer Platon erzählt, nach welchem Idealbild sich die frisch erzeugte ‹Elite› zu orientieren habe. Babys werden in Brutkästen ‹gezüchtet›, hören nur das eigene Herz schlagen und ängstigen sich. Gegen jede Form von Unwohlsein können Pillen oder Behandlungen verschrieben werden; Schmerz als natürlicher Bestandteil des Lebens wird ausgeblendet. Die (heutigen) Sichtweisen über Sterben und Tod – und damit auch die Moral – ändern sich radikal.» (E.Sch., 2000)

Viele Studenten befürchten eine zunehmende Rationierung von Gesundheitsleistungen, die im Rahmen der gesetzlichen Krankenversicherung abgedeckt sind, mit der Folge einer «Zwei-Klassen-Medizin»:

«Krankheiten aller Art, die noch vor 20 Jahren als unheilbar galten, sind besiegt. Krebs, AIDS, Herzkrankheiten, Alzheimer, MS, welche Krankheit auch immer, der Mensch hat den Kampf gegen sie gewonnen und auch jede neue Krankheit würde innerhalb von kürzester Zeit wirksam behandelt werden können. Nicht nur das: man kann sogar den Altersprozess aufhalten und den menschlichen Traum von immerwährender Jugend wahr werden lassen. Die Menschheit hätte also allen Grund zum feiern. Wenn dieses Paradies nicht einen entscheidenden Nachteil hätte. Es ist nicht für alle da. Nur ein kleiner privilegierter Teil der Menschen kommt in den Genuss dieser überragenden Behandlungsmethoden, diejenigen nämlich, die sie sich auch leisten können. Nach dem Zusammenbruch des Gesundheitssystems im Jahr 2010 beschloss man, auf private Vorsorge zu setzen, um die öffentlichen Kassen nicht noch weiter zu belasten. Diese freiwillige Eigenversorgung führt nun dazu, dass sich nur noch Wohlhabende die kostspieligen Behandlungen leisten können. Der medizinische Versorgungsstand der Mehrheit dagegen sinkt weit unter das Niveau des beginnenden 21. Jahrhunderts. Da sich viele Menschen noch nicht einmal grundlegende medizinische Versorgung leisten können, beginnen nun in diesem Teil der Bevölkerung Krankheiten wieder Tausende von Menschenleben zu fordern, die man eigentlich bekämpfen kann. Epidemien brechen aus, und selbst Krankheiten, die man für ausgerottet hielt, fangen an sich auszubreiten. Insofern ist das schlimmste Szenario, das man sich vorstellen kann, also die Zwei-Klassen-Gesellschaft in der medizinischen Versorgung wahr geworden.» (Ch.Ö., 2000)

Die meisten der Studienanfänger gehen davon aus, dass sie später über sehr viel weniger Einkommen verfügen werden als die derzeit praktizierenden Ärzte:

«Mit dem Optimismus, dass in zehn Jahren die ‹schöne neue Welt› noch nicht zur Realität geworden ist und dem Pessimismus, dass es keine Hochschulreform geben wird, die mir Dinge zu lernen erspart, die bereits am Ende meines Studium ihre Wertigkeit verloren haben oder meine Ausbildung um das berufspraktische Jahr verkürzt, schaue ich in die Zukunft. Mehr als 25 Jahre Lernen liegen hinter mir, auch jetzt schließt dieses die Praxis nicht aus, lässt mich aber wählen. So einfach ist der Traum vom unabhängigen ‹Geld-Verdienen› nicht. Die fortgeschrittene Globalisierung verwöhnt den Arzt nicht mehr nur mit gut versicherten Deutschen – auch für andere muss gesorgt werden. Das kommt dem Ethos des Helfens zwar näher, beruht in den meisten Fällen aber nicht auf Überzeugung, sondern auf der Notwendigkeit und der Politik unseres Landes ...» (A.H., 2000)

Einer der Befragten schätzt, dass es «kurz vor dem Abschluss meines Facharztes in der Unfallchirurgie ... finanziell nicht gerade rosig» aussieht. Er schätzt, dass er 5900 DM brutto verdienen wird und fragt sich: «Wie soll ich da für die ganze Familie einen Urlaub im Sommer finanzieren?»

Viele befürchten eine hohe berufliche Arbeitsbelastung, die ihnen wenig freie Zeit für die «eigentlichen Bedürfnisse des Lebens» und ihre Familie lassen wird.

Eine Reihe von Studenten löst die ihnen gestellte Aufgabe, indem sie fiktive Geschichten über einen ihrer Lebenstage im Jahr 2010 beschreiben:

«Langsam und abgeschlafft verließ Astrid ihr Büro. Wenn sie wirklich gewusst hätte, was auf sie zukommt, hätte sie damals, vor 12 Jahren, ihr Medizinstudium noch nicht so voller Elan begonnen. Denn jetzt, wo sie ihr Ziel erreicht hatte, sah es aus, als sollte alles zerstört werden ... Es war mehr als schwer genug gewesen, nach dem AIP Stellen in Afrika und Südamerika, eine Stelle zur Facharztausbildung in einer psychiatrischen Klinik zu erhalten. Und während ihrer nervenaufreibenden Arbeit war Astrid immer wieder versucht, einfach alles hinzuwerfen. Der Chefarzt und die Oberärzte waren neuen Ideen gegenüber absolut verschlossen, des Öfteren wurde ihr deutlich gemacht, dass sie sich den in der Klinik üblichen Arbeitsweisen anzupassen habe, wenn sie ihre Facharztausbildung nicht in einer anderen Einrichtung beenden wolle. Also hatte sie geschwiegen und war Kompromisse eingegangen, die für sie z.T. kaum zu ertragen waren ... Aber sie hatte es geschafft und nach mehreren Anläufen auch ihre Traumstelle gefunden. Ein Halbtagsjob als betreuende Ärztin in einem Zentrum für hochgradig Essgestörte ...» (A.F., 1998)

Eine andere Studentin notiert einen fiktiven Tagebucheintrag:

«Liebes Tagebuch. Heute habe ich wieder viel erlebt. Der Tag begann mit dem Klingeln meines Weckers ... ein neuer Tag, denke ich, und erhebe mich, indem ich in meine Pantoffeln schlüpfe und den kalten Flur betrete. Ich spritze mir kaltes Wasser ins Gesicht und hätte beinahe vergessen, meine Katze zu füttern. Denn aufgrund eines Arzttermines bin ich etwas in Eile. Ja, liebes Tagebuch, endlich habe ich mich aufgerafft, einen Kollegen zu Rate zu ziehen. Du kennst ja das Phänomen, dass Ärzte zu jenen Personen zählen, die ungern einen Termin bei einem anderen Arzt vereinbaren; da sie – noch mehr, wie es in anderen Bevölkerungsschichten vorkommen mag – den Drang verspüren, sich selbst diagnostizieren zu müssen. Nun ja, wie Du weißt, zähle ich in diesem Fall – selbst als Augenärztin – nicht zu den Ausnahmen ... Als ich mit meinem Fahrrad die Straße entlang radelte, bläst mir ein kalter Wind entgegen. Eben biege ich um die Ecke, und hätte um ein Haar meine Nachbarin Selma umgefahren ... Als ich eine Viertelstunde später in der Praxis Dr. Haudes stehe, streift mich der unmittelbare Gedanke, dass wir uns zunehmend den Kontakt zu anderen Menschen erkämpfen müssen: die Sprechstundenhilfe blickt nicht einmal auf, als sie mich grüßt – ich bin so frei anzunehmen, dass der Gruß mir galt –. Sie streckt mir die Hand hin. Auf diese nonverbale Aufforderung bin ich ja mittlerweile bereits ‹geeicht›. Ich stecke ihr meine Karte hin, die alle meine Daten enthält. Manchmal komm ich mir wie eine Art Hülle vor, deren Inhalt auf einem Mikrochip zu finden ist. Bargeld benötige ich ja schon lange nicht mehr, seitdem vor drei Jahren diese hochgepriesene Data-Card eingeführt wurde. Diese Karte ersetzt das Geld, den Personalausweis, den Reisepass, die Krankenkassen-Karte, schlicht einfach alles. Ohne sie bist Du ein nichts, ein niemand, formal nicht existierend, und in unserer Gesellschaft nicht überlebensfähig.

Wenig später im Untersuchungszimmer sitze ich auf einem Hocker, von Maschinen umgeben. Bei den kleidographischen Aufnahmen (eine Modernisierung der letzten Jahre, denn Röntgen ist mittlerweile veraltet) bekomme ich den Arzt persönlich schon gar nicht mehr zu Gesicht. Hin und wieder ist es mir vergönnt, eine Gestalt in Weiß zwischen den Geräten herum huschen zu sehen. So endet also mein Besuch bei Dr. Haude, ohne ihn auch nur einmal zu Gesicht bekommen zu haben. Der Befund soll mir per E-Mail zugeschickt werden. Leicht deprimiert trete ich auf die Straße. Wo soll das alles enden, denke ich. Abends im Bett tröste ich mich mit dem Gedanken, dass sich die Menschen auch früher schon an den technischen Fortschritt gewöhnen mussten ...» (K.Sch., 1998)

Wieder steht die Konfrontation mit einer technischen Entwicklung im Vordergrund, deren Auswirkungen auf das menschliche Zusammenleben als bedrohlich eingeschätzt wird:

«2. Januar 2020. Es ist unglaublich. Damals, als wir versuchten, die Welt unseres Berufes mit unseren großen Ideen zu entdecken, verloren wir uns aus den Augen. Das war vor ungefähr zehn Jahren. Und heute besuchte mich eben dieser Mann zum ersten Mal wieder, doch aus jenem jungen und unerfahrenen Arzt, wie wir es damals frisch von der Uni alle waren, ist ein erfahrener und weiser Mann geworden. Es war ein wunderschöner Tag heute, ein Tag voll lebendiger Erinnerungen. Damals, als wir von der Universität kamen, wusste niemand von uns, ob er mit Angst oder Zuversicht in die Zukunft blicken sollte. Zu sehr waren wir geprägt von den Horrorszenarien, die uns vorgemacht wurden und die wir leider auch ab und zu erleben mussten. Unser Beruf, unser Leben verwandelte sich in diesen Zeiten zu einer Form von Stress, wie ich es noch nie zuvor erlebt hatte. Nicht unser Können und Wissen wurde unter Beweis gestellt, sondern unsere Kondition. Bis an die Grenzen unserer psychischen und sogar physischen Kräfte wurden wir getrieben; freies Handeln und Selbstbestimmung wurden zum Traum ...» (St.N., 1999)

Die Befürchtungen über die bevorstehenden Arbeitsbelastungen werden eindrucksvoll beschrieben. Ebenso beeindruckend ist die Darstellung von Versagensängsten:

«Irgendein unfreundliches, jedoch gleichzeitig mir wohl bekanntes Geräusch dringt zu mir vor. Langsam erkenne ich, dass dieses aufdringliche Quäken leider zu sehr der Realität angehört und wie jeden Morgen meinem Wecker entspringt: ‹Guten

Morgen, Isabell. Es ist sechs Uhr, Sie wollten geweckt werden...› Von Wollen kann überhaupt keine Rede sein, aber irgendetwas muss mich ja an die Pflicht erinnern und im Moment ruft die Pflicht. Und ich werde sie noch einige Momente lang rufen lassen. Ich fühle mich gerade jetzt etwas leer, denke noch teilweise an meine Pflichterfüllung des Vortages, während ich langsam aus dem Bett krieche. Dieser Notfallpatient, ich weiß noch nicht einmal seinen Namen, ein verunglückter Motorrad-Fahrer ... Es ging alles so schnell, wie in Trance gleitet alles an einem vorbei, jeder ist an seiner Stelle, tut seine Arbeit, das ganze Team kämpft ... Er hat es nicht geschafft, wir haben verloren ... Ich weiß, jeder – auch ich – hat sein Bestes gegeben, man hätte nicht mehr tun können – aber es ist so schlimm, die eigene Hilflosigkeit zu erkennen. Und endlos der Gedanke, der in meinem Kopf kreist, wie der Geier über einem verendenden Tier, wieder einer, der nicht wieder aus Deiner Narkose erwacht ist ...

Vielleicht schaffe ich es auch irgendwann, meinen Traum von eigenen Kindern in die Tat umzusetzen, aber im Moment ist dafür leider kaum Raum in meinem Leben. Ob ich das alles wirklich verwirklichen kann, weiß ich nicht. Im Moment sind es nur Tagträume, stille Ziele, die mir aus der Zukunft winken. Ich kann nicht sagen, ob ich sie ergreifen werde, ich habe schließlich noch viele Entscheidungen vor mir. Aber ganz gleich, welche ich treffen werde, ich hoffe, dass ich mein momentanes Hauptziel erreichen werde, eine gute Ärztin zu werden.» (I.G., 1998)

Unsicherheiten in Bezug auf die Vereinbarkeit von Berufsrolle und Familie werden fast ausschließlich von Studentinnen beschrieben; ihre männlichen Kommilitonen haben andere Probleme:

«Das Telefon klingelt. Es war wieder einmal drei Uhr nachts und die Schwester Hildegard verlangte, dass ich sofort ins Krankenhaus käme. ‹Patient X ist labil! Beeilen Sie sich, Doktor!› Ich liebte meinen Dienst um drei Uhr nachts. Ich schwang mich hochmotiviert auf mein Fahrrad und spurtete ins Krankenhaus Neustadt. Kurz KN genannt. KN war eines der letzten kleinen ‹Klitschen›, die noch nicht im Zuge der Gesundheitsreform von 2005 geschlossen worden sind. Heutzutage muss ja jedes Krankenhaus riesig sein, um ökonomisch wirtschaften zu können. Doch Neustadt hatte das Glück, im Umkreis kein einziges Großkrankenhaus zu besitzen, so dass unsere kleine Klitsche lebensnotwendig für die Gesundheitsversorgung war. Mein Glück. Ich fühlte mich in diesen anonymen Gesundheitsfabriken sowieso nicht wohl und freute mich, dass ich die Stelle bekommen hatte ...» (J.St., 1999)

Auffallend ist, dass die Zukunftsszenarien in der Mehrzahl eher pessimistisch sind, mit einem trotzig klingenden Anspruch, sich behaupten zu wollen und nicht unterkriegen zu lassen.

2.3 Zukunftsperspektiven ärztlicher Berufsausübung

Die Berufschancen für angehende Ärzte sind schwer einzuschätzen. Auf dem Kongress *Via Medici* stellte der Präsident der Bundesärztekammer J.D. Hoppe in einem Plenarvortrag fest, dass die Arbeitslosenquote derzeit mit ca. 4 % im Vergleich zu anderen Berufen relativ niedrig liegt. Die weitere Entwicklung sei allerdings kritisch zu beurteilen, insbesondere weil die Bemühungen zur Reduzierung der Studienplätze an den medizinischen Fakultäten bisher nicht erfolgreich waren und deshalb mit einer unverändert hohen Zahl von ca. 11 000 Approbationen im Jahr zu rechnen ist. Dem gegenüber stehe ein Angebot von ca. 2500 bis 4000 Stellen, die pro Jahr in den klassischen ärztlichen Tätigkeitsfeldern frei werden. Hoppe stellte fest, dass die Zahl der arbeitslosen Ärzte sich kontinuierlich erhöhen werde, und kam zu dem Ergebnis:

> «Daher ist es von besonderer Bedeutung, dass der Nachwuchs auf die veränderten Anforderungen reagiert. Es genügt eben nicht mehr, das Medizinstudium als Garant für einen Arbeitsplatz zu begreifen. Die tradierte Vorstellung – Abitur, Studium und anschließende Niederlassung in freier Praxis oder lebenslange Anstellung im Krankenhaus – hat sich überlebt. Wer sich heute langfristig einen Arbeitsplatz sichern will, muss frühzeitig die Weichen stellen und zusätzliche Qualifikationen erwerben. Möglichkeiten hierzu bieten sich gerade für Mediziner im besonderen Maße. Und das sollte uns trotz düsterer Aussichten zuversichtlich stimmen».

Der Präsident der Bundesärztekammer empfahl den angehenden Ärzten den Erwerb von Zusatzqualifikationen u. a. in den Bereichen Arbeits- und Betriebsmedizin, auf dem Gebiet der Public Health/Gesundheitswissenschaften (siehe auch K. Kälble, J.v. Troschke, 2000), Qualitätsmanagement, Medizinische Informatik, Unternehmensmanagement im Krankenhaus, bei Krankenkassen, Verbänden und der Pharmaindustrie, im Medizinjournalismus, in der Medizintechnik, der pharmazeutischen Forschung und der Telemedizin. Abschließend formulierte er als Empfehlung:

> «Die Lage auf dem ärztlichen Arbeitsmarkt ist angespannt, eine Besserung ist nicht in Sicht, die Lage wird sich weiter verschlechtern. Dennoch möchte ich Ihnen nicht ihre Hoffnungen nehmen. Wer schon seit frühester Kindheit davon träumt, einmal als Chirurg tätig zu sein, sollte sicherlich sein Ziel weiter verfolgen. Er sollte sich aber der Tatsache bewusst sein, dass viele andere um die entsprechende Weiterbildungsstelle mit ihm konkurrieren – Zusatzqualifikationen sind also gefragt, sei es die Famulatur im Ausland, die qualifizierte Promotion, das überdurchschnittliche Engagement im PJ etc. Können Sie sich aber vorstellen, Ihren Beruf auch ohne weißen Kittel auszuüben, sollten sie über ihre Interessen und Begabungen nachdenken – alternative Möglichkeiten existieren, öffnen sich aber nur demjenigen, der sich in dem jeweiligen Bereich engagiert und seine Karriere sorgfältig plant. Gerade in alternativen Tätigkeitsfeldern ist die Konkurrenz groß – Mitkonkurrenten sind hier nicht nur Mediziner, sondern auch eine Vielzahl anderer Professionen. Der Erwerb von Zusatzqualifikationen ist in diesen Bereichen oft unerlässlich. Nutzen Sie jede sich anbietende Möglichkeit, sich umfassend zu informieren und bedenken Sie dabei: ‚Luck never hits the unprepared mind'.»

Die Aussage ist eindeutig und entspricht dem Selbstverständnis der neuen heranwachsenden Generation. Wer etwas werden will im Leben und im Beruf, der kann nicht mehr auf Vater Staat vertrauen, der alles richten soll und wird, sondern muss vielmehr sein Schicksal in die eigenen Hände nehmen und dafür Sorge tragen, dass er oder sie in der Konkurrenz mit anderen erfolgreich ist. Ebenso wie im Sport, in dem es selbstverständlich ist, dass viele zu Wettbewerben antreten und jeder das Ziel hat, auf einem der vorderen Plätze zu landen, ebenso wird es auch in der ärztlichen Berufskarriere wieder verstärkt darauf ankommen, die eigenen Fähigkeiten soweit als möglich zu entwickeln, um die erstrebten Berufsziele auch zu erreichen. Dazu gehört es allerdings, sich so früh wie möglich darüber klar zu werden, wo die eigenen Fähigkeiten und Berufsinteressen liegen, um alle sich bietenden Chancen und Gelegenheiten zu nutzen, sich dafür in besonderer Weise zu qualifizieren und Wettbewerbsvorteile gegenüber den Mitbewerbern zu erlangen. Diejenigen, die nicht bereit und in der Lage sind, sich auf einen derartigen Wettbewerb einzulassen, müssen damit rechnen, dass ihre Chancen gering und die Risiken einer verfehlten Berufsausbildung groß sind. Wer nicht weiß, wo er hin will, der muss sich nicht wundern, wenn es ihm da, wo er schließlich ankommt, nicht gefällt.

2.4 Lernzufriedenheit als Qualitätskriterium

Die derzeitige medizinische Ausbildung orientiert sich immer mehr an der Vermittlung von Fakten. Die Studenten werden gezwungen, Daten und Theorien auswendig zu lernen – und diese bei Multiple-Choice-Prüfungen zu reproduzieren –, ohne gleichermaßen zu lernen, damit in angemessener Weise umzugehen, d.h. das angelernte Wissen auch anwenden zu können.

Der bekannte Witz mit dem Auswendiglernen des Telefonbuches charakterisiert den Sachverhalt in treffender Weise: Auf die Anforderung, 20 Seiten eines Telefonbuches auswendig zu lernen, stellt der Student der Sozialwissenschaften die Frage: «Warum?», während der Medizinstudent fragt: «Bis wann?»

Das Studium der Medizin reduziert sich auf ein bedingungsloses Auswendiglernen. Die Studenten bewältigen diese Situation nur darin, dass sie sich – wie der Held im Märchen – geduldig durch den Grießbrei-Berg hindurchfressen in der Hoffnung, dass danach das Schlaraffenland auf sie wartet.

Die dabei entstehenden Frustrationen werden entweder gegen sich selber gerichtet (in der Entwicklung von Gefühlen der eigenen Inkompetenz bei der Bewältigung des umfangreichen Wissensstoffes) oder gegen die Dozenten, denen fachliche und didaktische Unfähigkeiten vorgeworfen werden.

Die aktuellen Diskussionen um die Qualität der Lehre werden in falscher Weise geführt, indem der Zufriedenheit der Kunden, der Studenten mit den Lehrveranstaltungen der Dozenten, eine zu hohe Bedeutung zugemessen wird. Anders als in den Sendungen der öffentlichen

Medien geht es im Studium nicht darum, leicht verdauliche Unterhaltung zu präsentieren, sondern junge Menschen zu begleiten auf dem mühevollen Weg der Bearbeitung schwieriger Fragestellungen und der kritischen Auseinandersetzung mit verschiedenartigen Antworten darauf.

Der amerikanische Medienwissenschaftler Neil Postman (1988) hat sich mit der Frage der «Urteilsbildung im Zeitalter der Unterhaltungsindustrie» beschäftigt und herausgearbeitet, dass die öffentlichen Medien «zunehmd nicht nur bestimmen, was wir kennenlernen und erleben, welche Erfahrungen wir sammeln, wie wir Wissen ausbilden, sondern auch, was und wie wir denken, was und wie wir empfinden, ja, was wir von uns selbst und voneinander halten sollen».

Neil Postman beschreibt ein seiner Meinung nach auslaufendes «Zeitalter der Erörterung» und setzt diesem das neue «Zeitalter des Showbusiness» gegenüber. Der Erörterung entsprechen «alle Eigenschaften, die wir einem entfalteten Diskurs zuordnen». Sie wurde durch den Buchdruck verstärkt, der die menschlichen Fähigkeiten zu begrifflichem, deduktivem und folgerichtigem Denken verstärkt; die Wertschätzung von Vernunft und Ordnung, die Abscheu vor inneren Widersprüchen, die Fähigkeit zu Distanz und Objektivität, die Fähigkeit auf endgültige Antworten zu warten (S. 82). Das neue Zeitalter des Showbusiness dagegen wird weltweit durch die öffentlichen Medien promoviert, welche Informationen vermitteln, die lauter Antworten auf ungestellte Fragen geben und uns kein Recht auf Erwiderung einräumen. Er bezeichnet die neuen elektronischen Technologien als «Guck-guck-Welt, in der mal dies, mal das in den Blick gerät und sogleich wieder verschwindet. In dieser Welt gibt es kaum Zusammenhänge, kaum Bedeutung; sie fordert uns nicht auf, etwas zu tun, ja, sie lässt es gar nicht zu ... Und zugleich ist sie ... überaus unterhaltsam» (S. 99). Bezogen auf die Fernsehnachrichten stellt er fest, dass diese dem Grundsatz folgen, dass Komplexität vermieden werden muss, dass man auf Nuancen verzichten kann, dass Einschränkungen die einfache Botschaft unnötig belasten, dass visuelle Stimulierung ein Ersatz für Denken und dass sprachliche Genauigkeit ein Anachronismus ist und kommt zu dem Schluss, «dass dem surrealistischen Rahmen der Fernsehnachrichten eine Theorie der Anti-Kommunikation zugrunde liegt, die einen Diskurs-Typ propagiert, der Logik, Vernunft, Folgerichtigkeit und Widerspruchslosigkeit preisgegeben hat. In der Ästhetik bezeichnet man diese Erscheinung zumeist als Dadaismus, in der Philosophie als Nihilismus, in der Psychiatrie als Schizophrenie. Die Theatersprache kennt sie unter dem Namen Varieté» (S. 130).

Dabei spielt das Fernsehen eine wesentliche Rolle, wobei dieses Medium entscheidend zu einer passiven Konsumentenhaltung beiträgt, die eine selbständige Urteilsfähigkeit zur kritischen Auseinandersetzung, Analyse und Bewertung von Inhalten verkümmern lässt. Neil Postman beschreibt die vom Fernsehen propagierte Bildungstheorie mit drei Geboten.

- (1) *Du sollst nichts voraussetzen.* «Jede Fernsehsendung muss eine in sich geschlossene Einheit sein. Vorwissen darf nicht verlangt werden. Nichts darf darauf hinweisen, dass Lernen ein Gebäude ist, das auf einem Fundament errichtet ist. Dem Lernenden muss jederzeit Zutritt gewährt werden, ohne dass er dadurch benachteiligt wäre. ... Das Fernsehen ist ein ungestuftes Curriculum, und nie und aus keinem Grunde würde es einen Zuschauer ausschließen. Mit anderen Worten, indem es die Idee der Folgerichtigkeit und Kontinuität von Bildungsprozessen beiseite schiebt, untergräbt das Fernsehen die Vorstellung, Folgerichtigkeit und Kontinuität hätten irgendetwas mit dem Denken zu tun.»
- (2) *Du sollst nicht irritieren.* «Im Fernsehen ist die Irritation der kürzeste Weg zu niedrigen Einschaltquoten. ... Die Sendungen dürfen also nichts enthalten, was man behalten, studieren, mit Fleiß verfolgen oder – das Schlimmste überhaupt – geduldig erarbeiten müsste. Man geht davon aus, dass jede Information, jeder Bericht, jeder Gedanke unmittelbar zugänglich gemacht werden kann, denn nicht die Entwicklung des Lernenden, sondern seine Zufriedenheit ist entscheidend.»
- (3) *Du sollst die Erörterung meiden.* «Argumente, Hypothesen, Darlegungen, Gründe, Widerlegungen und all die anderen traditionellen Instrumente eines vernünftigen Diskurses sind untersagt.» Deshalb hat die Information stets in der Form von Geschichten erzählen zu erfolgen, geleitet von dynamischen Bildern und von Musik unterstützt. «Im Fernsehen wird nichts gelehrt, was sich nicht visualisieren und in den Kontext einer dramatischen Handlung stellen lässt. Einen Unterricht ohne Voraussetzungen, ohne Irritation und ohne Erörterung darf man wohl als Unterhaltung bezeichnen» (S. 181).

Abschließend stellt N. Postman fest, dass «irrelevante, bruchstückhafte oder oberflächliche Information – Information, die vortäuscht, man wisse etwas, während sie einen in Wirklichkeit vom Wissen weglockt» – nicht nur Vorurteile fördert, sondern ein Gefühl von Kompetenz vermittelt, das in keiner Weise gerechtfertigt ist. So machen wir bei Medizinstudenten immer wieder die Erfahrung, dass diese sich kritisch äußern, weil sie das Gefühl haben, die angesprochenen Inhalte schon zu kennen. Fragt man dann genauer nach, dann zeigt sich, dass sie sich nur daran erinnern können, einmal davon gehört zu haben, ein fundiertes, verwertbares Wissen aber nicht vorhanden ist.

Die Sozialisation von jungen Menschen wird in wesentlichem Maße durch öffentliche Medien, insbesondere das Fernsehen, beeinflusst. Die Folge ist, dass Schüler und Studenten eine ihnen selbstverständliche Erwartungshaltung entwickelt haben, die darin besteht, dass sie sich als Konsumenten erleben, die ein Recht darauf haben, dass ihnen Informationen in einer leicht verständlichen, unterhaltsamen Weise so präsentiert werden, dass sie keinerlei Schwierigkeiten haben, diese zu behalten und bei Prüfungen zu reproduzieren. Die Fähigkeit, sich auf komplexe Texte oder Vorträge einzulassen, auch wenn diese nicht leicht verständlich dargeboten werden, die Bereitschaft zu Eigenleistungen bei der Auseinandersetzung mit vorgestellten Daten und Theorien ist wenig entwickelt. Die Frustrationstoleranz gegenüber dem, was auf den ersten Blick schwer verständlich ist, ist gering. Das Problem wird gelöst, dass man die Schuld den unzureichenden didaktischen Fähigkeiten des Autors oder Referenten zuschiebt, seine Unzufriedenheit äußert und sich anderen Dingen zuwendet.

Die Anwendung von Zufriedenheitsbefragungen zur Evaluation von Lehrveranstaltungen fördert diese Grundhaltung auf zweierlei Weise. Bei der Evaluation von Lehrveranstaltungen mittels Fragebögen, mit denen die Teilnehmer durch das Ankreuzen von Skalen ihrer Zufriedenheit bzw. Unzufriedenheit Ausdruck geben können, reduzieren die Qualität von Lehre auf deren Unterhaltungswert und problemlose Verständlichkeit. Die Lehrenden wiederum, die im kollegialen Vergleich an den von ihnen erreichten Zufriedenheitswerten bewertet werden (mit der Folge darauf bezogener Mittelzuweisungen), werden sich notgedrungen bei der Gestaltung ihrer Lehre an den Beurteilungskriterien durch die teilnehmenden Studenten orientieren. Bezogen auf die Überlegungen von Neil Postman bedeutet dies, dass wesentliche Fähigkeiten zur Aneignung, Verarbeitung und auf die Inhalte bezogenen kritischen Auseinandersetzung verloren gehen. Ein Vortrag oder Text wird dann abgelehnt und auf den Zufriedenheitsskalen negativ bewertet, wenn er schwer verständlich ist und von Seiten des Rezipienten aktive und mühevolle Eigenleistungen erfordert. Wenn der Zuhörer oder Leser etwas nicht versteht, dann ist das nicht sein Fehler, sondern das Problem des Autors oder Referenten. Für angehende Ärzte ergibt sich dadurch insofern ein besonderes Problem, als die Fähigkeit, Komplexität stehen lassen und ertragen zu können, eine wesentliche Voraussetzung für ärztliches Handeln ist. Der kranke Mensch, der mit seinen Problemen einen Arzt aufsucht, stimmt mit seinen Beschwerden und Befindlichkeitsstörungen oft nur in begrenzter Weise mit den eindeutigen und klaren Vorgaben der Krankheitsbeschreibungen in den Lehrbüchern überein. Die den Studenten im klinischen Unterricht an den Universitäten vorgestellten Patienten rekrutieren sich aus den 0,1 % aller Kranken, die eine Universitätsklinik erreichen und sind nur in sehr begrenzter Weise repräsentativ. Mit anderen Worten: Die von den um hohe Zufriedenheitswerte bei den Studenten bemühten Hochschullehrern vorgestellten Krankheitsfälle mit ihrer klaren, eindeutigen Symptomatik haben nur wenig zu tun mit den diffusen und unklaren Beschwerdebildern, mit denen die angehenden Ärzte später in ihrer Praxis konfrontiert sein werden.

Die Absurdität einer fehlgeleiteten Ausbildung von Ärzten wird besonders deutlich mit dem immer noch vorherrschenden Prüfungssystem, den Multiple-Choice-Fragen, deren Prüfungslogik in keiner Weise mit der Berufspraxis übereinstimmt. Kein Patient wird dem Arzt fünf Antwortvorgaben nennen, aus denen dieser die richtigen oder falschen auszuwählen hat. Die Berufspraxis sieht gerade umgekehrt aus. Der Arzt ist mit komplexen Problemen konfrontiert, und es ist an ihm, diese in sinnvoller Weise zu reduzieren, zu strukturieren und unter Verwendung seines Wissens und seiner Erfahrung zu Ergebnissen zu kommen, die nicht nur richtig, sondern auch hilfreich für den von einer Krankheit Betroffenen sind.

Ich muss bekennen, dass ich selber in nunmehr fast 30 Jahren aktiver Lehre an Universitäten meine Meinung grundlegend geändert habe. Aus der Frustration der eigenen Erfahrungen als Medizinstudent habe ich mich in der Rolle des Dozenten von Anfang an bemüht, auf die Interessen und Bedürfnisse meiner Studenten einzugehen. So haben wir, als wir Anfang der 70er Jahre an der damaligen Reform-Universität Ulm mit dem Unterricht begannen, alle unsere Lehrveranstaltungen mit Hilfe von Fragebogenbefragungen bei den Teilnehmern evaluiert. Die Ergebnisse wurden dann anschließend mit den Studenten diskutiert. In den daraus entstandenen Lehrbüchern *Kursus der Medizinischen Psychologie* (1971) und *Lehrbuch der Medizinischen Psychologie* (1973) haben wir demonstrativ die Evaluationsergebnisse mit abgedruckt. In den folgenden Jahren haben wir den von uns angewandten Fragebogen immer weiter überarbeitet und verbessert (U. Stößel et al. 1996). Alle Lehrveranstaltungen der Abteilung für Medizinische Soziologie der Universität Freiburg werden evaluiert, die Ergebnisse regelmäßig im Dozentenkreis besprochen.

Vor diesem Erfahrungshintergrund sind wir inzwischen zu dem Ergebnis gekommen, dass Zufriedenheitsbefragungen bei Teilnehmern von Lehrveranstaltungen nur bedingt geeignet sind zur Beurteilung der Lehrqualität, da sie Erwartungshaltungen bezogen auf den Unterhaltungswert von Lehrveranstaltungen in unangemessener Weise positiv verstärken.

2.5 Der «gute Arzt» als Leitbild

Der Ärztefunktionär Reichenstein hat einmal festgestellt: «Nur ein guter Mensch kann auch ein guter Arzt werden.» Eine Formulierung, die missverständlich sein kann, insbesondere wenn man bedenkt, dass die Kriterien zur Aufnahme zum Medizinstudium alles andere erfassen als die menschliche Güte des Bewerbers. Reichenstein meint etwas anderes. Er meint, dass jeder Arzt sich darum bemühen sollte, dem zu entsprechen, was einen guten Menschen ausmacht. Was aber charakterisiert einen guten Menschen?

Vor 100 Jahren wäre die Antwort in unserem Kulturkreis leichter gefallen. Bezogen auf die Vorgaben der christlichen Religion hätte sich ein guter Mensch dadurch charakterisiert, dass er sich an die zehn Gebote hält oder doch zumindest daran zu halten versucht. Der Christ fand die Orientierungshilfen für sein Leben in der Religion und wurde darin in der Gemeinschaft der Gläubigen verstärkt. Mit dem Bedeutungsverlust der Religion in unserer Gesellschaft ist nicht nur die Glaubensgewissheit verlorengegangen, sondern auch die Bezüge zur Bewertung menschlichen Handelns. Zwar haben die meisten Menschen immer noch mehr oder weniger konkrete Vorstellungen über Tugenden, die einen guten Menschen charakterisieren, aber deren Sinn scheint weitgehend verlorengegangen zu sein. In den letzten Jahren häufen sich Publikationen und Stellungnahmen, die einen zunehmenden Werteverlust beklagen und die Notwendigkeit zur Rückbesinnung auf traditionelle Tugenden und Werte einfordern. Ein guter Arzt ist jemand, der sich mit den Fragen nach dem Sinn des Lebens auseinandersetzt, jemand, der – welcher Glaubensrichtung er auch immer sich zugehörig fühlt – grundlegende Werte anerkennt und sich danach zu verhalten versucht. Ein guter Arzt ist ein Arzt, der seine ärztliche Kunst beherrscht.

Der früh verstorbene Medizinsoziologe Paul Lüth (1974) hat in vorbildlicher Weise versucht, seine praktischen Erfahrungen als Landarzt theoretisch zu verarbeiten und als Professor für Medizinsoziologie und Sozialmedizin in die Ausbildung von Medizinstudenten einzubringen. In seinen kritischen Büchern beschäftigt er sich nicht nur mit offenkundigen Missständen in der Gesundheitsversorgung der Bürger (von ihm stammt die Charakterisierung der Arzt-Patient-Beziehung als «stumme Medizin»), sondern auch mit den Problemen der ärztlichen Ausbildung. Dabei stellte er fest: «Was fehlt dem Arzt, der alle Multiple-Choice-Klippen gut umschifft hat wie ein routinierter Kreuzworträtsellöser und den, wenn diese Noten vorliegen, selbstverständlich zusätzlich eine mündliche Befragung nicht mehr in seinem Karriereverlauf behindern kann, wenn er nun ins Leben hinaustritt? Da gibt es etwas in der Medizin, wovon wenig gesprochen wird, weil es wenig bekannt ist, und diejenigen, die sich darüber im Klaren sind, viele Praktiker und einige Hochschullehrer, insbesondere der inneren Medizin, es wie ein Geheimnis hüten, das Geheimnis übrigens des guten Arztes» (S. 172/73). Lüth sieht dieses Geheimnis als «klinischen Blick» und der einfachen ärztlich-klinischen Untersuchung. Für beide stellt er fest, dass sie das Resultat von Erfahrungen sind und dass man lernen muss, nicht nur Erfahrungen zu sammeln, sondern auch aus Erfahrungen zu lernen. «Nur mit diesem Rüstzeug ist der Arzt ... wirklich Arzt, nämlich als Arzt handlungsfähig» (S. 173). Lüth betont den Anspruch der Studenten, diese Erfahrungen während des Studiums vermittelt zu bekommen und kritisiert «einen Unterricht, dessen Ziel es ist, der Welle der Multiple-Choice-Fragen standzuhalten, kann sie nicht vermitteln. Er beschränkt sich auf das Besondere als Besonderes, nicht auf dessen Position im Kontext, die allein erst das Merkmal des Besonderen erbringt.»

Lüth stellt die grundlegende Frage: «Sollten Ärzte gebildet sein?» und zitiert den Schriftsteller Thomas Bernhard: «Die Musik ist erfahrungsgemäß die Kunst, in welche die Mediziner vernarrt sind, und jeder zweite spielt an den Abenden Geige oder Klavier, und wenn Sie sich in den Wohnungen der Ärzte umsehen, entdecken Sie ganze Galerien von Klavierauszügen aller möglicher Opern ...». Auch wenn es in dem Berufsstand der Ärzte wichtig zu sein scheint, seine Kulturbeflissenheit nach außen hin zu demonstrieren (so gibt es an vielen Orten Ärzteorchester und einen «Schriftstellerverband dichtender Ärzte»), ist Lüth skeptisch, ob sich dieser Anspruch bei der Mehrzahl der Ärzte wirklich einlöst. Im Kontext einer frühen Spezialisierung und Abwahl ungeliebter Fächer in unserem Schulsystem sieht er bei Ärzten eher Anzeichen einer «fehlenden Allgemeinbildung» (S. 178). Auf die selbstgestellte Frage: «Was lesen die Ärzte?» antwortet Lüth: «Was gelesen wird ... ist spätdeutscher Bildungseklektizismus. Es wird bevorzugt, was bürgerlich ist, was bürgerlich empfunden wird, also Bücher, in welchen wir auf Idealismus stoßen, auf Pathos nationaler und gelegentlich auch nicht so hochdosiert liberaler Werte, auf Innerlichkeit, Beschaulichkeit, Eskapismus, so etwas wie innere Emigration angesichts der gesellschaftlichen Veränderungen», und er fährt fort: «Man darf es ihnen nicht verübeln, nirgends haben sie gelernt, was man wirklich lesen könnte» (S. 179). In der Schule gelingt es den Lehrern nur selten, ihre Schüler für das selbständige Lesen, Verstehen und Verarbeiten von Literatur zu motivieren, und während des Studiums kommt dann nichts mehr hinzu. Unter dem Druck, Prüfungswissen in sich hineinstopfen zu müssen, bleibt wenig Zeit und Interesse, ein Buch zu lesen und den Gedanken eines Autors zu folgen.

Zur Ausbildung des «guten Arztes» gehört also mehr als nur das medizinische Wissen. Welches sind die besonderen Kompetenzen, die die psychosozialen Fächer in der ärztlichen Ausbildung vermitteln sollen und können? Gibt es für die Lehrinhalte der verschiedenen psychosozialen Fächer ein gemeinsames Vielfaches, das für einen integrierten, aufeinander abgestimmten Unterricht handlungsleitend sein kann? Unsere eigenen Lehrveranstaltungen haben wir schon seit einigen Jahren an 12 Zielvorgaben orientiert, deren Inhalte wir in unseren Vorlesungen, Seminaren und Kursen vermitteln:

- *Ein guter Arzt weiß um die Rollenhaftigkeit medizinischer Interaktionen, kann diese bewusst wahrnehmen und beeinflussen.* Dazu braucht der Arzt Kenntnisse über die Rollentheorie und deren Anwendung auf medizinische Interaktionen bzw. die Arzt-Patient-Beziehung. Er verfügt über Fähigkeiten zur Wahrnehmung von Sozialisationsprozessen, zur Rollendistanz und zur Bearbeitung von Rollenkonflikten.

- *Ein guter Arzt bemüht sich um eine für den Patienten hilfreiche Kommunikation im Zusammenhang mit Fragen zur Erhaltung von Gesundheit sowie zur Diagnose und Therapie von Krankheiten.* Dazu braucht der Arzt Kenntnisse über Kommunikations-(Sprach-)Barrieren, systematische Untersuchungsfelder, Prozesse selektiver Wahrnehmung und Social-Desirability-Effekte (Antwortverhalten im Sinne sozialer Erwünschtheit). Er verfügt über Fähigkeiten zur Anwendung von problem- und situationsadäquaten Kommunikationstechniken.

- *Ein guter Arzt bemüht sich, seine Patienten in ihrem Gesund- und Kranksein zu verstehen, sich einzulassen auf ihre Gesundheits- und Krankheitserfahrungen, um Diagnosen stellen und Therapien empfehlen zu können, die nicht nur die somatischen Befunde berücksichtigen, sondern auch die subjektive Lebens-(Krankheits- und Gesundheits-) Geschichte im Kontext der jeweiligen sozialen Lebensbedingungen einschließen.* Dazu braucht der Arzt Kenntnisse über soziale Lagen und Lebensstile der verschiedenen Sozialgruppen in unserer Gesellschaft, über Alters- und Lebensphasen sowie über Prozesse des Krank- und Gesundwerdens (Soziopathogenese und Salutogenese). Er verfügt über die Fähigkeit zur Erhebung und Interpretation einer Sozialanamnese und deren Umsetzung in sozialtherapeutische Maßnahmen.

- *Ein guter Arzt ist sich seiner emotionalen Reaktionen auf belastende Erfahrungen in der Konfrontation mit Krankheit, Sterben und Tod bewusst und kann diese bearbeiten.* Dazu braucht der Arzt Kenntnisse und Einverständnis der gesellschaftlichen Bewertungen von Krankheiten, Sterben und Tod (Metaphern, Stigmatisierungen) sowie Fähigkeiten zur Selbstwahrnehmung und Bearbeitung von Emotionen.

- *Ein guter Arzt kann soziale Konflikte wahrnehmen, bezogen auf ihre Ursachen analysieren und konstruktiv bearbeiten.* Dazu braucht der Arzt Kenntnisse über Konflikttheorien und deren Anwendung sowie gruppendynamische Fähigkeiten zur interaktiven Konfliktbearbeitung.

- *Ein guter Arzt kennt die gesetzlichen Rahmenbedingungen des Gesundheits- und Sozialsystems, die medizinischen Dienstleistungsorganisationen und ihre Angebote, um diese für eine effektive und effiziente Behandlung seiner Patienten zu nutzen.* Dazu braucht der Arzt Kenntnisse über die Vorgaben der Sozialgesetzbücher, über Körperschaften öffentlichen Rechtes (z.B. KVen, GKVen etc.), die Organisation medizinischer Dienstleistungen, den Öffentlichen Gesundheitsdienst, die Freien Wohlfahrtsverbände, Selbsthilfeorganisationen und öffentliche Angebote zur sozialen Unterstützung (Sozialhilfe u.a.).

- *Ein guter Arzt kennt die dringlichen Gesundheitsprobleme (Morbiditäts- und Mortalitätsraten) in unserer Gesellschaft in Abhängigkeit von der demographischen und der sozialen Struktur und kann diese interpretieren und nutzen.* Dazu braucht der Arzt Kenntnisse über demographische Strukturen und epidemiologische Methoden sowie Fähigkeiten zur kritischen Bewertung und Anwendung epidemiologischer Daten (Todesursachenstatistiken).

- *Ein guter Arzt kann selber wissenschaftliche Untersuchungen zur Qualitätssicherung medizinischer Interventionen durchführen und die veröffentlichten Ergebnisse wissenschaftlicher Studien hinsichtlich ihrer Aussagekraft bewerten und interpretieren.* Dazu braucht der Arzt Kenntnisse über die Methoden empirischer Sozialforschung, ihre adäquate Anwendung und Auswertung sowie Fähigkeiten zur kritischen Bewertung wissenschaftlicher Veröffentlichungen (Validität, Reliabilität, Spezifität, Objektivität, Repräsentativität, statistische Signifikanz etc.).

- *Ein guter Arzt engagiert sich in seinem Handlungsbereich aktiv für die Reduzierung sozialer Ungleichheit, bezogen auf Gesundheitschancen, Krankheitsrisiken und die Verfügbarkeit medizinischer Hilfen.* Dazu braucht der Arzt Kenntnisse über die Entstehung sozialer Ungleichheit und deren Auswirkungen (Belastungen, soziale Unterstützungsleistungen) auf pathogene und salutogene Prozesse. Er kennt die politischen Strukturen in der Bundesrepublik Deutschland und verfügt über Fähigkeiten, darin erfolgreich politisch zu handeln.

- *Ein guter Arzt bemüht sich um eine partnerschaftliche Kooperation im Team mit den anderen in der Versorgung von Kranken engagierten Berufen.* Dazu braucht der Arzt Kenntnisse über die Berufsausbildung und -praxis anderer medizinischer Berufe und der Organisationen von Selbsthilfeinitiativen in Deutschland. Er braucht Fähigkeiten zur arbeitsteiligen Kooperation in (Klein-)Gruppen.

- *Ein guter Arzt ist sich der Grenzen seiner Fähigkeiten und der Unvermeidbarkeit von Fehlern bewusst und deshalb bemüht, betroffenen Patienten bei der Bewältigung des Schadens zu helfen.* Dazu braucht der Arzt Kenntnisse über Versicherungsleistungen und die Fähigkeit, Fehler einzugestehen und «um Verzeihung bitten zu können».

- *Ein guter Arzt denkt auch an seine eigene Gesundheit, entwickelt seine salutogenen Kompetenzen und bemüht sich um ein «vorbildliches Verhalten».* Dazu braucht der Arzt Fähigkeiten zur Selbstwahrnehmung, zum Konfliktmanagement und zur bewussten Gestaltung des eigenen Lebens.

M. Arnold (1988) stellt in seinem Buch «Der Arztberuf» fest: «Nicht wenige Studenten gehen heutzutage davon aus, die Effizienz eines Studiums würde durch die Konzentrierung des Interesses auf das engere Fachgebiet erhöht, weil so den Anforderungen des Studiums am besten gerecht zu werden ist... Im Studium ist eine derartige Haltung abträglich. Hier kommt es darauf an, die an einer Universität gebotenen Möglichkeiten zu nutzen, den geistigen Horizont, so gut es geht, zu erweitern... Chancen im Beruf werden in Zukunft besonders diejenigen haben, die neben der Medizin noch Kenntnisse auf einem anderen Gebiet erworben haben; sei es nun in der Datenverarbeitung, in der Psychologie, in der Ökonomie, in der Mathematik, in der Philosophie! Für alle Ärzte ist zu fordern, daß sie genügend historisches und anthropologisches Wissen besitzen sollten, um eine geistige Basis zu haben für ihre Standortbestimmung, um jene ethischen Entscheidungen treffen zu können, vor die der Arzt um so häufiger gestellt wird, je mehr die Wissenschaft in Grenzbereiche vorstößt». (S. 14)

Der Arzt ist nicht nur in der ambulanten, sondern auch zunehmend in der stationären Versorgung nicht nur Berater seiner Patienten, sondern darüber hinaus Manager. Für beide Bereiche braucht er spezifische Kompetenzen. In diesem Zusammenhang ist es naheliegend, einmal den Blick auf einen anderen Arbeitsbereich, den der Berater in der Industrie zu richten. F. Höselbarth hat 1999 eine repräsentative Umfrage bei 623 Topmanagern und Beratern durchgeführt. Als Ergebnis beschreibt er das Eigenschaftsprofil erfolgreicher Manager und Berater im Jahr 2000, bestehend aus hoher Kommunikationsfähigkeit, Projektmanagementkompetenz, besonderer Aufgeschlossenheit gegenüber moderner Informationstechnologie, Fähigkeit zur Selbstführung, strategischem Denken, Visionskraft, dem Können, Managementprozesse zu lenken.

Darüber hinaus benennt er einige «Sekundärtugenden», die «wegen ihrer Selbstverständlichkeit im Grunde ohne besondere Aussagekraft» sind: Einsatzfreude, Flexibilität, Mobilität, Fleiß, Gehorsam, Pünktlichkeit, Verlässlichkeit.

Als bedeutsamste Primärtugenden benennt er Zivilcourage, Konfliktbereitschaft und Epikie (d.h. die Fähigkeit, den Sinn von Aussagen verstehen zu können). Diese zählen nach F. Höselbarth zur Soll-Typologie des Beraters, wobei die Konfliktfähigkeit zunehmend an Bedeutung gewinnt.

Es ist offenkundig, dass auch ein Arzt über derartige Fähigkeiten verfügen sollte. Andererseits ist festzustellen, dass derartige Tugenden bei Medizinstudenten kein sehr hohes Ansehen genießen und von Kommilitonen, erstaunlicherweise aber auch von Hochschullehrern weder gefordert noch positiv verstärkt werden.

2.6 Kann man lernen, ein guter Arzt zu werden?

Eine schwierige Frage, mit der jeder Medizinstudent konfrontiert ist, ob er sich nun bewusst damit auseinandersetzt oder nicht. Wir können davon ausgehen, dass jeder, der Medizin studiert, einmal ein guter Arzt werden will. Dabei stellt sich grundsätzlich die Frage: Kann ein Medizinstudent zur Erreichung dieses Zieles mehr dazu tun, als gewissenhaft die Ausbildungsangebote anzunehmen, zu lernen und die Prüfungen zu bestehen?

Unser Märchen zeigt, dass es nicht genügt, sich an das vorgegebene Curriculum eines Medizinstudiums anzupassen, seine «Scheine» zu sammeln und die Prüfungen zu absolvieren. Aber was kann man anderes tun? Zuerst und vor allem muss man lernen zu lernen, man muss sich in der Kunst des Lernens üben. Lernen heißt nicht allein, Wissen aufzunehmen und reproduzieren zu können, Lernen bedeutet auch, dieses Wissen anwenden, damit umgehen zu können.

Ein Problem besteht darin, dass Prüfungen das Lernverhalten beeinflussen. Es ist für einen Medizinstudenten naheliegend, sich erst einmal auf das zu konzentrieren, was notwendig ist, um die vorgegebenen Prüfungen zu bestehen. Schließlich kann er in seiner Ausbildung nur weiterkommen, wenn die notwendigen Prüfungsleistungen erbracht werden. Deshalb orientieren sich viele in ihrem Lernverhalten an der Logik von Multiple-Choice-Prüfungen. Die Folge ist, dass die notwendigen Fähigkeiten zur Kommunikation nur unzureichend entwickelt werden.

Leben in einer sich verändernden Umwelt setzt die Fähigkeit zum Lernen voraus. Spätestens mit der Geburt ergibt sich die Notwendigkeit zum Lernen, wobei angenommen wird, dass am Anfang des Lebens die Intensität des Lernens am größten ist. Mit der Erziehung von Kindern und Jugendlichen versuchen Erwachsene, vorgegebene Lehrinhalte zu vermitteln. Darüber hinaus finden permanent Prozesse der Sozialisation statt, in denen Menschen ihre Wahrnehmungen verarbeiten, Informationen speichern sowie Normen und Werte ihrer sozialen Bezugsgruppen verinnerlichen.

Das Durchlaufen der Ausbildung zum Arzt ist ein hochkomplexer Lernprozess, der – wenn er gelingen soll – besondere Fähigkeiten zum Lernen voraussetzt:

- die Fähigkeit zum Verstehen einer Aufgabe, der Herausarbeitung einer Fragestellung oder der Definition eines Entscheidungsproblems. Dabei kommt es in der Regel darauf an, die jeweils vorgegebene Komplexität sinnvoll, systematisch und zielgerichtet zu reduzieren;
- die Fähigkeit, Informationen zu sammeln, die zur Lösung der Aufgabe der Frage bzw. des Problems hilfreich sein können;
- die Fähigkeit zur Bewertung der zusammengetragenen Informationen im Hinblick auf ihre Eignung zur Problemlösung;
- die Fähigkeit zur Erarbeitung einer Entscheidung auf der Basis der vorliegenden Informationen;
- die Fähigkeit zur Umsetzung der Entscheidung in verantwortungsbewusstes Handeln;

• die Fähigkeit zur Evaluation der Wirkungen der Handlung.

Am schwierigsten ist es, die jeweilige Fragestellung so klar und eindeutig wie möglich herauszuarbeiten. Dazu bedarf es der Fähigkeit, einerseits Komplexität ganzheitlich zu erfassen (d.h., nicht von vornherein mit Scheuklappen nur einen Teil der Phänomene wahrzunehmen) und andererseits, die Komplexität so zu reduzieren, dass sich abgrenzbare und bearbeitbare Aufgaben ergeben. Die Recherche von Informationen hat sich in unserem Informationszeitalter insbesondere durch die elektronische Datenverarbeitung sehr erleichtert. Aus der Fülle der zur Verfügung stehenden Informationen ergibt sich dagegen das Problem der systematischen Ordnung und Bewertung. Hierzu bedarf es der Fähigkeit, die Qualität und Relevanz von Daten bewerten und miteinander vergleichen zu können.

3. Lernen aus der Geschichte

Menschliches Leben ist ein Prozess zwischen Vergangenheit und Zukunft. Die Erfahrung von Gegenwart steht in der Spannung zwischen dem Gestern und dem Morgen. In diesem Zusammenhang ist Geschichte etwas anderes als nostalgische Erinnerung, sie ist die Grundlage der Welt, in der wir heute leben. Um die Medizin und den Beruf des Arztes verstehen zu können, müssen wir uns der Geschichte mit der Entwicklung der Medizin als Wissenschaft und Beruf befassen. Die Vielzahl der uns zur Verfügung stehenden Relikte und Daten kann in unterschiedlicher Weise geordnet und als Entwicklungsprozess beschrieben werden:

- als *Fortschrittsgeschichte* medizinischer Erkenntnisse (z.B. K.E. Rothschuh: Geschichte der Physiologie, 1953);
- als *Heldengeschichte* hervorragender Ärzte (z.B. H. Sigerist: Die großen Ärzte, 1931);
- als *Geschichte der Entwicklung der Gesundheitsversorgung und der Sozialversicherungssysteme* (z.B. D. Leopold: Die Geschichte der sozialen Versicherung, 1999);
- als *Professionsgeschichte* medizinischer Berufe (z.B. P. Ridder: Der wahre Charakter des Apothekers, 1999);
- als *Bedeutungs- oder Medizingeschichte von Krankheiten* (z.B. S. Sontag: Krankheit als Metapher, 1978);
- als *Geschichte der Arzt-Patient-Beziehungen* (z.B. R. Jütte: Ärzte, Heiler und Patienten. Medizinischer Alltag in der frühen Neuzeit, 1991).

Grundsätzlich ist festzustellen, dass geschichtliche Entwicklungen nicht kontinuierlich verlaufen, sondern Phasen von hoher Dynamik, von Stagnation und Rückschlägen einander abwechseln.

Bedauerlicherweise hat das Fach «Geschichte der Medizin» in der ärztlichen Ausbildung keinen besonders hohen Stellenwert und wird von den Medizinischen Fakultäten ebenso wie von den Studenten eher zu den unwichtigen Nebenfächern gezählt. Auch die Reduzierung des einzigen

Pflichtkurses auf das Auswendiglernen lateinischer und griechischer Begriffe («medizinische Terminologie») kann nicht zum Ansehen dieses Faches beitragen. Dabei kann die Beschäftigung mit der Medizingeschichte angehenden Ärzten helfen, die Bedeutung, der von ihnen in den anderen Fächern zu lernenden Fakten besser zu verstehen. Leider sind viele Bücher der Medizingeschichte nicht so geschrieben, dass sich junge Menschen in unserer Zeit dadurch angesprochen fühlen. Eine Ausnahme sind die von Dietrich v. Engelhardt und Fritz Hartmann herausgegebenen «Klassiker der Medizin» (1991). Am Beispiel von 52 hervorragenden Ärzten wird der mühsame Prozess der Erarbeitung wissenschaftlich gesicherter Erkenntnisse zum Verständnis von Gesundheit und Krankheiten anschaulich dargestellt. Die ausgewählten Ärzte werden von 37 führenden Medizinhistorikern in der Umgebung ihrer Familie und Schule, ihrer akademischen Lehrer, Mitarbeiter und Schüler und in jeweils gegebenen wirtschaftlichen, politischen und fachlichen Rahmenbedingungen dargestellt. Ihre Lebens- und Berufsgeschichte, die Originalität ihres Beitrages zur Medizingeschichte, die Widerstände gegen die von ihnen erarbeiteten Innovationen werden anschaulich beschrieben. Die Herausgeber haben darauf geachtet, dass die Darstellungen jeweils so geschrieben sind, dass sie dem Leser ein Verständnis der jeweiligen Person in ihrem sozialen Kontext ermöglichen. Erfolge und Misserfolge, Freuden und Leiden wissenschaftlichen Arbeitens werden so nachvollziehbar beschrieben. Ein Werk, dass jedem Arzt nachdrücklich zur Lektüre empfohlen werden kann.

Die Entwicklung der Medizin hat in einem permanenten Spannungsverhältnis zwischen *Heilkulten, Heilkunde/Heilkunst* sowie medizinischer *Wissenschaft* stattgefunden.

- Ausgehend von einem religiösen Verständnis der Welt wurden auch die Phänomene von Krankheit, Sterben und Tod in Bezug gesetzt zu transzendentalen Mächten, die auf das menschliche Leben Einfluss nehmen können. Gesundheit und Krankheit wurden verstanden als Folge der Einwirkung guter oder böser Mächte, die es mit einzelnen Menschen oder Völkern gut meinen oder diese bestrafen wollen. Je weniger das Auftreten und der Verlauf von Krankheiten mit dem verfügbaren Wissen erklärbar war, desto stärker war der Glaube an das Wirken übermenschlicher Kräfte. Als logische Folge verstanden sich Priester/Ärzte als Vermittler zwischen den Menschen und den Göttern. Heilkulte entstanden, um bei den höheren Mächten um Gesundheit zu bitten.

- Davon abgrenzen lassen sich Bemühungen von Menschen, Erfahrungen mit der Entstehung und Entwicklung von Krankheiten sowie deren wirkungsvollen Behandlung zu sammeln, um daraus Erklärungssysteme einer Heilkunde und deren Umsetzung in Heilkunst zu entwickeln.

In der Geschichte der Menschheit wurde immer mehr Erfahrungswissen angesammelt und systematisch geordnet.
- Ein dritter Ansatz schließlich besteht in der objektivierenden wissenschaftlichen Untersuchung durch systematische Beobachtungen und Analysen sowie schließlich die künstliche Herstellung von Beobachtungssituationen in Experimenten.

Die Auseinandersetzung mit der Erkenntnisgeschichte der Medizin zeigt einerseits Überschneidungen zwischen diesen verschiedenen Ansätzen und andererseits vielfältige Konflikte, in denen die unterschiedlichen Positionen gegeneinander gestellt wurden.

Die Entwicklung wurde immer wieder dadurch behindert, dass die jeweils etablierten Repräsentanten der Medizin versucht waren, ihren Erkenntnissen den Status von Dogmen zu verleihen, deren Infragestellung als Angriff auf ihre Autorität mit strengen Strafen zu verhindern versucht wurde. Die Betrachtung der Geschichte zeigt nachdrücklich, dass Fortschritt nur dadurch erzielt werden kann, dass das Bestehende in Frage gestellt wird. In Phasen hoher Entwicklungsdynamik verbreitet sich ein Fortschrittsglaube, der neue Entdeckungen auf vielen Gebieten fördern kann. Dann aber kommen immer wieder Phasen der Stagnation, in der die Innovationen in das Bestehende integriert und die Systeme neu geordnet werden. Nach einer Weile verhärten sich die Strukturen und Rückschritte stellen sich ein, die die Spannung erhöhen, bis sich wieder eine neue Entwicklungsdynamik einstellt.

Das Faszinierende an der Beschäftigung mit der Medizingeschichte ist, zu sehen, wie einzelne Menschen in der kritischen Hinterfragung des Bestehenden an ihren Erfahrungen orientiert zu neuen Einsichten kommen, die zum allgemeinen Erkenntnisfortschritt beitragen. Dabei ist jede Entwicklung mit Konflikten verbunden, da Innovationen das Bestehende aufbrechen und Veränderungen notwendig machen, die von den beteiligten Menschen Neupositionierungen erfordern. Mit zunehmendem Lebensalter neigen Menschen zur Stagnation, zum Ausruhenwollen auf dem in ihrem Leben Erreichten, zur Bewahrung der Sicherheit der Lebensumstände, in denen sie sich eingerichtet haben. So werden Fortschritte in der Regel von jungen Menschen angestoßen, in dem Bemühen in einer etablierten Gesellschaft ihren eigenen Platz zu finden. Der Konflikt zwischen den Generationen ist somit für Entwicklungen notwendig und konstruktiv. So zeigt die Geschichte, dass Entwicklungsschübe immer dann zu verzeichnen sind, wenn die jeweils junge Generation sich durchsetzen kann. Gleichermaßen aber kann man aus der Geschichte lernen, dass langfristig zu einer fortschrittlichen Entwicklung auch die Stagnation und Konsolidierung notwendigerweise dazugehört, um die Veränderungen stabil in die bestehenden Strukturen zu integrieren und damit die Voraussetzungen für weitere Entwicklungen zu schaffen.

Die Entwicklung der Medizin wurde vorangetrieben von Ärzten, die unter dem Anspruch «Wer heilt, hat Recht» ihr Handeln an den Erfolgen bei der Linderung von Leiden und der Heilung von Krankheiten orientierten und demgegenüber wenig Interesse an der wissenschaftlichen Disputation über Krankheiten hatten. Die Praktiker der Medizin standen immer in Konflikt mit den Theoretikern. Diejenigen, die sich wissenschaftlich mit Fragen von Gesundheit und Krankheit befassen, sind in der Regel vor allem daran interessiert, logische, in sich geschlossene Erklärungssysteme zu entwickeln, diese von anderen Theorien abzugrenzen und vehement gegen Angriffe zu verteidigen. Die Theoriegeschichte der Medizin zeigt eine Vielzahl erbitterter Auseinandersetzungen der verschiedenen «Schulen» untereinander sowie der «Theoretiker» mit den «Praktikern».

Aus der Betrachtung der Geschichte können wir Verschiedenes lernen. Zum einen die Achtung gegenüber den uns aktuell zur Verfügung stehenden Erkenntnissen zur Erklärung von Gesundheit und Krankheit und die Dankbarkeit gegenüber denjenigen, die diese erarbeitet haben. In der Auseinandersetzung mit dem schrittweisen Fortschritt von Erkenntnissen können wir das Bewusstsein entwickeln, dass auch unser heutiger Erkenntnisstand nur ein Übergang sein kann zu weitergehenden Einsichten. Auch wenn wir uns gerne, wie alle unsere Vorfahren, selber mit Stolz an der Spitze der Entwicklung sehen, so müssen wir doch akzeptieren, dass wir uns in einem Prozess befinden, in dem das, was sich uns heute als selbstverständlich darstellt, morgen schon überholt ist. Weiterhin können wir lernen, dass Veränderungen und die damit ausgelösten Konflikte notwendige Voraussetzungen für Entwicklungen sind. Das kann uns gelassener machen in der Konfrontation mit aktuellen Auseinandersetzungen über richtig und falsch, notwendig oder überflüssig, sinnvoll oder unsinnig. Die Beschäftigung mit den Lebensgeschichten der Helden der Medizin kann uns anregen, selber das Bestehende in Frage zu stellen und nach neuen Lösungen für die aktuellen Probleme medizinischen Handelns zu suchen. Jeder Arzt wird immer wieder in seiner Praxis mit den Grenzen der Erklärbarkeit durch das aktuell verfügbare Wissen konfrontiert. Jeder Arzt erfährt somit die Grenzen medizinischen Wissens und kann durch seine Beobachtungen und Analysen zum Erkenntnisfortschritt beitragen.

3.1 Die Geschichte der Medizin als Wissenschaft

Die Wurzeln der modernen Medizin finden sich im antiken Griechenland und dort insbesondere in der Ärzteschule der Aesklepiaden auf der Insel Kos in der Ägäis, die vor allem durch Hippokrates (ca. 460 – ca. 375 v. Chr.) bekannt geworden ist.

W. Capelle (1955) weist in seiner lesenswerten Zusammenstellung von Schriften des Hippokrates darauf hin, dass die Hippokratische Medizin nicht der Anfang, sondern der Höhepunkt einer langen wissenschaftlichen Entwicklung war. «Dass es schon lange vor Hippokrates griechische Ärzteschulen auf Kos und Knidos und im griechischen Westen, vor allem in der Stadt Kroton, gegeben hat, ist jedem Kenner der Antike bekannt» (S. 10). Capelle erwähnt in diesem Zusammenhang den Arzt Demokedes von Kroton. Hippokrates gilt als Arzt, der als Erster Erfahrungen der Heilkunde mit wissenschaftlichen Beobachtungen und Analysen zu verbinden suchte. Der Leitgedanke, der mit seinem Namen verbundenen Therapie, ist die Überzeugung, dass die Natur des Kranken selbst die eigentliche Heilung bewirkt. Hauptaufgabe des Arztes sei es, die Selbstheilungstendenzen des Körpers zu unterstützen. Gemäß dem Grundsatz, «nützen oder doch nicht schaden» soll der Arzt behutsam Schritt für Schritt vorgehen, stets mit den mildesten Mitteln beginnen und erst nach deren Versagen zu stärkeren übergehen. Unheilbar Kranke sollen nicht durch nutzlose Behandlungen gequält werden. In seinen Schriften werden grundlegende Aussagen zur ärztlichen Kunst formuliert: «Die Kunst umfasst dreierlei: Die Krankheit, den Kranken und den Arzt. Der Arzt ist der Diener der Kunst. Der Kranke muss gemeinsam mit dem Arzt der Krankheit widerstehen» (zit. n. U. Weisser, in: D. v. Engelhardt, F. Hartmann, 1991, S. 16).

Auffallend ist die Abgrenzung des Kranken in seinem Kranksein von der Krankheit und die gemeinsame Verantwortung von Arzt und Patient in der Bekämpfung der Krankheit.

Berühmt geworden ist der dem Hippokrates zugeschriebener Eid, auf den wir später ausführlicher eingehen werden. Oberster Leitgedanke dieses ärztlichen Pflichtenkodex ist die Sorge um das Wohl des Kranken, der als gleichberechtigter Partner Anspruch auf die Achtung seiner Persönlichkeit hat.

Der 500 Jahre später lebende römische Arzt Galen bezieht sich ausdrücklich auf Hippokrates, bemühte sich um die theoretische Fundierung und Systematisierung des verfügbaren medizinischen Wissens, wobei er die Forderung aufstellte, «dass der vorzügliche Arzt auch Philosoph sein muss». Ein besonderes Gewicht legte Galen auf die Diätethik, der Maßnahmen zur Prophylaxe von Krankheiten, die unter dem Begriff «sex res non naturales» die Gesundheitslehre bis ins 19. Jahrhundert wesentlich beeinflusst hat.

Das im Umkreis dieser beiden Ärzte entwickelte Arztbild kann als handlungsleitend für die westliche Medizin gelten. Bis ins späte Mittelalter hinein wurde – wenn man von der arabischen Medizin absieht – wenig Neues entwickelt.

Von besonderer Bedeutung unter den Klassikern der Medizin war Theophrastus von Hohenheim (1493–1541), der unter dem Namen Paracelsus in die Geschichte eingegangen ist. Im Übergang vom Mittelalter zur Neuzeit, in einer dynamischen Phase der Entdeckungen und neuen Erfahrungen kämpfte Paracelsus gegen die Starrheit medizinischer Dogmen und entwickelte auf der Basis des ihm verfügbaren Erfahrungswissens eine neue in sich geschlossene Theorie der Medizin. Dabei war er kein Mann der Universität, sondern vielmehr ein Arzt der Praxis, der mit seinen etablierten Kollegen immer wieder in Konflikt geriet. Seine Forderung war die, sich auf die Erforschung der Natur zu konzentrieren, um den Zustand, den Verlust und die Wiederherstellung von Gesundheit besser verstehen zu lernen.

Die entscheidenden wissenschaftlichen Fortschritte im besseren Verständnis von Gesundheit und Krankheit konnten sich aber erst mit der zunehmenden Durchdringung der Oberfläche des Körpers, mit der Untersuchung der anatomischen Strukturen und physiologischen Prozesse einstellen. Eine wesentliche Grundlage waren die anatomischen Studien von Andreas Vesalius (1514–1564) und die Veröffentlichung seines anatomischen Lehrbuches Fabrica im Jahr 1543. In der Folge konnten z.B. William Harvey (1578–1657) 1628 den Blutkreislauf beschreiben und Giovanni Battista Morgani (1682–1771) die Manifestation von Krankheiten in Organen analysieren, was als Basis für neue umfassende Medizintheorien diente, wie sie von Thomas Sydenham (1624–1689), Hermann Boerhaave (1668–1638), Philippe Pinel (1745–1826) oder Albrecht von Haller (1708–1777) und Friedrich Hoffmann (1660–1742) erarbeitet wurden.

Dabei war für die Entwicklung der Medizin das permanente Spannungsfeld zwischen den praktischen ärztlichen Erfahrungen im Bemühen um die Diagnose und Therapie von Krankheiten auf der einen Seite und der Entwicklung von Theorien zur Erklärung und Ordnung von Krankheiten wirksam und führte zu heftigen Konflikten zwischen Repräsentanten beider Richtungen. Mit der zunehmenden Entwicklung naturwissenschaftlicher Methoden zur Durchdringung und Analyse organischer Strukturen und Funktionen konnte sich dieser Konflikt wenn nicht auflösen, so doch stark verringern, was dazu führte, dass die wissenschaftlichen Erkenntnisse der Mediziner an den medizinischen Fakultäten in steigendem Maße für die ärztliche Versorgung in der Praxis umgesetzt werden konnten. Während die medizinische Ausbildung an den Universitäten bis ins 18. Jahrhundert vielerorts rein theoretisch war, d.h. keine Möglichkeit zur Krankenversorgung gegeben war, führte die Einführung des klinischen Unterrichtes, wie sie u.a. engagiert von Hermann Boerhaave in Leiden praktiziert und von Johann Peter Frank (1745–1821) für die österreichischen Universitäten eingeführt wurde zu dem Postulat, «dass das Praktische einer Wissenschaft von dem Theoretischen so wenig als möglich getrennt vorgetragen» werden sollte.

Charakteristisch ist ein Zitat von Christoph Wilhelm Hufeland (1762–1836):

«Die Heilkunst ist eine wissenschaftliche Kunst, d.h. sie begreift Wissen und Handeln; sie verlangt wissenschaftliche Geistesbildung, aber auch Kunstfertigkeit. Nur durch die Vereinigung beider entsteht der vollkommene Arzt oder Heilkünstler. Hat er bloß das Wissen ohne die Kunstfertigkeit, so ist er ein medizinischer Gelehrter, aber kein Arzt, denn dazu gehört durchaus das Talent des Handelns. Hat er bloß die Kunstfertigkeit ohne die Wissenschaft, so ist er ein Routinier. Das Unterscheidende eines vollkommenen Arztes liegt also darin, dass sein Geist mit den Grund-/Hilfswissenschaften der Naturkenntniß vertraut und an philosophisches Denken gewöhnt, die Krankheitsentstehung und -erscheinung in den inneren Organen aufsucht, die Kur nicht auf Erscheinungen, sondern auf die Ursache der Krankheit gründet, und sie so nach selbst erfindet (construirt), und nichts thut, ohne sich einen hinreichenden Grund dafür angeben zu können» (C. W. Hufeland, o.J., Bd. 4, S. 51).

Ein anderes permanentes Spannungsverhältnis bestand zwischen dem kurativen und dem präventiven Selbstverständnis des Arztes. Aufbauend auf Hippokrates und Galen wurde das jeweils verfügbare medizinische Wissen immer wieder umgesetzt in Empfehlungen zur Gesundheitserhaltung und Krankheitsverhinderung. So forderte Friedrich Hoffmann von einem Arzt, Krankheiten «durch weisen Rat abzuwenden und den Körper gesund und unbefleckt zu erhalten», und engagierte sich insbesondere für die körperliche Bewegung: «Bewegung bildet fürwahr eine universelle Medizin, und es gibt kein hervorragenderes Mittel in der Welt als dieses, von dem eine solche Fülle außerordentlicher Wohltaten für den menschlichen Körper ausgeht» (zit. n. I.W. Müller, in: D. v. Engelhardt, F. Hartmann, S. 213). Trotz einer religiös motivierten Kritik, die vorbeugende Maßnahmen als Eingriff, der gegen den Willen Gottes richtet sei, generell ablehnte, entwickelten Männer wie Edward Jenner (1749–1823) oder Robert Koch (1843–1910) das Impfen als wirkungsvolle Strategie zur Immunisierung gegen Infektionskrankheiten. Das 18. und 19. Jahrhundert schließlich legte den Grundstein für eine im eigentlichen Sinne wissenschaftlich fundierte Medizin, so wie sie uns heute selbstverständlich geworden ist. Neben der Weiterentwicklung der naturwissenschaftlichen Methoden (u.a. durch die Einführung des Experimentes zur systematischen Prüfung von Hypothesen) haben dazu die Epidemiologie (als Methode zur systematischen Dokumentation der Verbreitung von (Infektions-Krankheiten) sowie systematische sozialwissenschaftliche Untersuchungen (Methoden zur Objektivierung der Krankheitserfahrung und -verarbeitung durch die Betroffenen) beigetragen.
Die durch die Aufklärung sowie die französische und amerikanische Revolution vorangetriebene neue Organisation der Staaten mit der Einführung demokratischer Verfassungen führte dazu, dass sich das Bewusstsein eines allgemeinen Bürgerrechtes auf gleiche Gesundheitschancen und gleiche Chancen bei der Behandlung von Krankheiten immer mehr durchzusetzen begann.

Als Folge des industriellen Fortschrittes stieg das Volkseinkommen und der allgemeine gesellschaftliche Wohlstand, wodurch die Voraussetzung zur Einführung von Sozialversicherungssystemen gegeben war, die entscheidend zur Verbesserung dieser Forderungen beigetragen haben.

Die Entwicklung war immer mehr oder weniger stark geprägt durch ein Spannungsfeld zwischen ärztlichem Erfahrungswissen bei der Behandlung von kranken Menschen und Erkenntnissen der medizinischen Wissenschaft bei der Analyse von Krankheiten. In neuerer Zeit versucht man, das Spannungsfeld aufzulösen: durch die Integration von Forschung, Lehre und Praxis an den modernen Universitätskliniken, durch die Stärkung der klinischen Forschung zur Umsetzung ärztlichen Erfahrungswissens in wissenschaftliche Erkenntnisse, Praxisorientierung durch Einbeziehung von «Praktikern» (Lehre in der Allgemeinmedizin) sowie die Ausweitung der Ausbildung auf Lehrkrankenhäuser oder die Umsetzung medizinischer Erkenntnisse in evidence-based Leitlinien zur wissenschaftlichen Fundierung ärztlicher Praxis.

3.2 Ideengeschichte des Arztberufes

Die medizinische Geschichte wird geprägt durch permanente Spannungen zwischen ärztlicher Praxis und medizinischer Wissenschaft.

Am Anfang steht das Mitleiden und Helfen-Wollen, die Suche nach Heilmitteln, Erfahrungen mit deren Anwendung und Erfolge bei der Behandlung von Kranken.

Durch die Geschichte der Medizin zieht sich als Roter Faden die Suche nach Systemen zur Ordnung von Erfahrungen mit dem Ziel indikationsbezogener, therapeutischer Interventionen, die ein Maximum an Heilungschancen mit einem Minimum an Risiken und Nebenwirkungen verbinden.

Immer bestand ein Spannungsverhältnis zwischen dem Anspruch des einzelnen Arztes auf persönliche Fähigkeiten zum Heilen, dem Selbstverständnis als Medium zur Vermittlung natürlicher und metaphysischer Heilkräfte (medicus curat, natura sanat) und der Zuordnung der Medizin zu den reinen Wissenschaften. So konnte sich an den Universitäten eine medizinische Wissenschaft entwickeln, die sich wenig um die Praxis ärztlichen Handelns kümmerte. Noch Mitte des 18. Jahrhunderts war an Medizinischen Fakultäten wie der der Universität Heidelberg «das medizinische Studium mit Ausnahme seltener anatomischer Übungen rein theoretischer Natur, da es klinische Unterrichtsmöglichkeiten nicht gab» (S. 293), was Johann Peter Frank und andere seiner Zeitgenossen dazu veranlasste, eine Reform der medizinischen Ausbildung einzufordern mit dem Postulat, «dass das Praktische einer Wissenschaft von dem Theoretischen so wenig als möglich getrennt vorgetragen werden» (Medicinische

Policey, Suppl. 2., S. 33) sollte. Dabei förderte er ebenso die pathologische Anatomie wie die praktische, chirurgische und geburtshilfliche Demonstration, insbesondere sorgte er aber dafür, dass die Studenten mehr konkrete Anschauung durch Praktika und Famulaturen erhielten (zit. n. E. Seidler, 1991).

Es gab Universitäten, an denen Medizin ausschließlich als Theorie vermittelt wurde. Der gelehrte Arzt konnte über Krankheiten dozieren und über theoretische Alternativen diskutieren, die profane Therapie dagegen war eher nebensächlich.

Wenn ein Student des späten Mittelalters sich an der Medizinischen Fakultät immatrikulieren wollte, hatte er bereits eine akademische Vorbildung hinter sich. Er hatte in der Regel ein Studium der Freien Künste (Artes liberales) durchlaufen und kam danach erst in eine der drei höheren Fakultäten: Die Theologie, die Jurisprudenz oder die Medizin (Tab. 3).

Oft hatte er bereits den Titel eines «Magister Artium» bevor er sich einem Fachstudium der Medizin zuwandte. Der Begriff «Ars» bedeutet dabei so viel wie Regel, Theorie und Wissenschaftssystematik. Auch ein Mediziner musste somit die Artes liberales studiert haben, wobei das Attribut «liberalis» bedeutete, dass diese Künste nicht zum Gelderwerb gedacht waren, sondern der Bildung des freien Mannes dienen sollten.

Damit war die Studienordnung für Jahrhunderte festgelegt und galt bis weit in die Neuzeit auch für die Medizin.

Ein beherrschendes Leitbild der ärztlichen Ausbildung wurde schon 400 v. Chr. in der Hippokratischen Schrift «Das Gesetz» vorgegeben. Danach wurde die Heilkunst als die vornehmste aller Künste bezeichnet, deren Träger deshalb auch besondere Eigenschaften haben sollten. «Wer sich wirklich Einsicht in die Medizin aneignen will, muss im Besitz von folgendem sein: Naturanlage, Unterweisung, eine förderliche Umgebung, gute Erziehung, Fleiß und Zeit.»

Der Medizinhistoriker H. Schipperges hat sich 1967 mit «Ideal und Wirklichkeit des Arztes» in der Medizingeschichte befasst. Dabei erzählt

Tabelle 3: Die Struktur der mittelalterlichen Wissenschaft.

Artes liberales (Freie Künste)	
Trivium (Formalwissenschaften)	**Quadrivium** (Realwissenschaften)
• Grammatik	• Geometrie
• Dialektik	• Arithmetik
• Rhetorik	• Musik
	• Astronomie

er einleitend eine «wahrhaft abenteuerliche Geschichte». Zu Beginn des 5. Jahrhunderts hat Martianos Capella unter dem kuriosen Titel «Von der Hochzeit des Merkur mit der Philologie» ein Lehrbuch der sieben freien Künste verfasst. Im Mittelpunkt steht die Metapher einer Hochzeit, der im mythologischen Gewand die sieben Künste (artes) erscheinen und ihre Gaben darbringen: nach der Grammatik, der Rhetorik und der Dialektik (den drei Trivialwissenschaften) auch noch die vier Realwissenschaften. Als achte Kunst sollte auch die Medizin Spruch und Gabe darbringen, wurde aber nicht zugelassen und schließlich den törichten Jungfrauen zugerechnet, die den Ruf des Bräutigams verschlafen hatten. Als törichte Jungfrau wurde die Heilkunst in der Folge Jahrhunderte lang verspottet. Erst dem Bischof Isidor von Sevilla gelang es, die alte Medizin zu rehabilitieren, indem er darlegte, warum die Medizin keine achte Kunst zu sein brauche, da sie doch alle sieben bereits in sich enthalte. «Wie wolle einer auch Arzt sein ohne das Salz der Grammatik, wie einer überreden ohne Rhetorik, wie überzeugen ohne Dialektik; wie vor allem wolle er eingreifen ohne das Instrumentarium aller realen Wissenschaften, darum hat man die Medizin eine zweite Philosophie zu nennen; verpflichtet doch auch sie sich dem ganzen Menschen!» (zit. n. H. Schipperges, 1967, S. 9).

Diesem ganzen Menschen fühlte sich 1000 Jahre später auch Paracelsus verpflichtet, indem er feststellte: «Die Medizin ist das Ganze und das Letzte aller Dinge» ... «Ein gebildeter Arzt soll zum Ersten betrachten, von wannen der Mensch kommt und so den anderen den Eckstein legen. Dann erst kommt der Theologe, der wissen soll, was der Leib ist, was an ihm tödlich und was an ihm ewig ist, damit er denselbigen nicht zum Teufel verdamme. Und so auch der Jurist, damit er wisse und lerne, dass der Mensch nicht eine Sau sei, sondern eine edlere Kreatur, dass er folglich als ein Mensch und nicht als ein Kalb zu beurteilen und verurteilen sei. Auch der praktische Arzt muss darauf achten: damit er nicht den Menschen wie ein Vieh an die Fleischbank liefert, vielmehr das göttliche Bildnis im Menschen beachte, das bei aller Behandlung zu bedenken bleibt. Und wenn man erst der Gestalt weiß, wie der Mensch gemacht ist, dann weiß man dadurch auch zu erkennen, dass er in seinem Wesen und seinen Eigenschaften aus dieser seiner Herkunft her existiert» (zit. n. H. Schipperges 1967, S. 10).

Theophrastus v. Hohenheim (genannt Paracelsus, 1493–1541), forderte eine Verbindung ärztlichen Erfahrungswissens mit den Erkenntnissen der medizinischen Wissenschaft. Erst im 18. und 19. Jahrhundert konnten unter dem Einfluss der Fortschritte der Naturwissenschaften Theorie und Praxis in der Lehre an den Universitäten miteinander verbunden werden. Auch der Versuch der sog. romantischen Mediziner (Ende der neunziger Jahre des 18. bis in die dreißiger Jahre des 19. Jahrhunderts) Medizin und Philosophie miteinander zu verbinden, konnte die Spaltung von Natur- und Geisteswissenschaften nicht aufhalten.

Entscheidend für die Erfolge bei der Anwendung von Methoden und Theorien der Naturwissenschaften zur Erklärung pathogenetischer Prozesse war die Reduktion der Komplexität auf immer kleinere Substrukturen: von der Zellpathologie über die Bakteriologie und Virologie bis zur Humangenetik und Molekularbiologie. Der dahinter stehende Anspruch ist der, das Ganze aus der Summe seiner Teile verstehen zu wollen. Ein entsprechender Ansatz der Soziologie besteht darin, durch demoskopische Befragungen von Individuen Strukturen und Prozesse der Gesellschaft insgesamt verstehen und erklären zu wollen. Demgegenüber ist der handelnde Arzt mit dem einzelnen Menschen, der unter seinem Kranksein leidet, konfrontiert und damit beauftragt, diesem bei der Bewältigung seiner Krankheiten zu helfen, ebenso wie der Politiker in den vorgegebenen Strukturen eines Staates Entscheidungen vorbereiten und treffen muss, die Bevölkerungsgruppen beeinflussen sollen. Auch wenn die Zergliederung des ganzen Menschen in eine Vielzahl von Teilprozessen zum Verständnis von Krankheiten beitragen kann, so ist der Arzt doch gehalten, den ganzen Menschen wahrzunehmen und ihm in seiner Komplexität gerecht zu werden. Dementsprechend steht der ganzheitlich orientierte Arzt in der Behandlung eines je individuellen kranken Menschen immer in einem Spannungsverhältnis zu den statistisch ermittelten Normen einer sich auf allgemeine Krankheitsprozesse beziehenden medizinischen Wissenschaft. Entsprechend steht der Politiker in seinen bevölkerungsbezogenen Entscheidungen immer im Gegensatz zu den je individuellen Bedürfnissen einzelner Bürger, über die er sich im Zweifelsfalle hinwegsetzen muss.

Rudolf Virchow bezeichnete 1850 die Nutzung naturwissenschaftlicher Forschungsmethoden zur Entwicklung der alten Heilkunst als «Revolution in der Medizin» und stellte fest: «Obwohl dem Wortlaut nach nur Heilkunst, hat sich die wissenschaftliche Medizin immer die Aufgabe gestellt und stellen müssen, die einige Lehre vom Menschen zu erhalten» (zit. n. Schipperges 1967, S. 13).

Aus diesem Geist heraus konnte sich schließlich die Medizin als Führerin der Menschheit proklamieren als absolute Souveränin über Leben und Tod, als unfehlbarer Garant für Glück und Wohlfahrt aller Völker, als einziges Mittel ein für alle Mal den Gipfel aller menschlichen Kultur halten zu können.

H. Schipperges stellt zu Recht fest, dass dieser babylonische Größenwahn gescheitert und die «Träume unserer Väter und Großväter ausgeträumt» sind, «mehr noch: sie sind völlig vergessen, schlimmer noch: sie wurden ganz und gar verdrängt» (S. 14). Trotzdem sind sie immer noch latent vorhanden in den Programmen der Weltgesundheitsorganisation («Gesundheit für alle bis zum Jahr 2000»), in den Forschungsansprüchen der Humangenetik und den umfassenden Ansprüchen auf Gesundheitsvorsorge (wie sie Hagen Kühn (1993) in seiner

Kritik der amerikanischen Gesundheitsideologie unter dem Titel *Healthism* beschrieben hat).

Die hohen Ideale, die in der Geschichte des Arztberufes entwickelt wurden, können trotz alledem auch heute noch angehenden Ärzten Orientierungen geben im eigenen Bemühen, gute Ärzte zu werden. In diesem Zusammenhang sind die Bücher von Fritz Hartmann zu empfehlen, der sich in besonderer Weise um die Entwicklung eines zeitgemäßen Leitbildes für Ärzte verdient gemacht hat. Dabei setzt er, mit seiner Aussage «Arzt-Sein ist eine bestimmte Weise, sein Mensch-Sein zu verwirklichen» (1956, S. 14) einen hohen Anspruch.

3.3 Entwicklung des ärztlichen Berufes

Der Beruf des Arztes hat zwar eine besonders lange Geschichte – man zählt ihn deshalb auch mit dem Theologen und Juristen zu den klassischen «Professionen» –, in der uns heutzutage selbstverständlichen Form gibt es ihn aber erst seit Ende des 19. Jahrhunderts. Bis dahin hatte sich eine große Vielzahl von medizinischen Berufen herausgebildet, die kranken Menschen Rat und Hilfe anboten. Die akademisch gebildeten Doctores fühlten sich in der Regel nur für die relativ kleine Oberschicht zuständig, die bereit und in der Lage war, eine ärztliche Behandlung bezahlen zu können. Die Zusammenfassung der zahlreichen Untergruppen zu einer einheitlich vorgebildeten homogenen Berufsgruppe, welche die alleinige Versorgung der Bevölkerung beanspruchen konnte, erfolgte in Preußen erst 1852 durch ein Gesetz, das einen einheitlich universitär ausgebildeten «praktischen Arzt, Wundarzt und Geburtshelfer» vorschrieb. Die Ausübung der Heilkunde ohne Approbation wurde unter Strafe gestellt.

Zwei Faktoren führten dann wieder zu einer starken Ausdifferenzierung: der medizinische Fortschritt mit einer zunehmenden Spezialisierung von Fach- und Gebietsärzten und die Einführung eines umfassenden Krankenversicherungssystems, das der breiten Bevölkerung Zugang zur ärztlichen Versorgung ermöglichte.

Man kann die Entwicklung mit dem Bild einer Eieruhr vergleichen. Die Vielzahl von medizinischen Berufen wurde im 19. Jahrhundert zusammengeführt, um sich dann wieder zu einem breiten Spektrum von Spezialisierungen auszuweiten.

Die Entwicklung von Berufen wird seit den grundlegenden Veröffentlichungen von A. M. Carr-Saunders u. P. A. Wilson 1933, E. Freidson (1970) und M. S. Larson (1977) im angloamerikanischen Sprachbereich mit «profession» bezeichnet, ein Begriff, für den es keine adäquate allgemein gebräuchliche Übersetzung gibt (Expertenberuf, freier oder akademischer Beruf geben jeweils nur Teilaspekte wieder).

C. Huerkamp (1985) hat eine umfassende Monographie zum «Aufstieg der Ärzte im 19. Jahrhundert» am Beispiel Preußens beschrieben, in der sie im Professionalisierungsprozess an drei Merkmalen herausarbeitet: a. der Erweiterung des Marktes für medizinische Dienstleistungen bezogen auf die Ausweitung der Nachfrage und die Verdrängung anderer Anbieter vom Markt, die Durchsetzung monopolistischer Ansprüche auf die erweiterten Märkte sowie deren Realisierung durch staatliche Unterstützung und Garantien; b. der Entwicklung einer standardisierten wissenschaftlichen Ausbildung mit klarer Außenabgrenzung und sozialer Distanzierung von anderen Berufen; c. der Maximierung beruflicher Autonomie insbesondere durch die Berufung auf spezialisiertes Expertenwissen mit der Durchsetzung größtmöglicher Freiheit von Fremdkontrolle durch Laien, den Staat, Patienten oder Krankenversicherungen.

Im 19. Jahrhundert hat ein grundlegender Wandlungsprozess stattgefunden, in dem aus der vormodernen Ärzteschaft des 18. Jahrhunderts ein moderner Expertenberuf entstanden ist. Vorher konnten die Ärzte sich weder auf eine professionelle Expertenautonomie gegenüber ihren Patienten berufen, noch gab es eine einheitlich geregelte Berufsausbildung. Zudem war der Markt für ärztliche Dienstleistungen außerordentlich beschränkt und akademisch gebildeten Ärzte hatten keineswegs ein berufliches Monopol auf diesen Markt.

Als Ergebnis ihrer Analysen beschreibt sie drei Triebkräfte des ärztlichen Professionalisierungsprozesses in Preußen/Deutschland: a. die spezifischen Interessen und Aktivitäten des Staates zur Verbesserung eines den Erfordernissen der Industrialisierung entsprechenden Gesundheitsstandes der Bevölkerung; b. die dynamische Entwicklung des wissenschaftlichen medizinischen Fortschritts; c. den erfolgreichen Kampf der sich herausbildenden berufsständischen Organisationen um Autonomie und staatlich garantierte Selbstverwaltung.

In der zweiten Hälfte der siebziger Jahre des 19. Jahrhunderts erarbeitete die organisierte Ärzteschaft eine eigene Ärzteordnung mit der Vorgabe ärztlicher Rechte und Pflichten. 1887 wurden in Preußen Ärztekammern als Instanzen ärztlicher Mitwirkung an der staatlichen Gesundheitspolitik eingerichtet und 1899 ein ärztliches Ehrengerichtsgesetz verabschiedet. Ein entscheidender Fortschritt gegenüber den Krankenversicherungen wurde schließlich durch den am Vorbild der Arbeitergewerkschaften orientierten sog. Hartmann-Bund erreicht, der schließlich zur Durchsetzung der freien Arztwahl und dem staatlichen Auftrag zur Sicherstellung der kassenärztlichen Versorgung durch die kassenärztlichen Vereinigungen als Körperschaften öffentlichen Rechtes führte.

Zusammenfassend kommt C. Huerkamp zu dem Ergebnis: «Der Professionalisierungsprozess der deutschen Ärzte, der dieser Gruppe ein tendenzielles Monopol auf dem Markt für medizinische Dienstleistungen, eine durch wissenschaftliche Spezialausbildung abgesicherte Expertenstellung, hohen Sozialstatus und weitgehende berufliche Autonomie, d.h. Freiheit von Kontrollen durch berufsfremde Instanzen, einbrachte, setzte mit dem Beginn des vorigen Jahrhunderts ein» (S. 303) «Am Vorabend des Ersten Weltkrieges waren sie vom größten Teil der Bevölkerung als Experten in Fragen von Gesundheit und Krankheit anerkannt; ihre Expertenstellung war durch wissenschaftliche Ausbildung und durch zumindest auf einer Reihe von Gebieten bestehende Überlegenheit der universitären Medizin gesichert. Im Verhältnis zum Patienten hatte sich eine deutliche Dominanz des Arztes herausgebildet: Die Patienten unterwarfen sich – mehr oder weniger freiwillig – den ärztlichen Anordnungen, und auch staatliche Behörden und Kassenvorstände konnten immer weniger in berufliche Entscheidungen des Arztes hineinreden. Der Aufstieg zum professionellen Experten war gelungen, wenn auch die bis 1914 gegenüber Patienten, Öffentlichkeit, Staat und Krankenkassen errungene Position» (S. 309) in den folgenden Jahrzehnten weiter verbessert und ausgebaut werden konnte.

4. Praxisfelder ärztlichen Handelns

4.1 Das Spektrum ärztlicher Berufsausübung

Die Möglichkeiten ärztlicher Berufsausbildung sind vielfältig. Nach der standardisiert vorgegebenen Absolvierung der Ausbildungsschritte zur Erlangung der Approbation als Arzt, d.h. zur staatlich legitimierten Ausübung des ärztlichen Berufes, eröffnen sich ganz verschiedenartige Arbeitsmöglichkeiten.

Am häufigsten ist die Tätigkeit als niedergelassener Arzt in eigener Praxis. Hier ist der Arzt als selbständiger Unternehmer tätig mit den dieser Berufsausübung verbundenen Freiheiten und Risiken. Er muss eigenes Kapital investieren und steht unter dem Druck, alltäglich seine Arbeitsleistungen erbringen zu müssen, verbunden mit den Vorteilen einer weitgehenden Selbstbestimmung über die Art und Weise der Berufsausübung sowie einem überdurchschnittlichen Einkommen.

Die Tätigkeit in einem Akutkrankenhaus ist für die meisten Ärzte ein Übergangsstadium der Weiterbildung, nach dessen Abschluss sie in andere Berufsfelder überwechseln. Nur ein kleinerer Teil bleibt als Ober- oder Chefarzt für die gesamte Dauer seiner Berufstätigkeit in einem Krankenhaus für akut oder chronisch Kranke. In dem Arbeitsverhältnis als Angestellter (ggf. mit Kassenzulassung für Privatpatienten) ist man finanziell weitgehend abgesichert und in seinen Arbeitsmöglichkeiten und -bedingungen durch die vorgegebene Organisation des Krankenhauses bestimmt.

Ebenfalls nur eine relativ kleine Anzahl von Ärzten bleibt an der Universität und absolviert die verschiedenen Stadien einer Universitätskarriere bis zum beamteten Professor und Instituts- bzw. Klinikleiter. Die Berufspraxis ist nicht nur durch das Nebeneinander von klinischer Versorgung, Forschung und Lehre charakterisiert, sondern durch eine Vielzahl von Gremien- und Verwaltungstätigkeiten. Im Arbeitsverhältnis als Beamter auf Lebenszeit erhält man seine «Grundfinanzierung», die durch Privatpatienten, Gutachten, publizistische und Vortragstätigkeiten erhöht werden kann.

Ein breites Feld mit unterschiedlichen Ausprägungen ergibt sich in der medizinischen Verwaltung in staatlichen Organisationen (Bundes- und

Länderministerien, Gesundheitsämter etc.) sowie parastaatlichen Organisationen (Rentenversicherungsträger, Ärzteorganisationen etc.). Hier sind die Arbeitsverhältnisse zumeist im Beamtenstatus oder dem gleichgestellt geregelt. Die Arbeitszeiten, Arbeitsrechte und -pflichten sind weitgehend vorgegeben, die Einkommensmöglichkeiten mit dem Gehalt begrenzt.

Daneben gibt es eine Vielzahl anderer Arbeitsmöglichkeiten in der pharmazeutischen Industrie, bei der Bundeswehr, als Schiffs- und Flughafenarzt, als Betriebsarzt etc. mit entsprechenden Arbeitsplatzregelungen.

In dem breiten Spektrum psychosozialer und medizinischer Organisationen arbeiten Ärzte zumeist ehren- oder nebenamtlich. Hier sind zu nennen u.a.: DAK, Caritas, Diakonisches Werk, Malteser-, Johanniter-Hilfswerk, AIDS-Hilfe, Pro Familia, AWO, Drogenberatungsstellen etc. (Tab. 4).

Neben den genannten Arbeitsfeldern, dem dadurch vorgegebenen beruflichen Status sowie der in der Berufskarriere erreichbaren Endposition wird die ärztliche Berufspraxis wesentlich durch die Form der Spezialisierung geprägt. Entsprechend dem breiten Spektrum ärztlicher Fachgebiete ergibt sich eine Vielzahl von Spezialisierungsmöglichkeiten, z.B. Innere Medizin (Gastroenterologie, Hämatologie, Kardiologie, Diabetologie etc.), Chirurgie (Neurochirurgie, Bauchchirurgie etc.), Orthopädie, Gynäkologie, Pädiatrie, Neurologie/Psychiatrie (Psychotherapie), über besondere Tätigkeitsfelder wie Badearzt, Sportarzt, Amtsarzt etc. bis hin zu Spezialisierungen in der Forschung (Anatomie, Physiologie, Biochemie, Medizinische Soziologie, Medizinische Psychologie, Sozialmedizin etc.).

Tabelle 4: Ärztliche Arbeitsfelder.

Leistungserbringer	Finanzierende Organisation	Status des Arztes
Arzt in niedergelassener Praxis	Krankenkasse KV	selbständiger Unternehmer
Arzt im Krankenhaus	Krankenhausträger (Krankenkasse)	Angestellter
Arzt im Gesundheitsamt Arzt in med. Verwaltung Arzt in der Bundeswehr Arzt an der Universität	Staat (Bund/Land)	Beamter
Arzt in der Rehabilitation	Rentenversicherungsträger (LVA, BfA, Unfallvers.)	Beamter
Arzt in gemeinnützigen oder in privaten Organisationen	Organisationsträger	Angestellter

Die offizielle Statistik weist 52 Gebietsbezeichnungen, 18 Schwerpunkte und 13 Teilgebietsbezeichnungen auf, in denen sich Ärzte spezialisieren können.

Eine Berufskarriere ist geprägt durch sich immer wieder ergebende Entscheidungsalternativen, die entweder durch den formalen Gang der Ausbildung, durch persönliche Präferenzen oder jeweilige situative Zufälle beeinflusst werden.

Gravierende Unterschiede in der alltäglichen Berufsarbeit an den jeweiligen Karriereendpunkte ergeben sich durch:

- die Art der Krankheitsbilder und der damit verbundenen medizinischen sowie psychosozialen Probleme,
- die Art der darauf bezogenen Behandlungsmethoden,
- die sozialen Gruppen, mit denen man es zu tun hat,
- die Berufsposition/Status (Selbständiger, Angestellter, Beamter),
- das finanzielle Einkommen,
- die Arbeitszeit,
- den Grad der Selbstbestimmung des Berufsalltags.

Grundsätzlich lässt sich feststellen, dass das Durchschnittseinkommen des Arztes – relativ und absolut gesehen – hoch sowie der soziale Status (das soziale Ansehen des Berufes) allgemein an der Spitze der diesbezüglichen Hierarchien angeordnet ist. Innerhalb des ärztlichen Berufsstandes ergeben sich signifikante Statusdifferenzen, einerseits durch das medizinische Fachgebiet (Chirurgen und Internisten rangieren zumeist an der Spitze, Pädiater, Betriebsmediziner und Psychiater eher am unteren Ende) andererseits durch das Berufsfeld (Professoren und Chefärzte an Universitätskliniken und Akutkrankenhäusern haben ein höheres soziales Ansehen als Ärzte in Rehabilitationskliniken, in der pharmazeutischen Industrie oder im öffentlichen Gesundheitsdienst – niedergelassene Ärzte werden eher dem Mittelfeld zugeordnet). Auch im Jahreseinkommen ergeben sich wesentliche Unterschiede, je nach Fachgebiet und Arbeitsfeld. Extrem hohe Einkommen haben Professoren in Universitätskliniken und klinischen Universitätsinstituten, insbesondere mit Verträgen, bei denen Honorare für Leistungen nachgeordneter Mitarbeiter über den Chef abgerechnet werden. Traditionelle geringe Einkommen haben Ärzte im öffentlichen Gesundheitsdienst, niedergelassene Kinderärzte oder Leiter von theoretischen, nicht-klinischen Universitätsinstituten.

Das breite Spektrum ärztlicher Berufsausübung sollte von denjenigen, die am Anfang ihrer Ausbildung stehen, zur Kenntnis genommen werden, nicht nur, um ihre eigene Berufskarriere möglichst frühzeitig auszurichten (und sich entsprechend frühzeitig um ein Maximum an diesbezüglichen Kenntnissen und Fähigkeiten zu bemühen) sondern auch, um in der späteren Berufspraxis hinreichende Informationen über das Gesamt medizinischer Versorgung sowie die sich daraus ergebenden Kooperationsmöglichkeiten und Notwendigkeiten zu gewinnen. Dies gilt insbesondere für das breite Spektrum an ehrenamtlicher Mitarbeit von Ärzten in gemeinnützigen Organisationen, die zumeist auf Gemeindeebene tätig sind. Hier bieten sich für den engagierten Arzt viele Möglichkeiten der Ausweitung seines Engagements; sei es als Sportarzt im lokalen Sportverein, als beratender Arzt in der Pro Familia, im Kinderschutzbund, in der Drogenberatungsstelle, in der psychosomatischen Beratungsstelle etc., in Betrieben oder Alteneinrichtungen.

4.2 Ärztliche Berufsstatistik

Auf der Basis der Ärztestatistik der Bundesärztekammer vom 31.12.1999 (DÄ 25: 3, 2000) waren zu diesem Zeitpunkt 363 396 approbierte Ärzte in der Bundesrepublik Deutschland registriert (Tab. 5). Davon waren 291 171 als Ärzte berufstätig und 72 225 nicht-ärztlich berufstätig. Knapp 8000 Ärzte waren arbeitslos gemeldet, das entspricht einer Arbeitslosen-Quote von 2,2 %. Bezogen auf die Bevölkerung hat Deutschland eine besonders hohe Arztdichte und im Durchschnitt kam ein Arzt auf 282 Einwohner bzw. auf 100 000 Einwohner kamen 354 Ärztinnen und Ärzte.

Die **Tabelle 6** gibt einen Überblick über die Zahl der Ärzte in den verschiedenen Fachgebieten sowie darauf bezogen den Anteil der ambulant

Tabelle 5: Arbeitsbereiche der Ärzte in Deutschland 1999 (DÄ 25: 10, 2000).

Von den 363 396 Ärzten arbeiteten im Jahr 1999	
37.8 %	in Krankenhäusern
	davon 9.9 % in leitender Position
34.7 %	in der ambulanten Versorgung
	davon 89.6 % als Vertrags(kassen)ärzte
	5.8 % als angestellte Ärzte und Praxisassistenten
	4.6 % als Privatärzte
2.8 %	in Behörden und Körperschaften
4.8 %	in anderen Bereichen
17.7 %	waren ohne ärztliche Tätigkeit berufstätig
2.2 %	waren als arbeitslos gemeldet

oder stationär Tätigen, der Ärzte die in Körperschaften oder Behörden oder anderen Bereichen arbeiten, sowie derjenigen ohne ärztliche Tätigkeit. Es zeigt sich, dass bei den Ärzten ohne Gebietsbezeichnung der Anteil derjenigen, die in Behörden und Körperschaften an anderer Stelle oder nicht-ärztlich tätig sind, am höchsten liegt. Der Prozentsatz der Berufstätigen mit ärztlicher Tätigkeit ist bei denen mit einer Weiterbildung auf dem Gebiet der Psychiatrie am höchsten.

Tabelle 6: Ärztestatistik 1999 nach Fachgruppen (DÄ 25: 10, 2000).

Arztgruppen	Zusammen	Ambulant	Stationär	Körperschaften Behörden	Andere	Berufstätig ohne ärztliche Tätigkeit
Insgesamt	363 396	125 981	137 466	10 236	17 488	75 225
AIP'ler	17 932	3,1%	78,7%	0,6%	2,4%	15,1%
Ohne Gebietsbezeichnung	10 1172	11,1%	52,8%	3,3%	7,7%	25,1%
Praktische Ärzte + Allgemeinmedizin	55 088	72,7%	3,1%	2,5%	3,7%	17,9%
Innere Medizin	43 107	39,9%	35,3%	2,4%	3,1%	19,2%
Chirurgie	19 371	19,6%	57,3%	2,1%	2,5%	18,5%
Frauenheilkunde	17 801	55,7%	24,1%	0,5%	1,8%	17,9%
Anaesthesiologie	16 119	14,8%	70,9%	1,1%	2,3%	10,9%
Kinderheilkunde	14 637	42,7%	26,3%	3,9%	3,5%	23,6%
Orthopädie	8 432	60,3%	22,6%	1,6%	2,2%	13,3%
Augenheilkunde	7 892	67,5%	10,3%	0,3%	1,7%	20,2%
Nervenheilkunde	6 870	45,0%	26,4%	3,7%	3,1%	21,8%
HNO	6 406	62,6%	14,7%	1,0%	1,6%	20,2%
Haut- und Geschlechtskrankheiten	5 739	61,6%	13,3%	1,2%	2,7%	21,3%
Urologie	4 982	52,3%	31,5%	0,9%	1,4%	14,1%
Radiologie	4 042	35,6%	32,2%	1,5%	2,9%	27,9%
Diag. Radiologie	3 384	29,2%	55,3%	1,1%	2,5%	9,0%
Arbeitsmedizin	3 488	6,7%	5,3%	15,0%	48,9%	24,1%
Psychiatrie	3 392	27,9%	54,5%	4,5%	4,2%	8,9%

Während die Regelung der ärztlichen Ausbildung in die Zuständigkeit des Staates fällt, mit Staatsexamen überprüft und mit der staatlichen Approbation abgeschlossen wird, ist die Zuständigkeit für die Fort- und Weiterbildung den Ärztekammern als Körperschaften öffentlichen Rechtes übergeben worden. Wegen der Zuständigkeit der Bundesländer für Bildung und Gesundheit sind somit die Landes-Ärztekammern zur Regelung, Prüfung und Bescheinigung der ärztlichen Weiterbildung zuständig. Wenn auch die Weiterbildungsordnungen der Bundesländer entsprechend der vom Deutschen Ärztetag verabschiedeten Musterweiterbildungsordnung relativ einheitlich sind, so finden sich doch verschiedenartige Akzentsetzungen. Wir legen hier die Weiterbildungsordnung der Ärztekammer Berlin zugrunde. In deren §1 sind Ziel und Struktur der Weiterbildung festgelegt. Danach ist das Ziel der Weiterbildung «der geregelte Erwerb eingehender Kenntnisse, Erfahrungen und Fertigkeiten für definierte ärztliche Tätigkeiten nach Abschluss der Berufsausbildung. Sie erfolgt im Rahmen mehrjähriger Berufstätigkeit unter Anleitung zur Weiterbildung befugter Ärzte. Die Weiterbildung wird grundsätzlich mit einer Prüfung abgeschlossen. Ziel der Weiterbildung ist auch die Sicherung der Qualität ärztlicher Berufsausübung ... Weiterbildungszeiten und Weiterbildungsinhalte sind Mindestzeiten und Mindestinhalte.»

Entsprechend der Weiterbildungsordnung können sich Ärzte qualifizieren in Gebieten, Schwerpunkten und Bereichen. Der erfolgreiche Abschluss einer Weiterbildung qualifiziert zum Führen von Facharztbezeichnungen, Schwerpunktbezeichnungen und Zusatzbezeichnungen. Die Weiterbildungsordnung der Ärztekammer Berlin weist 41 Gebiete mit 19 Schwerpunkten aus: Allgemeinmedizin, Anästhesiologie, Anatomie, Arbeitsmedizin, Augenheilkunde, Biochemie, Chirurgie (Gefäßchirurgie, Thoraxchirurgie, Unfallchirurgie, Viszeralchirurgie), Diagnostische Radiologie (Kinderradiologie, Neuroradiologie), Frauenheilkunde und Geburtshilfe, Hals-Nasen-Ohren-Heilkunde, Haut- und Geschlechtskrankheiten, Herzchirurgie (Thoraxchirurgie), Humangenetik, Hygiene- und Umweltmedizin, Innere Medizin (Angiologie, Endokrinologie, Gastroenterologie, Hämatologie, Internistische Onkologie, Kardiologie, Nephrologie, Pneumologie oder Lungen- und Bronchialheilkunde, Rheumatologie), Kinderchirurgie, Kinderheilkunde (Kinderkardiologie, Neonatologie), Kinder- und Jugendpsychiatrie und -psychotherapie, Klinische Pharmakologie, Laboratoriumsmedizin, Mikrobiologie und Infektionsepidemiologie, Mund-Kiefer-Gesichtschirurgie, Nervenheilkunde, Neurochirurgie, Neurologie, Neuropathologie, Nuklearmedizin, Öffentliches Gesundheitswesen, Orthopädie (Rheumatologie), Pathologie, Pharmakologie und Toxikologie, Phoniatrie und Pädaudiologie, Physikalische und Rehabilitative Medizin, Physiologie, Plastische Chirurgie, Psychiatrie und Psychotherapie, Psychotherapeutische Medizin, Rechtsmedizin, Strahlentherapie, Transfusionsmedizin und Urologie.

In 22 Bereichen können Ärzte Zusatzbezeichnungen erwerben und damit eine besondere Spezialisierung ausweisen: Allergologie, Balneologie und Medizinische Klimatologie, Betriebsmedizin, Bluttransfusionswesen, Chirotherapie, Flugmedizin, Handchirurgie, Homöopathie, Medizinische Genetik, Medizinische Informatik, Naturheilverfahren, Phlebologie, Physikalische Therapie, Plastische Operationen, Psychoanalyse, Psychotherapie, Rehabilitationswesen, Rettungsmedizin, Sozialmedizin, Spezielle Schmerztherapie, Sportmedizin, Stimm- und Sprachstörungen, Tropenmedizin und Umweltmedizin.

Darüber hinaus gibt es noch fakultative Weiterbildung im Gebiet und Weiterbildung in bestimmten Untersuchungs- und Behandlungsmethoden (Fachkunde). Zum Beispiel kann man im Gebiet Allgemeinmedizin eine fakultative Weiterbildung Klinische Geriatrie absolvieren oder im Gebiet Innere Medizin «Spezielle internistische Intensivmedizin».

Ein breites Spektrum von Spezialisierungsmöglichkeiten, die in öffentlichen und Fachdiskussionen zunehmend den Bedarf an Generalisten provoziert haben, d.h. Primär- und Hausärzten, die in der Lage sind, das Gesamtgebiet der Medizin zu überblicken und als Gate-Keeper die Inanspruchnahme spezialärztlicher Diagnostik und Therapie zu steuern.

5. Der Arzt im deutschen Gesundheits- und Sozialversicherungssystem

Dem hohen gesellschaftlichen Interesse an der Gesundheit der Bürger entsprechend ist die Ausübung des ärztlichen Berufes in vielfacher Weise geregelt **(Abb.4)**.

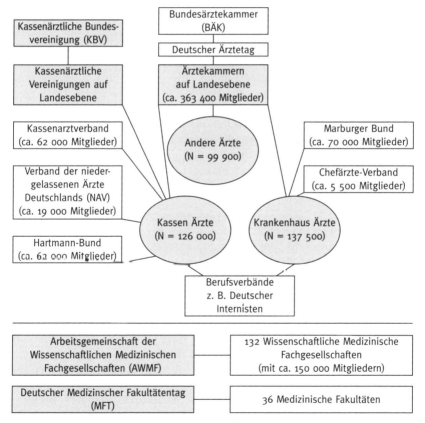

Abbildung 4: Organisationen der approbierten Ärzte in Deutschland.

Eine Bundesärzteordnung (BÄO) regelt als Bundesgesetz einheitlich die Grundbedingungen des Arztberufes. Entsprechende Regelungen gibt es auch für die anderen Gesundheitsberufe: eine Bundeszahnärzteordnung, eine Bundesapothekerordnung etc.

Der Staat hat einen Teil seiner Regelungskompetenzen an den Berufsstand der Ärzte mit der Gewährung des Status einer «Körperschaft öffentlichen Rechtes» abgegeben. Jeder approbierte Arzt ist Pflichtmitglied in einer der Landesärztekammern und hat zu deren Finanzierung relativ hohe Mitgliedsbeiträge zu zahlen, die in Abhängigkeit vom persönlichen Jahreseinkommen festgesetzt werden und derzeit von ca. 25.– DM bis 3700.– DM pro Jahr betragen. Mit diesen Einnahmen finanzieren die 16 Landesärztekammern ihre Arbeiten und informieren ihre Mitglieder über monatlich erscheinende Landesärzteblätter. Die Landesärztekammern sind demokratisch verfasst, ihre Mitglieder wählen Delegierte, die wiederum ein Präsidium wählen, das schließlich für die Wahl des Landesärztekammerpräsidenten zuständig ist.

Die Landesärztekammern haben sich zu einer Bundesärztekammer (einem nicht eingetragenen Verein) zusammengeschlossen, dessen Präsidium aus den Präsidenten der Landesärztekammern gebildet wird. Jährlich wird ein Deutscher Ärztetag abgehalten, zu dem die Landesärztekammern Delegierte entsenden, die Empfehlungen erarbeiten, diskutieren und beschließen. Die Beschlüsse des Deutschen Ärztetages sowie der Gremien der Bundesärztekammer haben allerdings – dem föderalistischen Aufbau der Bundesrepublik Deutschland entsprechend – nur empfehlenden Charakter, da die Bundesländer für die Bereiche Gesundheit und Bildung zuständig sind.

In Deutschland ist die ambulante ärztliche Versorgung von der stationären Versorgung insofern abgegrenzt, als deren Finanzierung in unterschiedlicher Weise geregelt ist. Über 90 % der Deutschen sind Mitglied einer der gesetzlichen Krankenversicherungen (GKV-Kassen), die für die Finanzierung der medizinischen Versorgung zuständig sind. Die Organisation und Gewährleistung einer den gesetzlichen Vorgaben entsprechenden ambulanten medizinischen Versorgung wurde vom Staat den Kassenärzten übertragen, die in Kassenärztlichen Vereinigungen auf Landesebene zusammengeschlossen sind. Den Kassenärztlichen Vereinigungen und den GKV-Kassen wurde vom Staat der Auftrag zur Sicherstellung einer flächendeckenden medizinischen Versorgung (sog. Sicherstellungsauftrag) übergeben und dazu ebenfalls der Status von Körperschaften öffentlichen Rechtes zugestanden. Die Wahrnehmung dieses Sicherstellungsauftrages regeln die beiden Körperschaften in Selbstverwaltung. Die von den GKV-Kassen zu finanzierenden medizinischen Leistungen werden von einem paritätisch besetzten Bundesausschuss Ärzte-Krankenkassen festgelegt. Die von den GKV-Kassen an die KVen zur Verteilung an ihre Kassenärzte zu zahlenden Honorare werden in jährlichen Verhandlungen zwischen KVen und GKV-Kassen vereinbart **(Abb 5)**. Die Kassenärzte sind Pflichtmitglieder in den Kassenärztlichen Vereinigungen, die entsprechend den Ärztekammern demokratisch organisiert sind, wobei der Kassenärztlichen Bundesvereinigung ebenfalls der Status einer Körperschaft öffentlichen Rechtes zugestanden wurde. Die Selbstverwaltungsgremien der Kassenärztlichen Vereinigungen haben ein differenziertes Regelwerk verabschiedet, das für den einzelnen Kassenarzt verpflichtenden Charakter hat, dessen Einhaltung von KV-Gremien

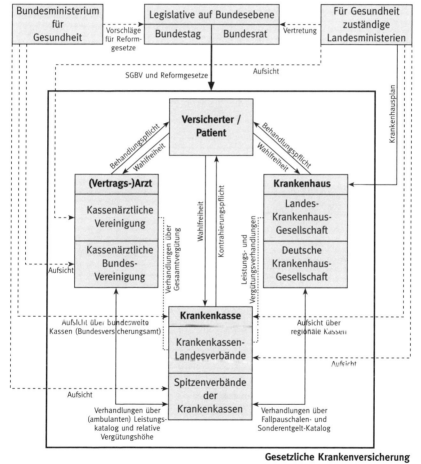

Abbildung 5: Die organisatorischen Beziehungen der Hauptakteure im deutschen Gesundheitswesen.

kontrolliert und bei Bedarf sanktioniert wird. Der Gesamtrahmen der Gesundheitsversorgung und deren Finanzierung ist in den Sozialgesetzbüchern (SGB) geregelt (Tab. 7).

Die ärztlichen Selbstverwaltungsgremien der Ärztekammer und KVen sind für die berufsrechtliche Legislative, Exekutive und Judikative zuständig. Abweichendes Verhalten kann mit Geldbußen oder dem Entzug von Ämtern bestraft werden. Die Approbation als Zulassung zur Ausübung des ärztlichen Berufes kann allerdings nur vom Staat, d.h. von dem Innenministerium des Bundeslandes, in dem ein Arzt seinen Wohnsitz hat, entzogen werden.

Am stärksten abhängig ist der Kassenarzt von seinen Patienten, durch deren Behandlung er sein Einkommen verdient, von dem er in der Regel einen wesentlichen Teil an seine Bank weiterzugeben hat, die ihm mit einem Kredit die Eröffnung seiner Arzt-Praxis erst ermöglicht hat. Seine Landesärztekammer und seine Kassenärztliche Vereinigung sind seine «Vorgesetzten», die ihn in seinem berufsständischen Verhalten nach den Vorgaben des Sozialgesetzbuches kontrollieren. Das lokale Gesundheitsamt fungiert als staatliche Aufsichtsbehörde für die ordnungsgemäße Ausstattung und Hygiene seiner Praxis. Im Rahmen seiner Patienten-

Tabelle 7: Die Bücher des Sozialgesetzbuchs (SGB).

Buch-Nr.	Bereich	In Kraft getreten
I	Allgemeiner Teil	1976
II	Ausbildungsförderung	
III	Arbeitsförderung	1998
IV	Gemeinsame Vorschriften für die Sozialversicherung	1977
V	Gesetzliche Krankenversicherung	1989
VI	Gesetzliche Rentenversicherung	1992
VII	Gesetzliche Unfallversicherung	1997
VIII	Kinder- und Jugendhilfe	1991
IX	Eingliederung Behinderter	
X	Verwaltungsverfahren	1981
	Schutz der Sozialdaten	
	Zusammenarbeit der Leistungsträger	1983
XI	Soziale Pflegeversicherung	1995
XII	Wohngeld	
XIII	Sozialhilfe	
XIV	Kindergeld, Erziehungsgeld	

versorgung steht ein Kassenarzt in permanentem Kontakt zu anderen Kassenärzten, Krankenhäusern und Rehabilitationskliniken, zu denen er seine Patienten überweist. Indirekte Kontakte ergeben sich durch die Abgabe der von ihm verschriebenen Rezepte durch lokale Apotheken. Weiterhin hat er Kontakt zu Selbsthilfegruppen und Sozialstationen, die bei Bedarf seine Patienten bei der Bewältigung ihres Krankseins bzw. dessen Folgen unterstützen. Schließlich hat ein Kassenarzt in der Regel Kontakte zur medizinischen Geräteindustrie und zu den Referenten der Pharmaindustrie, die ihn bei der technischen Ausstattung, bzw. den von ihm vorgenommenen Arzneimittelverordnungen beraten und unterstützen (mit Ärztemustern).

Darüber hinaus ergeben sich eine Vielzahl anderer Vernetzungen und Beziehungen durch Mitgliedschaften in verschiedenen, mit der kassenärztlichen Berufstätigkeit verbundenen Vereinen und Verbänden. Die **Abbildung 6** visualisiert die Vernetzung eines Kassenarztes mit verschiedenen Bezugsgruppen. Auch wenn der Kassenarzt als Kleinunternehmer relativ unabhängig ist, so ergeben sich durch seine Einbindung in verschiedene Bezugssysteme direkt oder indirekt vielfältige Abhängigkeiten, denen er gerecht werden muss, wenn er in seiner Berufsausübung erfolgreich sein will.

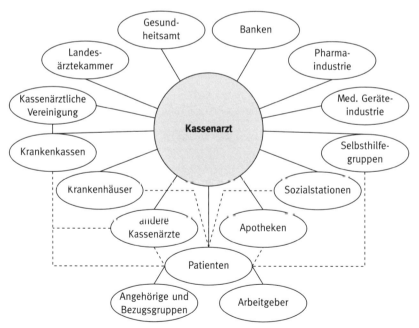

Abbildung 6: Der Kassenarzt im Netz beruflicher Bezugssysteme.

Ganz anders sehen die Bezugssysteme eines Stationsarztes im Krankenhaus aus **(Abb. 7)**. Die Hauptbeziehungen eines Stationsarztes ergeben sich innerhalb der Organisation des Krankenhauses; allein die Pflichtmitgliedschaft in der Landesärztekammer sowie die Beziehungen zu den einweisenden niedergelassenen Kassenärzten gehen aus dem Krankenhaus heraus. Die vier Hauptbezugsebenen ergeben sich durch die hierarchische Struktur der Ärzteschaft im Krankenhaus mit der direkten Unterstellung zu einem Oberarzt und einem Chefarzt, bzw. ärztlichen Direktor. Kollegiale Beziehungen ergeben sich zu den anderen Assistenzärzten sowie der Ambulanz/Aufnahme des Krankenhauses. Im Mittelpunkt steht, ähnlich wie beim Kassenarzt, die Beziehung zum Patienten auf der jeweiligen Krankenhausstation. Der Stationsarzt steht in enger Kooperationsbeziehung zu dem der Station zugeordneten Pflegepersonal, über das er indirekt kooperiert mit der Küche (Verordnung von Diäten), der Ergotherapie und der Krankengymnastik (Verordnung von Behandlungen), dem Sozialarbeiter im Krankenhaus (zur Regelung sozialmedizinischer Fragen) sowie zum Krankenhauspfarrer. Auch die Beziehung zur Kran-

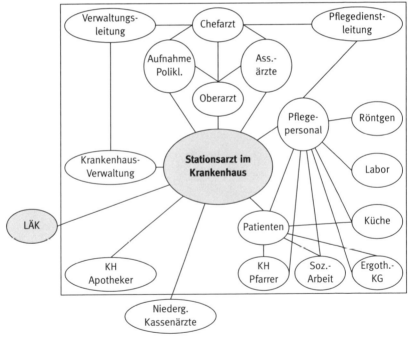

Abbildung 7: Der Stationsarzt im Krankenhaus im Netz beruflicher Beziehungssysteme.

kenhausapotheke ist zumeist indirekt über die vom Pflegepersonal weitergegebenen medikamentösen Verordnungen. Weiterhin ergeben sich Abhängigkeiten von der Krankenhausverwaltung.

Menschen neigen dazu, sich selbst in den Mittelpunkt zu stellen und die Welt auf uns bezogen wahrzunehmen. Unsere Weltbilder sind anthropozentrisch. Das gilt nicht nur für den einzelnen, sondern gleichermaßen für Gruppen, Organisationen und Staaten. So finden sich in den Schulatlanten aller Nationen Abbildungen, in denen das jeweilige Land im Mittelpunkt steht und die ganze Welt um sich herum gruppiert.

Ärzte neigen dazu, sich im Mittelpunkt der medizinischen Versorgung zu sehen und das ganze System auf sich bezogen zu interpretieren. Oft fällt es ihnen schwer, zu verstehen, dass aus der Perspektive der anderen Akteure vieles anders aussieht und deshalb andere Prioritäten gesetzt werden. In Deutschland gibt es ca. 80 medizinische Berufe. In Relation zu den ca. 4,2 Mio. im Gesundheitswesen Beschäftigten sind die 360 000 Ärzte eine relativ kleine, wenn auch sehr mächtige Gruppe. Ärzte sitzen in den Schaltstellen, sie haben als «Gate-Keeper» die Entscheidungsmacht für Überweisungen zu niedergelassenen Kollegen und in Krankenhäuser, sie schreiben die Rezepte und verordnen Heil- und Hilfsmittel sowie Medikamente, sie bescheinigen Arbeitsunfähigkeiten und begutachten Rentenansprüche. Trotzdem stehen auch Ärzte in vielfältigen Abhängigkeitsbeziehungen, die ihr alltägliches Handeln bestimmen, nicht nur in der Arztpraxis oder im Krankenhaus, sondern auch bezogen auf die anderen Akteure im Gesundheitswesen. Ärzte müssen immer mehr von ihrer Autonomie aufgeben und sich in arbeitsteilige Kooperationsbeziehungen integrieren.

6. Normen und Werte ärztlicher Berufsausübung

6.1 Normative Vorgaben der Berufsrolle Arzt

In der Geschichte der Kulturen und Gesellschaften haben sich spezifische Vorstellungen darüber entwickelt, was man von einem Arzt erwarten kann. Der amerikanische Soziologie Talcot Parsons (1951) hat im Rahmen der von ihm entwickelten strukturell-funktionalen Theorie die soziale Rolle des Arztes charakterisiert, so wie sie in den westlichen entwickelten Industriegesellschaften verstanden wird. Die für den Arztberuf charakteristischen Verhaltenserwartungen beschreibt Parsons mit Hilfe von fünf Orientierungsalternativen *(pattern variables)*:

- Emotionalität versus emotionale Neutralität,
- Kollektivitätsorientierung versus Selbstorientierung,
- Partikularismus versus Universalismus,
- Vorgegebenheitsorientierung versus Leistungsorientierung,
- funktionaldiffuse Orientierung versus funktionalspezifische Orientierung.

Von einem Arzt erwartet man *emotionale Neutralität* (d.h. sachlich rationales Handeln und Kontrolle der eigenen Gefühle), *Kollektivitätsorientierung* (d.h. Uneigennützigkeit), *Universalismus* (d.h. uneingeschränkte Bereitschaft zur Hilfeleistung), *Vorgegebenheitsorientierung* (an der Gesundheit bzw. Krankheit) und *funktionalspezifische Orientierung* (d.h. Erwartung einer spezifischen fachlichen Kompetenz). Diese Verhaltenserwartungen bilden die Grundlage für die verschiedenen ärztlichen Berufsordnungen.

Schon im Mittelalter wurden von den Staaten Medizinalordnungen erlassen, um die Zulassung zum ärztlichen Beruf und Mindeststandards der ärztlichen Berufsausübung zu regeln. Im 18. Jahrhundert begannen Ärzte, sich in Vereinen zusammenzuschließen und ihre Mitglieder mit dem Erlass von Standesordnungen auf ein standeswürdiges Verhalten zu verpflichten. So wurde 1780 in Mannheim eine «Gesellschaft Praktischer Ärzte, Wundärzte und Geburtshelfer», 1881 eine «Physikalisch-Medicinische Societät zu Erlangen, 1809 der «Ärztliche Verein zu Lübeck» und 1810 die «Hufeland-Gesellschaft» in Berlin gegründet. Einen starken Aufschwung erlebte das ärztliche Vereinswesen im Zusammenhang mit der Medizinalreformbewegung in den dreißiger und vierziger Jahren des 19. Jahrhunderts.

Die Standesordnung, die 1876 vom Ärztlichen Verein in Karlsruhe beschlossen wurde, war für viele andere Vereine handlungsleitend. Sie regelte in 26 Paragraphen die Pflichten der Ärzte gegeneinander und die gegen den ärztlichen Stand im Allgemeinen, das Verhalten bei Konsilien und bei Differenzen zwischen Ärzten sowie Grundsätze bei der Honorarerhebung. Patienten wurden nur am Rande erwähnt, vorwiegend bezogen auf Verhaltensnormen im Berufsverkehr mit Patienten anderer Ärzte (C. Huerkamp, 1985). Ende des 19. und Anfang des 20. Jahrhunderts wurden «Ratgeber für die ärztliche Praxis» veröffentlicht, in denen neu sich niederlassenden Ärzten empfohlen wird, unverzüglich bei den Kollegen Antrittsbesuche zu machen und möglichst bald einem ärztlichen Verein beizutreten. Es wurde geraten, sich nach der Höhe der Honorare zu erkundigen, wie sie von den ortsansässigen Ärzten genommen werden und diese auf keinen Fall zu unterschreiten. Die Ärzte wurden ermahnt, auf keinen Fall über einen Kollegen öffentlich etwas Nachteiliges zu sagen. Die gegenüber Laien geäußerte Kritik an Kollegen galt als einer der schwersten Fehler, die ein Arzt sich zuschulden kommen lassen konnte.

Daneben waren die deutschen Ärzte, auch die nicht-beamteten, disziplinarrechtlich den staatlichen Beamten gleichgestellt. Nach einer Ministerialverfügung von 1808 in Preußen waren die Regierungen befugt, «ohne Einmischung der Gerichte Vergehen der Medizinalpersonen als reine Dienstvergehen disziplinarisch zu rügen, deshalb Ordnungsstrafen festzulegen und zu vollstrecken». Ein weiterer Punkt staatlicher Reglementierung war die Medizinaltaxe, an deren Sätze sich die Ärzte bei ihren Honorarforderungen zu halten hatten. In Preußen war die erste diesbezügliche Vorschrift zusammen mit dem Medizinaledikt von 1693 erlassen worden. 1815 wurde eine neue Medizinaltaxe erlassen, die für jede ärztliche Leistung ein Minimal- und ein Maximalhonorar festlegte.

Daraus ergab sich ein Spannungsverhältnis des ärztlichen Berufes zwischen einem Quasi-Beamtentum (ohne die Rechte des Beamtenstatus) und dem Status als freies Gewerbe. Der sich daraus ergebende Unmut führte zur Kritik der Ärzteschaft und der Forderung nach einer Medizinalreform. Das breite politische Engagement von Ärzten, insbesondere im Zusammenhang mit der Revolution von 1848, führte schließlich im Jahr 1872/73 zur Gründung eines Ärztevereinsbundes als Dachorganisation. Dieser organisierte jährlich einen Deutschen Ärztetag, auf dem ärztliche Berufsinteressen, Fragen der ärztlichen Prüfungsordnung sowie die «Kassenarztfrage» diskutiert wurden. Die Zahl der Ärztevereine, die sich dem Deutschen Vereinsbund anschlossen, nahm kontinuierlich zu, so dass 1911 der Organisationsgrad deutscher Ärzte 80 % betrug.

Die Proteste der Ärzteschaft gegenüber der disziplinaren Beaufsichtigung durch staatlich organisierte Ehrengerichte führte zur Forderung nach einer staatlich anerkannten Standesvertretung, der schließlich Erfolg beschieden war. Am 25. Mai 1887 wurde vom preußischen Staat der Erlass zur Errichtung einer ärztlichen Standesvertretung veröffentlicht. In jeder preußischen Provinz wurde am Sitz des Oberpräsidenten eine Ärztekammer eingerichtet zur «Erörterung aller Fragen und Angelegenheiten, welche den ärztlichen Beruf oder das Interesse der öffentlichen Gesundheitspflege betreffen oder auf die Wahrnehmung und Vertretung der ärztlichen Standesinteressen gerichtet sind». Allerdings brauchte es noch einige Jahre, bis 1899 die Entscheidung zur Einrichtung ärztlicher Ehrengerichte fiel und damit ein weiterer wesentlicher Schritt auf dem Weg zur Professionalisierung der Ärzteschaft vollzogen wurde.

Das Spannungsverhältnis zwischen staatlichen Regelungen und Kontrollen der ärztlichen Berufsausübung und der standespolitischen Selbstverwaltung der Ärzte blieb aber bis in unsere Tage grundlegend erhalten. So legen in der Bundesrepublik Deutschland eine vom Gesetzgeber vorgegebene Bundesärzteordnung und eine darauf bezogene Ausbildungsordnung für Ärzte die grundlegenden Normen des ärztlichen Berufes fest. Darauf bezogen haben entsprechend der föderalistischen Zuständigkeit der Bundesländer die Landesärztekammern als Körperschaften öffentlichen Rechtes Berufsordnungen für Ärzte erlassen, die weitergehende normative Vorgaben festlegen, deren Einhaltung im Rahmen der berufsständischen Selbstverwaltung kontrollieren und im Rahmen einer eigenen Berufsgerichtsbarkeit sanktionieren.

Die grundlegende Ausrichtung des ärztlichen Berufsstandes wird sowohl in der Bundesärzteordnung wie in den Berufsordnungen für Ärzte gleichermaßen nicht nur am einzelnen Patienten (Private Health), sondern auch am Gemeinwohl, der Gesundheit der Bevölkerung (Public Health) vorgegeben. In den Berufsordnungen der Ärztekammern werden die verschiedenen Aspekte der Ausübung des ärztlichen Berufes relativ detailliert geregelt. Auffallend an dem in **Tabelle 8** dargestellten Beispiel ist die im Wortlaut mit der Bundesärzteordnung übereinstimmende Verpflichtung des Arztes zum Dienst nicht nur an der Gesundheit des einzelnen Menschen, sondern auch der Bevölkerung. Damit ist ein Spannungsverhältnis vorgegeben, das den Arzt in Rollenkonflikte bringen kann, wenn die Erwartungen eines Patienten (z.B. nach Krankschreibung ohne hinreichende medizinische Indikation) mit den Interessen der Bevölkerung (nach Einhaltung der Vorschriften zur Gewährung von

Tabelle 8: Berufsordnung der Ärztekammer Berlin.

§ 1	Berufsausübung	§ 23	Kooperative Berufsausübung zwischen Ärzten und Angehörigen anderer Fachberufe
§ 2	Aufklärungspflicht		
§ 3	Schweigepflicht	§ 24	Beteiligung von Ärzten an sonstigen Partnerschaften
§ 4	Zusammenarbeit der Ärzte		
§ 5	Verpflichtung zur Weiterbildung	§ 25	Ärztlicher Notfalldienst
§ 6	Erhaltung des ungeborenen Lebens	§ 26	Werbung und Anpreisung
§ 7	Schutz der toten Leibesfrucht	§ 27	Information unter Ärzten
§ 8	In-vitro-Fertilisation, Embryotransfer	§ 28	Berufliches Wirken in der Öffentlichkeit
§ 9	Fortbildung	§ 29	Patienteninformation
§ 10	Qualitätssicherung	§ 30	Arzt und Nicht-Arzt
§ 11	Haftpflichtversicherung	§ 31	Verordnungen und Empfehlungen von Arznei-, Heil- und Hilfsmitteln
§ 12	Ausübung der Praxis		
§ 13	Verträge	§ 32	Begutachtung von Arznei-, Heil- und Hilfsmitteln
§ 14	Ärztliche Aufzeichnungen	§ 33	Arzt und Industrie
§ 15	Ausstellung von Gutachten und Zeugnissen	§ 34	Anzeigen und Verzeichnisse
		§ 35	Praxisschilder
§ 16	Ausbildung von Mitarbeitern	§ 36	Ankündigung besonderer Praxisausübung und Praxiseinrichtung durch den niedergelassenen Arzt
§ 17	Ärztliches Honorar		
§ 18	Kollegiales Verhalten		
§ 19	Behandlung von Patienten anderer Ärzte	§ 37	Anbringung der Schilder
		§ 38	Ankündigungen auf Briefbögen, Rezeptvordrucken, Stempeln und im sonstigen Schriftverkehr
§ 20	Vertreter und ärztliche Mitarbeiter		
§ 21	Verbot der Zuweisung gegen Entgelt	§ 39	Freier Dienstleistungsverkehr im Rahmen der Europäischen Gemeinschaft
§ 22	Gemeinsame ärztliche Berufsausübung		
		§ 40	Inkrafttreten und Außerkrafttreten

Der § 1 zur Berufsausübung gliedert sich in neun Abschnitte, in denen verschiedene Themen angesprochen werden:

(1) Der Arzt dient der Gesundheit des einzelnen Menschen und der Bevölkerung. Der ärztliche Beruf ist kein Gewerbe. Er ist seiner Natur nach ein freier Beruf. Der ärztliche Beruf verlangt, dass der Arzt seine Aufgaben nach seinem Gewissen und nach den Geboten der ärztlichen Sitte erfüllt.

(2) Aufgabe des Arztes ist es, das Leben zu erhalten, die Gesundheit zu schützen und wiederherzustellen, sowie Leiden zu lindern und an der Erhaltung der natürlichen Lebensgrundlagen im Hinblick auf ihre Bedeutung für die Gesundheit der Menschen mitzuwirken. Der Arzt übt seinen Beruf nach den Geboten der Menschlichkeit aus ...

Sozialleistungen) im Widerspruch stehen. Im §2 ist festgelegt, dass der Arzt das Selbstbestimmungsrecht des Patienten zu achten hat und die Behandlung der Einwilligung des Patienten bedarf. Weiterhin wird festgestellt, dass der Einwilligung grundsätzlich eine Aufklärung im persönlichen Gespräch voranzugehen hat. Dieser Paragraph ist insofern wichtig, als in Kunstfehlerprozessen häufig ärztliches Fehlverhalten nicht nachgewiesen werden kann, aber eine Verletzung der Aufklärungspflicht vorliegt.

Bundesrechtliche Normen werden in der Approbationsordnung, der Bundesärzteordnung (Berufsschutz, Titelschutz, Berufsbeschreibung, Qualifikationsvoraussetzungen, Bedingungen für den Entzug der Berufserlaubnis, Gebührenordnung), dem Sozialgesetzbuch (SGB V), der Zulassungsordnung für Kassenärzte und den Richtlinien der Bundesausschüsse der Ärzte und Krankenkassen sowie den Gebührenordnungen vorgegeben. Landesrechtliche Normen sind in den Gesetzen über die öffentliche Berufsvertretung, die Weiterbildung und Berufsgerichtsbarkeit der Ärzte, Zahnärzte, Tierärzte, Apotheker und Dentisten (Kammergesetze) festgelegt. Schließlich gibt es die kammerrechtlichen Regelungen der Berufsordnung für die deutsche Ärzteschaft, die die Pflichten der Berufsausübung und Sorgfaltspflicht, Verpflichtung zu Kollegialität, Fortbildungspflicht, Pflicht zur Haftpflichtversicherung, Selbstverwaltung, Honorar, Kooperation und Wettbewerbsverbote festlegen.

Bundesgesetzlich sind neben dem Arzt 16 andere Gesundheitsberufe geregelt (Zahnheilkundegesetz, Bundesapothekerordnung, Heilpraktikergesetz, Hebammengesetz, Krankenpflegegesetz, Masseure- und Physiotherapeutengesetz, Medizinisch-Technische Angestelltengesetz, Ergotherapeutengesetz, Pharmazeutisch-Technische Angestelltengesetz, Diätassistentengesetz, Logopädengesetz, Rettungsassistentengesetz, Orthoptistengesetz).

Wir können somit feststellen, dass der freie Beruf des Arztes mit einer Vielzahl von Muss-, Soll- und Kann-Vorgaben geregelt ist, deren Normen sowohl von Seiten des Staates wie von den Selbstverwaltungsorganen der organisierten Ärzteschaft kontrolliert und sanktioniert werden.

6.2 Ethische Anforderungen an den Arztberuf

Der Begriff Ethik kommt aus dem Griechischen «ethos»: Gewohnheit, Herkommen, Sitte. Die gesamte traditionelle Ethik beschäftigt sich überwiegend mit Fragen nach dem «höchsten Gut», dem richtigen Handeln und der Freiheit des Willens. Die Philosophie unterscheidet zwischen Gesinnungsethik (den Gesinnungen, die Handlungen zugrunde liegen) und einer Verantwortungsethik (den durch die Handlungen verursachten Wirkungen).

Mit der ärztlichen Ethik werden leitende Handlungsregeln bezeichnet, die für richtiges ärztliches Handeln als verbindlich angesehen werden. Der mit dem Namen des griechischen Arztes Hippokrates verbundene Eid wird auch heute noch in den öffentlichen Medien als grundlegend zitiert, obwohl sein Wortlaut den meisten Ärzten in Deutschland nicht mehr bewusst sein dürfte. Dieser sog. *Hippokratische Eid* war eine Verpflichtungsformel für diejenigen, die als Studenten in die Ärztegemeinschaft der Aesklepiaden aufgenommen werden wollten. Er lautet:

«Ich schwöre bei Apollon dem Arzt, bei Aesklepius, Hygieia und Panakaeia und allen Göttern und Göttinnen, in dem ich zu Zeugen anrufe, dass ich nach meinem Vermögen und Urteil diesen Eid und diesen Vertrag erfüllen werden:

Den, der mich diese Kunst gelehrt hat, gleich zu achten meinen Eltern, ihn an meinem Lebensunterhalt teilhaben zu lassen und ihm Anteil zu geben an dem Lebensnotwendigen, wenn er dessen bedarf, seine Nachkommen meinen Brüdern gleichzustellen und sie diese Kunst zu lehren, wenn sie sie zu erlernen wünschen, ohne Entgelt und Vertrag, an Vorschriften, Vortrag und allen sonstigen Unterweisungen teilnehmen zu lassen, meine Söhne und die Söhne dessen, der mich unterrichtet hat sowie die vertraglich Verpflichteten und nach ärztlichem Brauch vereidigten Schüler, sonst aber niemandem.

Ärztliche Verordnungen werde ich treffen zum Nutzen der Kranken nach meinem Vermögen und meinem Urteil, fernhalten aber werde ich mich davon, sie zu Schaden und Unrecht zu treffen. Ich werde niemandem ein tödlich wirkendes Mittel geben, auch nicht auf Verlangen, noch werde ich einen Rat dazu erteilen; ebenso werde ich keiner Frau ein Frucht abtreibendes Zäpfchen geben. Rein und heilig werde ich mein Leben und meine Kunst bewahren. Niemals werde ich das Schneiden anwenden, nicht einmal bei Steinleiden, sondern dies den Männern überlassen, die diese Tätigkeit ausüben.

In alle Häuser, die ich betrete, werde ich zum Nutzen der Kranken kommen, frei von jedem vorsätzlichen Unrecht und Übeltat, besonders von geschlechtlichen Handlungen an den Leibern von Frauen und Männern, Freien und Sklaven.

Was immer ich bei der Behandlung oder auch außerhalb der Behandlung sehe und höre im Leben der Menschen, das werde ich, so weit es nicht ausgeplaudert werden darf, verschweigen und als Geheimnis achten.

Wenn ich nun diesen Eid erfülle und nicht verletze, so möge mir Erfolg im Leben und in der Kunst beschieden sein, dazu Ruhm unter allen Menschen für alle Zeit, wenn ich ihn aber übertrete und meineidig werde, das Gegenteil von alledem» (Hippokrates: Schriften, übers. von H. Diller, 1962).

Es wird deutlich, dass diese Verpflichtungsformel zwei Funktionen erfüllt. Zum einen geht es um die Abgrenzung des Berufsstandes und die Verpflichtung der aufgenommenen Mitglieder an wechselseitiger kollegialer Unterstützung. Zum anderen geht es darum, die Mitglieder dieses Berufsstandes auf die Einhaltung einheitlicher Prinzipien im Umgang mit Kranken zu verpflichten, wobei sich die Abgrenzung von den Barbieren, den späteren Chirurgen, bis ins 19. Jahrhundert hinein gehalten hat. Besonders hervorzuheben ist die Verpflichtung des Arztes am Wohl des Kranken, der als gleichberechtigter Partner Anspruch auf die Achtung seiner Persönlichkeitsrechte haben soll.

In der Folge wurde immer wieder auf diese Grundforderungen Bezug genommen und darauf aufbauend weitergehende Verhaltensnormen für einen guten Arzt entwickelt. So stellte der jüdische Arzt Maimonides (1135–1204) mit Bezug zu den Schriften des Hippokrates fest, dass die Aufgaben der Heilkunst nur sinnvoll durchgeführt werden können, wenn der Arzt eine richtige Haltung zu seinen Patienten einnimmt. «Der Arzt ist ... verpflichtet, die Art des nutzbringenden Verhaltens anzugeben» der Patient dagegen hat «die freie Wahl, die ärztlichen Anordnungen zu befolgen oder zu unterlassen» (zit. n. H. Schipperges, 1991). Ein ihm zugeschriebenes «Morgengebet eines Arztes» ist als *Eid des Maimonides* bekannt geworden. Der Text lautet:

> «Lass' mich beseelen die Liebe zur Kunst und zu deinen Geschöpfen. Gib es nicht zu, dass Durst nach Gewinn, Haschen nach Ruhm oder Ansehen sich in meinen Betrieb mische, denn diese Feinde der Wahrheit und Menschenliebe können leicht mich täuschen und der hohen Bestimmung, deinen Kindern wohlzutun, entrücken. – Stärke die Kraft meines Herzens, damit es gleich bereit sei, dem Armen und Reichen, den Guten und Schlechten, dem Freund und dem Feind zu dienen. – Lass im Leiden mich stets nur den Menschen sehen; möge mein Geist am Lager des Kranken stets Herr seiner selbst bleiben und kein fremder Gedanke ihn zerstreuen, damit alles, was Erfahrung und Forschung ihn lehrten, ihm stets gegenwärtig sei; denn groß und selig ist die sinnende Forschung der Stille, die der Geschöpfe wohl erhalten soll. – Verleihe meinen Kranken Zutrauen zu mir und meiner Kunst sowie Befolgung meiner Vorschriften und Weisungen. – Verbanne von ihrem Lager alle Quacksalber und das Heer Rat gebender Verwandter und überweiser Wärterinnen, denn es ein grausam Volk, das aus Eitelkeit die besten Absichten der Kunst vereitelt und deine Geschöpfe oft dem Tode zuführt. – Wenn Unkundige mich tadeln und verspotten, so möge die Liebe zur Kunst wie einen Panzer meinen Geist unverwundbar machen, damit er, auf Ruf, Alter und Ansehen seiner Feinde nicht achtend beim Wahren verharre. – Verleih Gott, mir Milde und Geduld mit verletzenden und eigensinnigen Kranken, gib mir Mäßigung in allem, nur nicht in der Erkenntnis; in dieser lasse mich unersättlich sein, und fern bleibe mir der Gedanke, dass ich alles wüsste und könnte. Gib mir Kraft, Muße und Gelegenheit, mein Wissen stets mehr und mehr zu erweitern; mein Geist kann heute Irrtümer in seinem Wissen erkennen und entdecken, die er gestern nicht ahnte: die Kunst ist groß, aber auch der Menschen Verstand dringt immer weiter» (zit. n. H. Schipperges, in: D. v. Engelhardt, F. Hartmann, (1991) S. 67).

Im Jahr 1803 veröffentlichte Thomas Percival (1740–1804) ein Buch über ärztliche Ethik, dessen Grundaussagen von der American Medical Association 1847 in ihrem *Code of Ethics* übernommen wurden. Auch für Percival ist die Autorität des Arztes und das Vertrauen des Kranken eine entscheidende Grundlage einer Erfolg versprechenden ärztlichen Behandlung. Er fordert den rücksichtsvollen Umgang der Ärzte untereinander und die Durchführung von Konsilien vor gefährlichen Eingriffen. Als notwendige ärztliche Tugend fordert er die strikte Mäßigkeit im Alkoholgenuss, da bei Notfällen «eine sichere Hand, ein scharfes Auge und ein unbenebelter Kopf für das Wohlergehen, ja für das Leben eines Mitmenschen entscheidend sein kann» (zit. n. H.N. Koelbing, in: D. v. Engelhardt, F. Hartmann, 1991, S. 286). Ein Arzt sollte sich sorgfältig vor allem hüten, was das allgemeine Ansehen seines Berufes schädigen könnte. Er sollte sich weder am Verächtlichmachen des ganzen Standes noch an allgemeinen Beschuldigungen über die Selbstsucht und Unredlichkeit der Ärzte beteiligen; er sollte keine zur Schau getragene oder auch nur spaßhafte Skepsis gegenüber der Wirksamkeit und Nützlichkeit der Heilkunst dulden. Ein Arzt sollte nicht leichtfertig düstere Prognosen stellen, sondern vielmehr für den Kranken Träger von Hoffnung und Trost sein «Hoffnung ist wichtiger als Wahrheit». Er schreibt: «es gehört sich nicht nur für den Arzt, Krankheiten zu heilen, sondern auch Schmerzen zu lindern, und, wenn der Tod unvermeidlich ist, wenigstens den Weg dazu zu ebnen» und stellt fest «lasst den Mediziner wie den Chirurgen nie vergessen, dass ihr Beruf ihnen von der Öffentlichkeit anvertraut ist (their professions are public trusts). Zu Recht ist dieser Beruf einträglich, solange sie ihn ausüben. Aber Ehre und Anstand gebieten ihnen, denselben aufzugeben, sobald sie sich nicht mehr in der Lage sehen, ihre Aufgabe gut und verlässlich zu erfüllen» (S. 288).

Im Versuch einer Beurteilung des Werkes von Thomas Percival kommt H. M. Koelbing zu dem Ergebnis, dass dieser den Arzt vor allem als Gentleman gesehen hat, der seiner Stellung in der Gesellschaft am Besten gerecht wird, indem er seine Praxis fachlich und moralisch einwandfrei führt.

In dem gleichen Sinne äußerte sich Friedrich Hoffmann (1660–1742), wenn er als besondere Tugenden des Arztes Bescheidenheit, Verschwiegenheit und Nüchternheit nennt.

Unter dem Eindruck des Zweiten Weltkrieges und des Verhaltens deutscher Ärzte im Zusammenhang mit Maßnahmen der Rassenhygiene des nationalsozialistischen Regimes verabschiedete die Generalversammlung des Weltärztebundes im September 1948 das sogenannte *Genfer Ärztegelöbnis*:

«Im Zeitpunkt meines Eintrittes in den ärztlichen Beruf verpflichte ich mich feierlich mein Leben dem Dienste der Menschheit zu weihen. Ich werde meinen Lehrern die schuldige Achtung und Dankbarkeit wahren. Ich werde meinen Beruf gewissenhaft und würdig ausüben. Die Gesundheit meines Patienten wird meine erste Sorge sein. Ich werde das Geheimnis dessen, der sich mir anvertraut, wahren. Mit allen mir zur Verfügung stehenden Mitteln werde ich die Ehre und die stolze Überlieferung des Ärzteberufes aufrechterhalten.
Meine Kollegen sollen meine Brüder sein.
Ich werde es nicht zulassen, dass sich religiöse, nationale, rassische, Partei- oder Klassen-Gesichtspunkte zwischen meine Pflicht und meine Patienten drängen.
Ich werde das menschliche Leben von der Empfängnis an bedingungslos achten.
Selbst Drohungen werden mich nicht dazu bringen, meine ärztlichen Kenntnisse entgegen den Pflichten der Menschheit anzuwenden.
Ich gelobe dies feierlich, frei und auf meine Ehre.»

Dem entspricht im Wesentlichen die *ärztliche Verpflichtungsformel*, die 1979 vom Deutschen Ärztetag verabschiedet wurde (Deutsches Ärzteblatt

76: 2442, 1979), wobei ein Vergleich der Texte interessante Unterschiede aufzeigt:

> «Bei meiner Aufnahme in den ärztlichen Berufsstand gelobe ich feierlich, mein Leben in den Dienst der Menschheit zu stellen. Ich werde meinen Beruf mit Gewissenhaftigkeit und Würde ausüben. Die Erhaltung und Wiederherstellung der Gesundheit meiner Patienten soll oberstes Gebot meines Handelns sein. Ich werde alle mir anvertrauten Geheimnisse wahren. Ich werde mit allen meinen Kräften die Ehre und die edle Überlieferung des ärztlichen Berufes aufrecht erhalten und bei der Ausübung meiner ärztlichen Pflichten keinen Unterschied machen, weder nach Religion, Nationalität, Rasse, noch nach Parteizugehörigkeit und sozialer Stellung. Ich werde jedem Menschenleben von der Empfängnis an Ehrfurcht entgegenbringen und selbst unter Bedrohung meine ärztliche Kunst nicht in Widerspruch zu den Geboten der Menschlichkeit anwenden. Ich werde meinen Lehrern und Kollegen die schuldige Achtung erweisen. Dies alles verspreche ich feierlich auf meine Ehre.»

Die deutsche Fassung unterscheidet sich von der des Weltärztebundes vor allem in der Wortwahl. Interessant ist, dass die Weltformel an den Anfang die Selbstverpflichtung stellt und mit einem feierlichen Gelöbnis schließt, während die deutsche Fassung als Gelöbnis beginnt und mit einem feierlichen Versprechen endet. In der Weltformel verpflichtet sich der Arzt, «das menschliche Leben ... bedingungslos (zu) achten», während der deutsche Arzt gelobt, «jedem Menschenleben ... Ehrfurcht entgegen(zu)bringen». Während die Weltformel den Arzt verpflichtet, seine «ärztlichen Kenntnisse (nicht) entgegen den Pflichten der Menschheit anzuwenden», gelobt der deutsche Arzt, seine «ärztliche Kunst nicht in Widerspruch zu den Geboten der Menschlichkeit» anzuwenden.

Zusammen mit den weitergehenden Ausführungen der Bundesärzteordnung (BOÄ) und den von den Landesärztekammern (als Körperschaften öffentlichen Rechtes) erlassenen Berufsordnungen für Ärzte (BÄO) sind damit die ethischen Grundlagen für ärztliche Berufsausübung in Deutschland vorgegeben.

In der Auseinandersetzung mit ethischen Konflikten ärztlichen Handelns im Kontext des medizinischen Fortschrittes und der Veränderung der Gesundheits- und Sozialversicherungssysteme haben immer wieder formal legitimierte Gremien und informelle Gruppen versucht, ethisch begründete Normen für bestimmte Handlungsbereiche (z.B. humangenetische Forschung, Reproduktionsmedizin, Tierversuche oder Ehrlichkeit in der Forschung) und allgemeines medizinisches Handeln neu zu formulieren.

Als Beispiel soll an dieser Stelle die 1992 auf einer Veranstaltung der Ecole Dispersée de Santé Européenne (EDSE) von 200 Teilnehmern aus verschiedenen Gesundheitsberufen und 10 Ländern erarbeitete und verabschiedete *Erklärung von Kos* zitiert werden:

> «Wir arbeiten in verschiedenen Berufen des Gesundheitswesens und haben uns am 30. Oktober 1992 in Griechenland im Asklepion von Kos, Insel des Hippokrates,

versammelt. Wir sind uns der Pflicht, unsere berufliche Praxis zu verantworten, bewusst und wissen zugleich, dass Politik, Kultur, Religion, Wissenschaft, Wirtschaft und Technik auf diese Praxis Einfluss nehmen. Weil wir verantwortungsbewusste Arbeitsweisen entwickeln wollen, versichern wir, in Übereinstimmung mit der Deklaration der Menschenrechte, von folgenden ethischen Grundsätzen nicht abzuweichen.»

«Wir werden den Kranken zuhören, ihnen zur Seite stehen und sie begleiten, gemeinsam mit ihnen therapeutische Strategien entwickeln und alles tun, ihnen medizinische Maßnahmen nicht aufzwingen zu müssen. Wir verstehen uns als PartnerInnen und AnwältInnen der Kranken, die sie in ihrer Lebensweise, ihrer Kultur und ihrem Glauben ohne jede Einschränkung respektieren. Es ist unsere Aufgabe, den Kranken dabei zu helfen, eine eigene Orientierung in ihrem Leben zu finden; woher sie auch kommen. Wir erkennen jede Ausdrucksform des Leidens an. Wir bemühen uns stets, keine dieser Ausdrucksformen zu unterdrücken. Es ist unsere Aufgabe, ihren Sinn ebenso wie ihre individuellen und gesellschaftlichen Ursachen zu verstehen. Wir fordern das Recht auf medizinische Versorgung für alle und werden dies erkämpfen. Wir verweigern die Teilnahme an oder die Verschleierung von gesellschaftlichem Ausschluss, Mord und Folter. Wir wenden uns gegen den Gebrauch und die Ausfuhr von Stoffen und Mitteln, die Menschen und Umwelt schädigen. Wo immer dies geschieht, werden wir es öffentlich bezeugen, damit sich niemand darauf berufen kann, nichts zu wissen. Wir legen – auch öffentlich – Rechenschaft ab. Im Interesse derer, die sich uns anvertrauen, gestehen wir unsere Fehler ein. Wir werden unser Wissen und unsere Erkenntnisse, wo immer wir uns befinden, weitergeben. Eingedenk unserer menschlichen Grenzen werden wir auf ihre Weiterentwicklung und Unsicherheiten aufmerksam machen. Wir beteiligen uns an der Entwicklung einer präventiven und kurativen Gesundheitspolitik i.S. der dargestellten Prinzipien. Wir achten darauf, dass die Gesundheit der anderen unser Ziel bleibt und nicht unser Mittel wird. Gesundheit ist keine Ware» (zit. n. Mabuse 85: 8, 1993).

Diese als exemplarisch verstandene Selbstverpflichtung versteht sich im Sinne der Aussage von Rudolf Virchow, nach der «der Arzt der natürliche Anwalt der Armen» ist und «die soziale Frage ... zu einem erheblichen Teil in seine Jurisdiktion» fällt. Die «Erklärung von Kos» spricht nicht nur die Ärzte, sondern alle Gesundheitsberufe an und verpflichtet diese, ihre berufsspezifischen Kenntnisse und Erfahrungen nicht nur in der Behandlung ihrer Patienten anzuwenden, sondern der Verantwortung für die Gesundheit des gesamten Volkes entsprechend auch in die Politik einzubringen und damit aktiv zur Entwicklung einer humanen Gesellschaft beizutragen. Bemerkenswert ist auch der eindeutige Bezug zur Deklaration der Menschenrechte der United Nations (UN), deren Artikel 25 §1 lautet:

«Jeder Mensch hat Anspruch auf eine Lebenshaltung, die seine und seiner Familie Gesundheit und Wohlbefinden einschließlich Nahrung, Kleidung, Wohnung, ärztliche Betreuung und der notwendigen Leistungen der sozialen Fürsorge gewährleistet; er hat das Recht auf Sicherheiten im Falle von Arbeitslosigkeit, Krankheit, Invalidität, Verwitwung, Alter und von anderweitigen Verlusten seiner Unterhaltsmittel durch unverschuldete Umstände».

Jeder Arzt sollte sich bewusst mit den grundlegenden ethischen Anforderungen an seinen Beruf befasst und sich selbst Klarheit darüber verschafft haben, was diese für sein ärztliches Handeln in konkreten Konfliktsituationen bedeuten, d.h., wie er diese Verpflichtungen in sein berufliches Handeln verantwortungsbewusst umsetzen kann.

6.3 Leitlinien für die ärztliche Praxis

«Die Einführung von EbM in die Praxis des niedergelassenen Arztes kann zu einer neuen Kultur führen, in der jeder Arzt Aspekte seines Alltagshandelns selbstkritisch hinterfragen kann und gleichzeitig die Gewähr hat, über die eindeutig belegten Fortschritte seines Faches auf dem laufenden zu bleiben.» (S. 81, Garlach, F. M., Beyer, M., 2000, in: Kunz, R. et al.)

Die WHO definiert «Leitlinien als systematisch entwickelte Feststellungen (statements), um die Entscheidungen von Ärzten und Patienten über angemessene Gesundheitsversorgung für spezifische Umstände (situations) zu unterstützen» (WHO, 1997).

Ärztliche Leitlinien werden in unserem Gesundheitssystem zunehmend als sinnvolle und notwendige Entscheidungshilfen zur Gewährleistung einer qualitativ hochstehenden medizinischen Versorgung angesehen. Leitlinien verstehen sich als Maßnahmen zur Qualitätssicherung der medizinischen Versorgung, indem sie gewährleisten, dass ärztliches Handeln sich an dem letzten Stand der verfügbaren wissenschaftlichen Erkenntnisse der Medizin orientiert.

In Deutschland hat sich auf Anregung des Sachverständigenrates für die Konzertierte Aktion im Gesundheitswesen zuerst die Arbeitsgemeinschaft der Medizinischen Wissenschaftlichen Fachgesellschaften (AWMF) mit dem Thema befasst und die wissenschaftlichen Fachgesellschaften dabei unterstützt, diagnosebezogene Leitlinien zu entwickeln.

Handlungsleitend sind dabei die Fragen:

- Was ist notwendig?
- Was ist in einzelnen Fällen nützlich?
- Was ist überflüssig?
- Was ist obsolet?
- Was muss stationär behandelt werden?
- Was kann ambulant behandelt werden?

Die Erarbeitung von Leitlinien geschieht nach Verfahren, die von der AWMF zusammen mit der Ärztlichen Zentralstelle Qualitätssicherung

(ÄZQ), einer Einrichtung der Bundesärztekammer und der Kassenärztlichen Vereinigung, unter Beteiligung der Spitzenverbände der Krankenkassen und der Deutschen Krankenhausgesellschaft festgelegt wurden. In von den wissenschaftlichen Fachgesellschaften ausgewählten Expertengruppen wird zuerst der Stand wissenschaftlich gesicherter Erkenntnisse dokumentiert. Grundlegend sind dabei veröffentlichte wissenschaftliche Untersuchungen, die den Kriterien der Evidence-based Medicine (EBM) genügen und dem in Konsensuskonferenzen gesicherten ärztlichen Erfahrungswissen entsprechen. Man unterscheidet verschiedene Empfehlungsklassen (Tab. 9). Das Cochrane-Zentrum in Freiburg stellt dafür krankheitsbezogene Monographien zur Verfügung.

Tabelle 9: Einteilung von Empfehlungsklassen für Leitlinien der Evidence-based Medicine (nach G. Ollenschläger et al., 1999).

Grad	Empfehlungsklasse
A (Evidence-Grade Ia, Ib)	belegt durch schlüssige Literatur guter Qualität, die mindestens eine randomisierte, kontrollierte Studie enthält
B (Evidence-Grade IIa, IIb, III)	belegt durch gut durchgeführte, nicht randomisierte, klinische Studien
C (Evidence-Grad IV)	belegt durch Berichte und Meinungen von Expertenkreisen und/oder klinische Erfahrung anerkannter Autoritäten. Fehlen direkt anwendbarer klinischer Studien guter Qualität

Im Sozialgesetzbuch V hat der Gesetzgeber mit dem Gesundheitsanpassungsgesetz die formalen Voraussetzungen zur Umsetzung der erarbeiteten Leitlinien geschaffen. Im §137 sind ein Arbeitskreis Qualitätssicherung, ein Krankenhausausschuss und ein Koordinierungsausschuss vorgeschrieben, in denen Leitlinien für die Anwendung im Rahmen der gesetzlichen Krankenversicherung (GKV) verabschiedet werden. Die Ständige Konferenz der Gesundheitsminister und Senatoren der Länder (GMK-Konferenz) hat Kompetenzzentren für die Qualitätssicherung eingeführt (Abb. 8).

Die Einführung von Leitlinien ist nicht unumstritten. Kritisch wird angemerkt, dass der Empfehlungscharakter von Leitlinien die Funktion von Richtlinien bekommen könnte, die die ärztliche Entscheidungsfreiheit einschränken und sich zuungunsten der Kranken auswirken können, da jeder Einzelfall seine Besonderheiten aufweist und nur bedingt durch allgemein geltende diagnostische und therapeutische Normen erfasst werden kann. Auf der anderen Seite wird geltend gemacht, dass Leitlinien wesentlich zur Qualitätsverbesserung der Versorgung beitragen können. Dazu ist es notwendig, dass alle Ärzte sich jeweils über den aktuellen

Stand der Leitlinienentwicklung im Internet auf dem laufenden halten und selbstbewusst genug sind, sich im Zweifelsfall unabhängig von den Leitlinienempfehlungen an den im Einzelfall gegebenen Voraussetzungen zu orientieren und zusammen mit dem Patienten verantwortungsbewusst zu handeln.

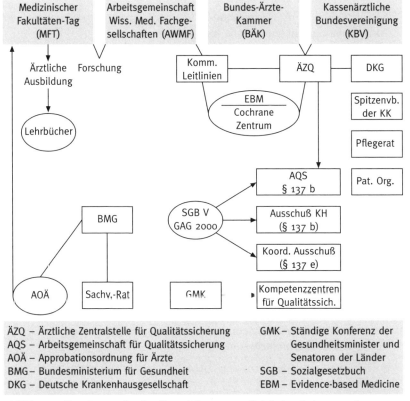

ÄZQ – Ärztliche Zentralstelle für Qualitätssicherung
AQS – Arbeitsgemeinschaft für Qualitätssicherung
AOÄ – Approbationsordnung für Ärzte
BMG – Bundesministerium für Gesundheit
DKG – Deutsche Krankenhausgesellschaft
GMK – Ständige Konferenz der Gesundheitsminister und Senatoren der Länder
SGB – Sozialgesetzbuch
EBM – Evidence-based Medicine

Abbildung 8: Das System der Qualitätssicherung medizinischer Leistungen in Deutschland.

6.4 Entscheidungskonflikte und Kunstfehler

Ethische Konflikte charakterisieren sich dadurch, dass ein Arzt mit Entscheidungsalternativen konfrontiert ist, die kein richtiges, sondern nur ein mehr oder weniger angemessenes Verhalten möglich machen. Dies gilt z.B. bei unerwünschten Schwangerschaften, bei der Sterilisation, bei Fragen zur aktiven oder passiven Sterbehilfe oder beim Verhalten in der Konfrontation mit Kunstfehlern. Typische ärztliche Entscheidungsprobleme sind etwa:

- Soll er dem unheilbar kranken Patienten seine Diagnose und deren Konsequenzen (d.h. dem ihm als Arzt bekannten Teil der Wahrheit) offen mitteilen?
- Soll er dem Verlangen einer Frau nach Abbruch ihrer Schwangerschaft stattgeben, auch ohne dass eine sog. Notlagenindikation gegeben ist?
- Soll er einem Todkranken aktiv oder passiv helfen die Zeit des Sterbens zu verkürzen?
- Soll er Leben unter Ausnutzung aller medizinischen und technischen Möglichkeiten um jeden Preis verlängern?
- Soll er bei der Ausstellung von Gutachten im Zweifelsfall im Sinne der Bedürfnisse und Interessen seines Patienten oder im Sinne der Solidargemeinschaft entscheiden?
- Soll er als Wissenschaftler um des medizinischen Fortschritts willen Versuche an und mit Menschen durchführen?
- Kann er in sog. Doppel-Blind-Versuchen vertreten, dass einer seiner Patienten im guten Glauben, ein wirksames Medikament zu bekommen, nur ein unwirksames Plazebo erhält?
- Soll er den Todkranken zu Hause im Kreis seiner Familie sterben lassen oder ihn ins Krankenhaus überweisen, wo eine maximale medizinische Versorgung gesichert ist?
- Soll er seine Patienten zu Verhaltensänderungen und zur Teilnahme an Früherkennungsuntersuchungen beeinflussen, auch wenn die Wahrscheinlichkeit des individuellen Risikos nicht hinreichend wissenschaftlich gesichert ist?
- Soll er sich im Krankenhaus den Weisungen des Chefarztes fügen, auch wenn dieser sich seiner Meinung nach unangemessen in seine ärztliche Verantwortung einmischt?
- Soll er bei Kunstfehlern den Betroffenen und dessen Angehörige informieren?
- Soll er Kindesmisshandlungen in jedem Fall bei der Staatsanwaltschaft anzeigen?

Im Drama bezeichnet man derartige Situationen als tragische Konflikte, um deutlich zu machen, dass der Held keine Chance hat, es richtig zu machen, sondern wie auch immer er sich verhalten wird, ja selbst dann, wenn er nichts tut, unausweichlich Schaden anrichtet.

Aufbauend auf einer Reihe von Veranstaltungen, die wir zusammen mit der Evangelischen Akademie Hofgeismar durchgeführt haben, haben wir zusammen mit Helmut Schmidt 1983 ein Buch veröffentlicht, in dem anhand von 33 konkreten Fällen aus der ärztlichen Praxis 10 typische Entscheidungskonflikte vorgestellt und aus strafrechtlicher sowie moraltheologischer Sicht kommentiert wurden (J. v. Troschke, H. Schmidt, 1983). Grundlage war ein Kolloquium, das die Evangelische Akademie Hofgeismar 1978 mit Ärzten verschiedener medizinischer Fachrichtungen, Juristen und Theologen durchgeführt hatte. Die gemeinsam diskutierten Fälle befassten sich mit typischen ärztlichen Entscheidungskonflikten, bezogen auf:

- Inhalt und Umfang ärztlicher Aufklärung,
- Sterilisation und Schwangerschaftsabbruch,
- passive und aktive Sterbehilfe,
- soziale Probleme,
- therapeutische vs. wissenschaftliche Ziele,
- Art und Ort medizinischer Behandlung,
- präventive Maßnahmen,
- Organisation medizinischer Versorgung,
- Konsequenzen bei Kunstfehlern,
- Grenzen ärztlicher Verantwortung.

Ausgangspunkt der Überlegungen war die Erfahrung, dass angehende Ärzte während ihrer Ausbildung nur selten die Chance haben, die notwendigen Fähigkeiten zur Bewältigung derartiger Entscheidungskonflikte zu lernen. Das früher in der praktischen Ausbildung wirksame Lernen durch die Identifikation mit der Autorität des vorbildlichen Chefarztes hat weitgehend an Bedeutung verloren. In unserer Zeit werden Autoritäten derart in Frage gestellt und kritisiert, dass viele unsicher geworden sind, sich zurückgezogen haben und sich hinter pseudo-demokratischen Positionen verstecken. So wird eine kritische Auseinandersetzung mit der vorgesetzten Autorität ebenso verhindert wie eine Identifikation, die dem jungen Arzt früherer Zeiten Orientierungshilfen und Richtlinien für sein späteres eigenverantwortliches Handeln geben konnte. So lernen junge Ärzte vor allem, kritischen Entscheidungen aus dem Wege zu gehen oder diese opportunistisch nach den jeweils geltenden Vorschriften zu lösen. Eigenverantwortliches Handeln, bei dem die getroffenen Entscheidungen auch zur Diskussion gestellt werden können, ist weniger gefragt. Empirische Untersuchungen in Akutkrankenhäusern haben gezeigt, dass dort eine Ideologie der Konfliktlosigkeit weit verbreitet ist. Konflikte werden als störend, unnötig und peinlich bewertet und deshalb mit psychosozialen Abwehrmechanismen verdrängt. Fehler dürfen nicht vorkommen, und deshalb kann es auch keine geben. Konflikte werden als persönliches Versagen fehlinterpretiert, was dazu führt, dass man die Schuld nach dem üblichen Schema bürokratischer Organisationen in der Hierarchie von oben nach unten weitergibt: den Letzten (Schwächsten) beißen die Hunde. Kontrolle wird grundsätzlich als Bedrohung erlebt und abgewertet aus Angst vor der Entdeckung eigener Fehlentscheidungen. Die Chancen kollegialer Auseinandersetzung und Hilfe bei der Erarbeitung von Lösungen für problematische Entscheidungen werden nur unzureichend genutzt. Es ist anzunehmen, dass viele Ärzte mit zunehmenden Erfahrungen in ihrer Berufspraxis eine Entscheidungssicherheit gewinnen können, die es ihnen ermöglicht, in den jeweiligen Konfliktsituationen autonom und angemessen zu handeln. Andere werden Schwierigkeiten haben, unter Schuldgefühlen leiden und schließlich daran scheitern.

Für junge Ärzte ergeben sich immer wieder Entscheidungssituationen, in denen sie unsicher sind und aus dieser Unsicherheit heraus in Verhaltensweisen flüchten, die weder ihnen noch ihren Patienten gerecht werden. Derartige Vermeidungsstrategien sind u.a.:

- Bewältigung durch *Absicherung*: z.B. der Versuch, die Verpflichtung einer umfassenden, individuellen Aufklärung von Patienten vor operativen Eingriffen dadurch zu lösen, dass man sich auf Vordrucken schriftlich bestätigen lässt, dass eine solche stattgefunden hat; wozu Patienten unter den psychischen Belastungen einer bevorstehenden Operation oft allzu leicht bereit sind;

- Bewältigung durch *Delegation*: z.B. der Versuch, einem Entscheidungskonflikt im Zusammenhang mit der Bitte um die Ausstellung einer Indikation zum Schwangerschaftsabbruch dadurch aus dem Wege zu gehen, dass man die Patientin an eine Pro Familia-Beratungsstelle überweist und damit das Problem weitergibt;

- Bewältigung durch *Rationalisierung*: z.B. Rechtfertigung lebensverlängernder Maßnahmen bei infausten Krankheiten durch die spekulative Möglichkeit unvorhersehbarer Spontanheilungen;

- Bewältigung durch *Verleugnung*: z.B. die Verdrängung der Konsequenzen des Austragens einer ungewollten Schwangerschaft für die betroffene Frau, ihre Bezugspersonen und das unerwünschte Kind;

- Bewältigung durch *Verschiebung*: z. B. Abwehr der Auseinandersetzung mit ärztlichen Kunstfehlern durch Spekulationen über eine möglicherweise inadäquate Strafverfolgung von Ärzten.

Derartige Bewältigungsmechanismen schaden den Patienten und können auch dem Arzt nur kurzfristig helfen. Mittel- und langfristig wird er sich die Vordergründigkeit seiner Argumente eingestehen müssen und darunter leiden. Eine sachliche Auseinandersetzung mit Für und Wider, die Alternativen und Emotionen zulässt, diese aber auch bewusst kontrolliert, ist dringend notwendig, damit Ärzte selbstsicher handeln und das Vertrauen ihrer Patienten rechtfertigen können.

Um angehenden Ärzten bei derartigen Entscheidungskonflikten zu helfen, wurden acht Fragen vorgegeben, deren Beantwortung im jeweils konkreten Fall Orientierungsgrundlagen liefern kann.

- Welche Alternativen stehen zur Entscheidung?
- Welche Konsequenzen ergeben sich (mit welcher Wahrscheinlichkeit) aus den verschiedenen Entscheidungen
  - für den Betroffenen?
  - für seine Bezugspersonen?
  - für die Solidargemeinschaft?
  - für die behandelnden Ärzte?
  - für das Pflegepersonal?
- Welche Entscheidung hat (oder hätte) der Betroffene gefällt?
- Welche Entscheidung würde ich für mich oder für einen nahen Familienangehörigen treffen, wenn ich selber oder diese betroffen wären?
- Welche rechtlichen Vorschriften begrenzen den Entscheidungsspielraum?
- Wer kann mir bei der Entscheidung helfen (Kollegen, Vorgesetzte, Pfarrer, Ethikkommissionen etc.)?
- Bin ich bereit, die Verantwortung zu übernehmen für die zu treffende Entscheidung?
- Wie kann ich den Patienten bzw. seine Bezugspersonen an der zu treffenden Entscheidung beteiligen?

Da Ärzte Menschen sind, unterlaufen ihnen auch bei größter Gewissenhaftigkeit immer wieder Fehler bei der Diagnose und Therapie von Krankheiten. Allein den Gesetzen der Wahrscheinlichkeit nach muss man immer wieder mit Fehlbehandlungen rechnen. Darüber hinaus beinhaltet der ärztliche Alltag häufig ein derartiges Übermaß an Belastungen (z.B. Bereitschaftsdienste in Krankenhäusern), dass aus Konzentrationsmangel oder Überarbeitung Fehler unterlaufen können.

In der Praxis lässt sich eine weitgehende Verunsicherung feststellen, wenn derartige Behandlungs- oder Kunstfehler auftreten. Da jeder weiß, dass er nicht unfehlbar ist, neigt er dazu, auch die Fehler der Kollegen im Dunkeln zu lassen und weder die Betroffenen noch deren Angehörige darüber zu informieren. Als Beispiel sollen aus unserem Buch (J. v. Troschke, H. Schmidt, 1983) zwei Fälle zum Verhalten bei Kunstfehlern zitiert werden.

Fall 31: Ein drei Monate alter Säugling wird wegen einer Entwicklungsstörung in einer Kinderklinik behandelt. Im Rahmen der Routinediagnostik wird eine tuberkulöse Erstinfektion diagnostiziert und eine Behandlung mit zwei Tuberkulostatika begonnen. Diese Behandlung soll bei komplikationslosem Verlauf max. 6 Monate lang durchgeführt werden. Die weiteren Kontrollen erfolgen in der Ambulanz, die der Klinik angeschlossen ist. Durch häufigen Wechsel der dort tätigen Ärzte wird das Kind bei jedem Besuch von einem anderen Arzt gesehen. Urlaubs- und krankheitsbedingt herrscht zeitweise ein Personalmangel, der dazu führt, dass die Ärzte während der Ambulanzstunden stark belastet sind und kaum Zeit haben, einzelne Fälle und ihre Akten ausführlich zu studieren. Diese Gegebenheiten sowie einige Pannen in der Informationsübermittlung führen dazu, dass die tuberkulostatische Behandlung des Kindes unnötig lang, nämlich für die Dauer eines Jahres durchgeführt wird. Im Alter von 3 Jahren wird das Kind wegen fehlender Sprachentwicklung einem HNO-Facharzt vorgestellt, der eine hochgradige Schwerhörigkeit diagnostiziert. Er erkundigt sich beim Oberarzt der Kinderklinik, ob möglicherweise ein Kausalzusammenhang zwischen der früher durchgeführten tuberkulostatischen Therapie und dem Innenohrschaden bestehen könnte. Obwohl kein bekanntermaßen ototoxisches Medikament verwendet wurde, ist aufgrund einzelner, in der Fachliteratur publizierter Beobachtungen doch mit Wahrscheinlichkeit anzunehmen, dass die Behinderung des Kindes die Folge einer zu langen tuberkulostatischen Behandlung ist. Die Eltern des Kindes haben eine solche Möglichkeit offenbar nie in Erwägung gezogen, jedenfalls noch nie entsprechende Fragen gestellt.

Es liegt mit Wahrscheinlichkeit ein Behandlungsfehler vor, der durch eine Summation von unglücklichen äußeren Umständen zustande gekommen und nicht die Schuld eines einzelnen Arztes ist. Der Oberarzt steht vor der Frage, ob er den Eltern den Tatbestand mitteilen und ihnen damit nahelegen soll, Schadensersatzansprüche anzustellen. Alle leitenden und untergeordneten Ärzte der Klinik sind in einer Berufshaftpflichtversicherung und zahlen laufend Beiträge, die in diesem Fall einem betroffenen Patienten Nutzen bringen könnten.

Entscheidungsalternativen und ihre Konsequenzen:

a) Die Eltern werden nicht informiert, es entstehen keine nachteiligen Folgen für die Klinik. Die weitere Förderung und Ausbildung des hörgeschädigten Kindes übernimmt letztlich die gesetzliche Kranken- und Sozialversicherung.

b) Die Eltern werden über den dringenden Verdacht informiert, dass die Hörstörung Folge einer Fehlbehandlung ist. Sie machen ihre Ansprüche gegenüber der Klinik geltend. Verantwortlich ist der Klinikdirektor, der persönlich nie an der Behandlung dieses Falles beteiligt war. Seine Haftpflichtversicherung wird jedoch nur einspringen, wenn er schuldhaftes Fehlverhalten nachzuweisen ist.

Der bestehende Verdacht einer Fehlbehandlung wurde den Eltern nicht mitgeteilt. Da eine Entschädigung aus der ärztlichen Berufshaftpflicht nur nach einer gerichtlichen Klärung der Schuldfrage möglich ist, war die Abneigung, sozusagen «Selbstanzeige» zu erstatten, größer als der Wunsch, dem betroffenen Patienten eine finanzielle Vergütung für eine iatrogene Schädigung zukommen zu lassen.»

Fall 32: Tod nach Leberblindpunktion: In einer Universitätsklinik wurde bei einem stationär behandelten 56-jährigen Patienten aus diagnostischen Gründen am Freitagnachmittag eine Leberblindpunktion durchgeführt. Dabei wurde offenkundig – wie sich später herausstellte – ein Gefäß verletzt. Der ärztliche Wochenenddienst stellte am Sonntagnachmittag den Tod des Patienten fest. Eine Obduktion bestätigte die innere Blutung als Todesursache. Obwohl alle in der Klinik darüber Bescheid wussten, wurde eine offizielle Untersuchung und Diskussion des Vorfalls vermieden, da jeder befürchtete, dass ihm «so etwas auch einmal passieren könnte». Die Angehörigen des verstorbenen Patienten wurden ebenfalls nicht informiert, da «denen das jetzt auch nicht mehr viel nützt».

Beide Fälle sind unter juristischen Gesichtspunkten nicht eindeutig zu beurteilen, da es für eine strafrechtliche Verurteilung vor allem darauf ankommt, den verantwortlichen Ärzten persönliches Verschulden nachzuweisen. Das ist in der Regel schwierig und abhängig von der Indizienlage. Demgegenüber stellt sich die ethische Frage einer moralischen Verpflichtung der beteiligten Ärzte gegenüber den zu Schaden gekommenen Patienten.

Der ethische Kommentar dieser Fälle durch K. Schwarzwäller ist eindeutig: «Niemand kann und wird das Ansehen der Medizin so nachhaltig ruinieren und damit das Gesundheitswesen gefährden wie eine Medizin, die derartig gravierende Vorfälle, wie hier geschildert, stillschweigend auf sich beruhen lässt.» Zu der schulterzuckenden Bemerkung am Ende von Fall 32, die Aufklärung der Todesursache nütze den Angehörigen ja doch nichts, fällt einem Theodor Storms Spruch ein: «Der eine fragt: Was kommt danach? Der andere fragt nur: Ist es recht? Und also unterscheidet sich der Freie von dem Knecht.» Wer Fragen des Rechtes solchermaßen rein pragmatisch hantiert, wird sich über Zweifel an seiner Integrität nicht beklagen dürfen. «Den Angehörigen hätte es freilich wenig genug genützt, wohl aber der Medizin selbst!» (S. 191) Weiter führt Schwarzwäller aus:

«Was hier ethisch zur Debatte steht, das ist die Wahrheitsfrage. Seit Pontius Pilatus fragte: «Was ist Wahrheit?», kann man mit dieser Frage ja alles erschlagen. Die reine Wahrheit ist ja doch nur für Gott allein, sagt Lessing, und lässt nur das Streben nach Wahrheit gelten. Doch beweisen die Fallbeispiele nicht, dass die menschliche Gemeinschaft Schaden nehmen muss, wenn die Wahrheit gar zu sehr in die Ferne gerückt wird? Muss denn die Wahrheitsfrage in jedem Fall alles erschlagen oder aber in tiefsinnigen theologischen oder philosophischen Erörterungen ihr Ende nehmen? Differenzierungen sind meistens hilfreich, so auch hier. Was logisch oder mathematisch zutrifft, das ist insofern stimmig, andernfalls es unstimmig wäre. Das hat mit Wahrheit zunächst einmal gar nichts zu tun. Wo man das Gegebene tut oder unterlässt, da handelt man richtig; sonst wäre es eben falsch. Auch das hat nicht ohne weiteres mit der Wahrheit zu tun. ... Beispiele erhärten das. Stimmig ist: 2 × 2 = 4. Dieser Banalität wird niemand das Etikett ‹Wahrheit› anheften wollen. Zumal jeder Erwachsene weiß, wissen muss: zuweilen gilt: 2 × 2 = 5, und in manchen Fällen ist das zwar nicht stimmig, aber die Wahrheit! ... Aber es mag zur Wahrheit unseres Lebens gehören, dass wir bisweilen keine Alternative dazu haben, das Falsche zu tun ... In den beiden Fallbeispielen wird die Wahrheit negiert, damit aber die Grundlage des mitmenschlichen und also des menschlichen Lebens. Ohne Wahrheit zerfällt das menschliche Leben. Denn ohne sie würde Lüge, Schuld, Rechtsbruch, Vertuschung, Frevel gleichgültig, buchstäblich gleichgültig wie Ehrlichkeit, Rechttun und Menschlichkeit ... Im Fall 31 hätte man doch immerhin zweierlei erwarten können: zum einen, dass die Klinikleitung von dem Vorgang informiert, ihrerseits die Eltern benachrichtigt, eine förmliche Entschuldigung vorbringt und mit den Eltern gemeinsam über die allfälligen Entschädigungsleistungen, Invaliditätsrente etc. berät; zum anderen, dass die interne Betriebsorganisation aus Anlass des Vorfalls gründlich überprüft wird, damit eine derartige Panne sich, soweit das menschenmöglich erscheint, nicht wiederholen könne ... In Fall 32 begegnet eine Art Kameraderie der Angst, angesichts des Tatbestandes, dass zum einen ein durchaus möglicher, vielleicht gar nicht ungewöhnlicher Fehler vorliegt, der zum anderen aber diese gravierenden Folgen nach sich zog. ... Fehlbarkeit ist ein menschliches Existential; das, wo Menschen handeln, man irrt, fehlt, versäumt, verdirbt, gehört somit zur conditio humana. Damit ist beides gegeben: der Fehlende wird schuldig und muss für seine Schuld einstehen, doch zugleich geschieht das innerhalb der Gemeinschaft von Schuldigen, und das müsste für Art und Form allfälliger Straf-, Buß- oder Sühnemaßnahmen ins Gewicht fallen. ... Insofern liegt es nahe, dass als die Aufgabe der Klinikleitung anzusehen in einem Fall wie dem vorliegenden von sich aus tätig zu werden, und zwar einerseits den Angehörigen gegenüber, andererseits intern mit der Überprüfung der Organisation, auch dessen, inwieweit hier nicht über Irren und Fehlsamkeit hinaus Leichtfertigkeit, Pflichtverletzung oder Verantwortungslosigkeit vorliegt. Ist das festzustellen, so mag die Klinikleitung nach Anhörung des Betreffenden entscheiden, ob es verantwortet werden kann, sein Verhalten der richterlichen Nachprüfung zu entziehen.» (S. 192–194)

Bei ärztlichen Kunstfehlern handelt es sich um «Behandlungsfehler», d.h. Fehler, die dem Arzt bei Diagnose, Indikationsstellung, Therapie und Rehabilitation unterlaufen. In der Mehrzahl der Fälle werden diese nicht festgestellt: weder von den Betroffenen und ihren Angehörigen noch von dem behandelnden Arzt. Der individuelle Verlauf von Krankheiten erschwert oft eine Objektivierung dahingehend, angeben zu können, was geschehen wäre, wenn sich der Arzt anders verhalten hätte. So gesehen, kann nicht nur das Erleiden einer Krankheit, sondern auch deren medizinische Behandlung als «Schicksal» bezeichnet werden. Häufig wechseln Patienten, wenn sie mit der Behandlung unzufrieden sind, bzw. diese nicht erfolgreich ist, ihren Arzt, so dass der Vorbehandelnde gar nichts über seine Misserfolge erfährt. Überspitzt könnte man formulieren, dass man als Arzt, insbesondere als Chirurg, zumeist nur mit den Behandlungsfehlern der anderen konfrontiert wird und deshalb allzu leicht Gefahr läuft, sich und die eigene Kompetenz zu überschätzen.

Nach W. Kirch (1992) liegt eine Fehldiagnose vor, «wenn aufgrund abgeschlossener diagnostischer Entscheidungsprozesse eine Erkrankung bei einem Patienten definitiv angenommen wird, die sich später als unrichtig erweist; wenn eine Behandlung eingeleitet wurde, die dem später erkannten Krankheitsbild nicht gerecht wird, und sich durch das Nichterkennen der tatsächlich vorliegenden Erkrankung die Prognose des betroffenen Patienten verschlechtert» (S. 1). Er zitiert Untersuchungen an der Universität Köln und Marburg, nach der die Häufigkeit pathologisch-anatomisch gesicherter Fehldiagnosen, die Einfluss auf die Prognose und Therapie der jeweiligen Patienten hatten, bei 10% lag.

Die Fehler, die dem Arzt genauso wie jedem anderen Menschen unterlaufen, lassen sich zumeist mehr oder weniger gut korrigieren. Häufig werden sie vom behandelnden Arzt selber bemerkt und schnell ohne weiteres Aufsehen korrigiert. Zurück bleiben Schuldgefühle, die mehr oder weniger gut verdrängt werden können. Hier liegt ein Hauptproblem ärztlicher Behandlungsfehler. Es gibt so gut wie keine informellen und formellen Regelungen, darüber zu sprechen, im Gespräch das Geschehene aufzuarbeiten und sich mit Hilfe kollegialer Unterstützung der Angst vor der eigenen Schuld zu stellen. Ein Hauptproblem ist die negative Stigmatisierung, die Schuldzuschreibung derjenigen, die einen Behandlungsfehler begangen haben. Vielmehr sollte man Behandlungsfehler als Chance verstehen, aus der man lernen, künftiges Unheil vermeiden und damit zur Verbesserung der medizinischen Versorgung beitragen kann. So gesehen, ist nicht das Auftreten eines Behandlungsfehlers, sondern vielmehr die Art seiner Bearbeitung das eigentliche Problem. Je offener, rationaler und emotionsfreier sich die Beteiligten damit auseinandersetzen können in dem Versuch einer Klärung und weitestmöglichen Wiedergutmachung, desto positiver wäre die Bewertung.

Das Hauptproblem ärztlicher Behandlungsfehler liegt in der hohen Dunkelziffer, der Tabuisierung des Phänomens. Die Folge ist, dass die Schwächsten in der Hierarchie die Konsequenzen tragen. Der Schwächste ist eindeutig der betroffene Patient. Ihm obliegt die Beweispflicht, dass ein Behandlungsfehler vorgelegen hat, er muss seinen Arzt verklagen und einen Prozess führen, er muss den Fragen seines Prozessgegners gewachsen sein, die Strapazen eines oder mehrerer Prozesse ertragen und schließlich den Versuchungen verlockender Vergleichsangebote der Versicherungen widerstehen. Er muss finanzielle Vorleistungen bringen, die häufig seine ökonomischen Möglichkeiten übersteigen. Die jeweils betroffenen Ärzte befinden sich in einer besseren Position. Sie sind gesund, verfügen in der Regel über größere Finanzmittel und werden von den Rechtsanwälten ihrer Versicherung fachkundig vertreten. So wundert es nicht, dass entgegen der landläufigen Kollegenklagen nur verhältnismäßig wenig Prozesse geführt und noch viel seltener Ärzte schließlich verurteilt werden. Die Relation von operativen Eingriffen zu gerichtlich verfolgten

Kunstfehlern ist 1 : 150 000. Ärzte wären wirklich Halbgötter in Weiß, wenn ihnen so selten Fehler unterlaufen würden.

U. Wiesing (1995) hat sich aus philosophischer Perspektive mit Fragen der Alltagsehtik des Arztes befasst. Er bezeichnet die Medizin als praktische Wissenschaft. «Der Arzt ist dazu verpflichtet, im Einzelfall begründet zu handeln ... Diese zunächst belanglos erscheinenden Feststellungen beinhalten genau betrachtet zahlreiche Konsequenzen, die eine Verantwortungszuschreibung an den Arzt nachhaltig beeinflussen» (S. 164). Danach verpflichtet Verantwortung den Handelnden weniger zu einer vorab inhaltlich festgelegten Handlung innerhalb seiner Aufgaben (wie z.b. Richtlinien oder Leitlinien), «als vielmehr zu einem Sich-Stellen zur moralischen Dimension des Handelns vor einer Instanz» (S. 164), d.h. letztlich vor dem je einzelnen Patienten, bzw. behandelten Menschen. Die dabei vorrangige Orientierung an der Selbstbestimmung des Patienten wird am besten verwirklicht in der Erwartung, dass der Arzt wie ein Anwalt die Interessen des Kranken und Leidenden zu vertreten habe.

6.5 Ärztlicher Machtmissbrauch im Nationalsozialismus

Die deutsche Ärzteschaft hat ebenso wie andere Berufsgruppen (z.B. Juristen) während der Zeit des Nationalsozialismus große Schuld auf sich geladen, diese aber viel zu lange verdrängt und sich einer kritischen Aufarbeitung verweigert.

Wir, die nachfolgenden Generationen müssen uns auch diesem Aspekt unserer Berufsgeschichte stellen, um daraus zu lernen und Erkenntnisse zu gewinnen, die uns vor den Risiken des Machtmissbrauchs schützen können. Wenn wir uns also mit der Kunst, ein guter Arzt zu werden, befassen, müssen wir auch einlassen auf die Gefahren und Verführungen zum Missbrauch ärztlicher Macht.

T. Bastian (1995) schreibt in seinem Buch «Furchtbare Ärzte – Medizinische Verbrechen im Dritten Reich», dass die deutschen Ärzte zu jenen Gruppen gehörten, «die sich in einem weit über dem Bevölkerungsschnitt liegenden Maße nationalsozialistisch organisiert haben: 45 % aller Ärzte traten nach 1933 in die NSDAP, 7,3 % in die SS ein (aber, zum Vergleich, nur 0,4 % aller Lehrer!)» (S. 34). Ende Januar 1933, vier Jahre nach Gründung des nationalsozialistischen deutschen Ärztebundes, gehörten diesem Verband 2786 Vollmitglieder und 344 Anwärter an, d.h. rund 6 % aller Ärzte im Deutschen Reich. Bis Oktober 1933 stieg die Mitgliederzahl auf 11 000. Der ranghöchste Ärztefunktionär der Weimarer Republik, Dr. A. Stauder, schickte am 21.03.1933 anlässlich der Eröffnung des 8. Deutschen Reichstages ein Telegramm an Adolf Hitler mit dem Wortlaut: «Die ärztlichen Spitzenverbände Deutschlands begrüßen freudigst den entschlossenen Willen der Reichsregierung der nationalen Erhebung, eine wahre Volksgemeinschaft aller Stände, Berufe und Klassen aufzubauen, und stellen sich freudigst in den Dienst dieser großen vaterländischen Aufgabe mit dem Gelöbnis treuester Pflichterfüllung als Diener der Volksgesundheit ...» (zit. n. T. Bastian, S. 35). 1933 gab es ca. 8000 jüdische Ärzte in Deutschland, die zumeist in den Großstädten praktizierten. Zur Ausschaltung der jüdischen Ärzte schreibt T. Bastian:

«Berufsneid der nichtjüdischen Ärzte in der Weimarer Republik stellt gewiss ein wichtiges Motiv der offensichtlichen Anfälligkeit so vieler dieser Ärzte für die nationalsozialistische Ideologie dar. Der nationalsozialistische deutsche Ärztebund trat noch vor der Machtübernahme durch eine besonders gehässige Boykottpropaganda gegen die jüdischen Ärzte hervor. – Und die Berufsorganisationen zogen bereitwillig, ja oft genug begeistert mit: So versah der Duisburger Ärzteverband schon 1933 seine Überweisungsformulare mit dem Stempel ‹Nicht für jüdische Ärzte gültig›.

‹Kein Beruf ist so verjudet wie der ärztliche›, heißt es in einem Aufruf des NS-Ärztebundes vom März 1933. ‹Jüdische Kollegen verfälschen den ärztlichen Ehrbegriff und untergraben arzteigene Ethik und Moral. Ihnen verdanken wir, dass händlerischer Geist und unwürdige geschäftliche Einstellung sich immer mehr in unseren Reihen breitmachen ...›.

Diese Kampagne trug bald erste Früchte: Am 22. April 1933 erließ Arbeitsminister Franz Seldte eine Verordnung, die alle ‹nichtarischen Ärzte› von der Tätigkeit in den Krankenkassen ausschloss ... Neben diese gesetzlichen Restriktionen trat der schleichende Boykott ... Im ‹Gesetz gegen die Überfüllung deutscher Schulen und Hochschulen› vom 25. April 1933 war der Anteil jüdischer Studierender auf max. 1,5 % der amtlichen Zulassungszahlen festgelegt worden; 1937 wurde die Verleihung des Doktorgrades an Juden untersagt. Am 3. August 1938 entzog die ‹4. Verordnung zum Reichsbürgergesetz› allen diesen, immer noch praktizierenden jüdischen Ärzten mit einem Schlag und mit Wirkung zum 30.09.1938 die Approbation, d.h. die Erlaubnis zur Ausübung des Arztberufes.» (S. 41)

Zahlreiche Ärzte waren unmittelbar an den nationalsozialistischen Massenvernichtungen beteiligt. Der amerikanische Historiker R.J. Lifton (1988) hat Interviews mit Ärzten durchgeführt, die in Konzentrations- und Vernichtungslagern gearbeitet hatten. In einem Kapitel seines Buches befasst er sich unter der Überschrift «Sozialisation zum Töten» mit den Verhaltensmotiven dieser Ärzte. Bei der Ankunft eines neuen Transportes war es ihre Aufgabe, eine «Selektion» durchzuführen, bei der sie diejenigen auszuwählen hatten, die gleich in den Gaskammern getötet wurden. R. J. Lifton schreibt:

«Eigentlich schickten sich alle Nazi-Ärzte (er grenzt diese gegen die Gefangenenärzte ab, JvT) von Auschwitz in die Durchführung der Selektionen. Nur in der Art, wie es sie taten, und in ihrer Einstellung gegenüber dem, was sie taten, gab es Unterschiede. Diese Einstellung konnte von der Begeisterung bis zur Ambivalenz reichen, vom Widerstreben bis zur vorübergehenden Weigerung und in zumindest einem Falle zu erfolgreichem Widerstand oder wenigstens erfolgreicher Vermeidung. Für die meisten SS-Ärzte war die Selektion einfach eine Arbeit – irgendwie unangenehm, häufig sehr anstrengend – und ein Anlass für starken Alkoholkonsum, wie

Dr. Karl K. berichtete: ‹Die Selektionen waren im Wesentlichen eine Strapaze. Nämlich, die ganze Nacht dastehen. Und das war nicht nur die Nacht dastehen. Der andere Tag war auch kaputt, weil man betrunken war jedes Mal ... In der letzten Hälfte der Nacht hat er also schon einen halben Rausch, und zum Schluss ist er besoffen. Es war während der Selektion, dass getrunken wurde ... Es wurde zu jeder Selektion soundso viele Flaschen gestiftet, und jeder hat getrunken und mit dem anderen angestoßen ... Man konnte sich ja da nicht ausschließen›» (S. 226).

Ein Sekretär des Standorts-Arztes in Auschwitz charakterisierte bezogen auf das Verhalten bei Selektionen auf der Rampe drei Typen von Ärzten: «Denjenigen, der im Vernichtungsapparat widerwillig mitwirkte, denjenigen, der stumpf und stur alle Befehle ausführte; und schließlich denjenigen, der über die Mordbefehle hinaus ‹Fleißaufgaben› ausführte» (S. 228).

Ein anderer überlebender Häftling beschrieb in den Interviews zwei unterschiedliche Verhaltensstile: den eines Dr. Franz Lucas und den des Dr. Joseph Mengele: «Lucas galt allgemein als ein widerwillig Mitwirkender, er sei ein ‹unkomplizierter väterlicher Mann (gewesen), der sorgfältig und mit langsamen Bewegungen auf der Rampe selektierte›, wohingegen Mengele mit ‹eleganten und schnellen Bewegungen agiert› habe ... Lucas ‹vorsichtigere› Art war die eines Mannes, der, den Häftlingsärzten zufolge, ‹immer korrekt zu den Patienten war, (er) hat uns gut behandelt›. Und ‹Dr. Lucas war ein Mensch. Durch ihn habe ich den Glauben an den deutschen Menschen wiederbekommen›. Seine relative Weichheit gegenüber den Häftlingen habe ihm immer wieder Konflikte mit anderen SS-Ärzten und -Offizieren eingetragen. Und dennoch – auch Lucas selektierte. Häftlingsärzten und Häftlingen bedeuteten diese für sie realen Unterschiede sehr viel» (S. 228); sie führten dazu, dass der eine als «guter Arzt» und der andere als «schlechter Arzt» bezeichnet wurde, wobei der wesentliche Unterschied allein der persönlichen Hinwendung zum Patienten, nicht aber im letztendlich inhumanen Ergebnis des Verhaltens lag.

Ein anderer ehemaliger SS-KZ-Arzt beschreibt, wie sich der Prozess zur Sozialisation zum Töten abgespielt hat.

«Wenn sie zum ersten Mal eine Selektion sehen ... ich spreche nicht von mir, ich spreche auch von den ganz abgebrühten SS-Leuten. Sie sehen, wenn Kinder und Frauen selektiert werden. Dann ist man so geschockt, dass man also ... das kann man nicht beschreiben. Und nach wenigen Wochen kann man es gewöhnen. Und das kann man ... niemand erklären. Aber es ist dasselbe Phänomen, was man jetzt bei den Terroristen ... bei der Terroristen-Fraternisation anwendet ... Das kann man nur erleben ... Der Fachmann kann das registrieren, aber er kann es nicht nachempfinden. Aber ich glaube, ich kann ihnen einen Eindruck verschaffen. Wenn sie ... einmal in ein Schlachthaus gehen, wo Tiere geschlachtet werden. Es gehört auch der Geruch dazu ... Nicht nur die Tatsache, dass die umfallen und so weiter. Sie werden wahrscheinlich kein ... das Steak schmeckt ihnen nicht mehr. Und wenn sie es zwei Wochen lang jeden Tag machen, dann schmeckt ihnen ihr Steak so gut wie früher auch» (S. 230).

Die Sozialisation der SS-Ärzte am Tötungsort Auschwitz wurde durch den isolierten Standort des Lagers begünstigt. Die dort stationierten Ärzte hatten nur sehr eingeschränkten Kontakt zu etwas anderem als der Auschwitz-Realität. Die Anpassung an diese Realität wurde für sie vorrangig, moralische Abscheu konnte umgewandelt werden in Unbehagen, Unglücklich-Sein, Angst und Verzweiflung. Subjektive innere Kämpfe traten an die Stelle moralischer Fragen. Sie sorgten sich nicht um das entsetzlich Böse dieses Ortes, sondern darum, sich auf irgendeine Weise mit ihm zu arrangieren (R.J. Lifton S. 232).

KZ-Ärzte waren auch für die medizinische Versorgung der Inhaftierten zuständig und taten dies mit hohem Engagement. Sie versuchten die medizinische Ausrüstung zu verbessern und organisierten Lebensmittel für dieselben Patienten, die sie später in die Gaskammern schickten. Die befragten KZ-Ärzte erinnerten sich nicht daran, in Auschwitz besonders über ihren hippokratischen Eid nachgedacht zu haben, gingen aber davon aus, dass der Treueeid auf Hitler, den sie als SS-Offiziere zu leisten hatten, die höhere Verpflichtung war.

Von entscheidender Bedeutung waren persönliche Beziehungen. Jeder Arzt war bemüht, mit den SS-Mitgliedern seines Rampenteams gut auszukommen. Dann gab es noch verschiedene Möglichkeiten psychologischer Befriedigung aus Kontakten mit den Häftlings-Ärzten, und es kam zu «kleinen Zellen der Kommunikation. Und aus diesen Zellen entstehen viele, viele kleine Inseln der Menschlichkeit» (S. 239); einer Menschlichkeit in einzelnen besonderen Situationen, die das unmenschliche Verhalten im Allgemeinen relativieren, wenn nicht gar entschuldigen sollte. Der befragte SS-Arzt Dr. Ernst B. sah den Schlüssel zum Verständnis von Auschwitz in der Schizophrenie, die darin lag, in einem «Schlachthaus» konstruktive medizinische Arbeit zu leisten. Um mit Auschwitz fertig zu werden, führten die Ärzte ein Doppelleben mit zwei gegensätzlichen Grundhaltungen: «Eine habe auf den allgemein akzeptierten Werten, der Bildung und dem Hintergrund eines ‹normalen Menschen› basiert, die andere auf dieser (Nazi-Auschwitz-)Ideologie mit völlig abweichenden Werten. Einmal dominierte die erste, dann wieder die zweite, und man wusste bei keiner Gelegenheit, ob man die eine oder die andere oder eine Mischung aus beiden zu erwarten hatte. Nur eine Form von Schisma oder Doppelung kann die Polarität von Grausamkeit und Anständigkeit bei ein und demselben SS-Arzt erklären» (S. 245).

Trotz derartiger Versuche, das Unverstehbare erklären und verstehen zu wollen, bleibt das Gefühl der Betroffenheit und Verständnislosigkeit. Eine naheliegende Reaktion ist dann die, das Geschehene abzuwehren indem man es in eine andere Zeit, eine andere Generation und eine andere Gesellschaft abschiebt und wie selbstverständlich davon ausgeht, dass in unserer Gesellschaft, unserer Generation und unserer freiheitlichen Demokratie so etwas nicht mehr vorkommen kann.

Unter unseren heutigen Lebensbedingungen ist vielen Menschen unverständlich, warum nicht nur der größte Teil der Bevölkerung, sondern auch große Teile der Ärzteschaft die christliche Tradition einer ethischen Verpflichtung zur Nächstenliebe außer Acht gelassen und stattdessen willfährig der Ideologie des Nationalsozialismus gefolgt sind.

Die deutsche Ärzteschaft hat sich erst relativ spät mit den Verbrechen von Ärzten im Nationalsozialismus befasst – zu groß war die Scham über die Verführbarkeit durch die nationalsozialistische Ideologie. Ärzte haben mit ihren Theorien zur Rassenhygiene den Nationalsozialisten die wissenschaftliche Rechtfertigung für ihre Euthanasieprogramme geliefert. Ärzte haben die nationalsozialistische Ideologie von den Untermenschen genutzt, um inhumane Forschungsprojekte zu rechtfertigen. Die deutsche Ärzteschaft hat sich bereitwillig gleichschalten lassen und – verführt durch zugestandene Privilegien (Einrichtungen der Kassenärztlichen Vereinigungen als Körperschaften öffentlichen Rechtes u. a.) – eingereiht in die das nationalsozialistische System tragenden Institutionen. Ärzte haben in psychiatrischen Kliniken, bei den sog. Selektionen in Konzentrationslagern und in der Medizinalverwaltung an der Umsetzung der sog. Euthanasieprogramme zur Ausrottung von Geisteskranken, Juden, Zigeunern, Homosexuellen und politisch oder religiös in Ungnade gefallenen Bevölkerungsgruppen beigetragen. Ärzte an den Medizinischen Fakultäten haben sich beeilt, dem «Führer» melden zu können, dass der Lehrkörper von den jüdischen Kollegen befreit und die frei gewordenen Professorenstellen mit Parteigenossen neu besetzt wurden. Ärzte haben ihr Wissen über die Verbrechen der Machthabenden im Nationalsozialismus nicht veröffentlicht und haben sich aus den politischen Diskussionen herausgehalten. Ärzte haben es vorgezogen, sich anzupassen und sich nicht (zumindest nicht in prominenten Positionen) am politischen Widerstand zu beteiligen.

Das im Anschluss an die Nürnberger Prozesse von Alexander Mitscherlich (1987) herausgegebene Buch «Medizin ohne Menschlichkeit» wurde schnell verdrängt. Viele Rassenhygieniker und Parteigenossen behielten ihre Lehrstühle an den Medizinischen Fakultäten. Erst Ende der achtziger Jahre entwickelte sich eine breitere Diskussion innerhalb der Ärzteschaft. Im Gedenken an den 9. November 1938 veröffentlichte die Berliner Ärztekammer 1988 eine Erklärung:

«Die Ärztekammer Berlin erinnert an die Rolle der Ärzteschaft im Nationalsozialismus und an die unvergesslichen Leiden der Opfer. Als ärztliche Standesorganisation müssen wir uns mit der eigenen Vergangenheit und der schuldhaften Beteiligung von Ärzten an den nationalsozialistischen Verbrechen auseinandersetzen.

Auch Ärzte prägten schon Jahre vor Beginn der nationalsozialistischen Herrschaft Begriffe, welche die Ausgrenzung von Menschen aus der Gesellschaft und die Verfolgung von Minderheiten förderten. Begriffe wie Erb- und Rassenhygiene,

rassische Konstitution, erbliche Minderwertigkeit, Ballastexistenzen und lebensunwertes Leben bestimmten ein Denken, das Grundlage nationalsozialistischer Gesundheitspolitik wurde. Dies legitimierte einer als selbstverständlich empfundene Ausgrenzung. Dem folgte die Vernichtung.
Den jüdischen Ärzten wurde die Erlaubnis zur Behandlung von ‹Ariern› entzogen. Durch Gesetz erloschen 1938 ihre Bestallung und Approbation und damit auch die Erlaubnis zur Ausübung ihres Berufes. Gegen die Ausschaltung der jüdischen und eines großen Teils politisch andersdenkender Ärzte regte sich wenig Widerstand aus den Kreisen der ärztlichen Kollegen und ihrer Standesorganisation.
Ärzte waren an der Vorbereitung des Gesetzes zur ‹Verhütung erbkranken Nachwuchses› beteiligt und führten die Zwangssterilisation zahlloser kranker und behinderter Menschen durch.
Ärzte nahmen an der Aussonderungs- und Tötungsbürokratie teil: sie fertigten die Gutachten für die Selektion der Menschen und organisierten zusammen mit der staatlichen Medizinalverwaltung die Deportationen.
Ärzte beteiligten sich an der Ermordung von Kranken und Behinderten, deren Leben als ‹lebensunwert› eingestuft wurde.
Ärzte arbeiteten in ‹Euthanasie-Anstalten›. Die dabei erworbenen ‹Erkenntnisse› wurden eine Grundlage für die fabrikmäßige Ausrottung der Juden in Europa.
Ärzte führten grausame Menschenexperimente in Konzentrationslagern, Forschungsanstalten und Universitätsinstituten durch.
Nur einzelne Ärzte leisteten aufgrund ihrer christlichen, sozialistischen, kommunistischen oder humanistischen Weltanschauung Widerstand.
Die Ärztekammer Berlin trägt an dieser Last aus ihrer Vergangenheit. Wir empfinden Trauer und Scham.»

50 Jahre nach dem Nürnberger Ärzteprozess veranstalteten die «internationalen Ärzte für die Verhütung des Atomkrieges (IPPNW)/Ärzte in sozialer Verantwortung» in Nürnberg einen Kongress zum Thema «Medizin und Gewissen». In dieser berufsbezogenen friedenspolitischen Organisation sind weltweit über 200 000 Ärztinnen und Ärzte engagiert, die sich in besonderer Weise für die Gesundheit ihrer Patienten einsetzen. Sie tun dies im Sinne einer «politischen» Medizin, die Leben erhalten und lebenswert gestalten wird: für unser aller Zukunft und über alle politischen Grenzen und politischen Systeme hinweg. In der deutschen Sektion der IPPNW, den den Zusatz «Ärzte in sozialer Verantwortung» trägt, sind über 9000 Mitglieder organisiert.
Die Vorträge wurden in einer von St. Kolb und H. Seithe (1998) unter dem Titel «Medizin und Gewissen» zusammengefassten Kongressdokumentation veröffentlicht. In seinen Nachbetrachtungen zu dem Kongress hat Ellis Huber Leitlinien zu einer gewissenhaften Medizin formuliert:

«Wir Ärztinnen und Ärzte sind persönlich für unser Handeln verantwortlich und nur unserem eigenen Gewissen unterworfen.
Wir Ärztinnen und Ärzte sind kein Instrument des Staates, keines der Wissenschaft und keines der kommerziellen Ausbeutung medizinischer Institutionen.
Wir Ärztinnen und Ärzte sind es selbst, die entscheiden, und unsere Verantwortung ist nicht teilbar.

Wir Ärztinnen und Ärzte haben den Auftrag und den Willen, Leben zu schützen, Kranken zu helfen und die Gesundheit zu bewahren. Wir verstehen uns als Anwalt der schwachen und gekränkten Mitmenschen, und wir verteidigen ihre gesundheitlichen Interessen gegen alle Bedrohung.
Wir Ärztinnen und Ärzte begegnen unseren Patienten mit Mitgefühl, respektieren ihre Persönlichkeit und empfinden uns als helfende Partner in einer heilsamen Beziehung. Kranke Menschen sind kein Objekt unserer Medizin.
Das Ziel unserer ärztlichen Hilfe ist es, die Autonomie der betroffenen Individuen zu stärken.
Der Mensch selbst bestimmt seine Würde, seine Lebensläufe, sein Gesundheitsempfinden und Glück. Wir Ärztinnen und Ärzte stehen ihm bei, achten seinen Willen und maßen uns nicht mehr an, über ihn zu bestimmen und seinen Wert zu beurteilen» (S. 437).

Claudia Wiesemann hat auf dem IPPNW-Kongress einen Vortrag gehalten über «Aufgaben und Perspektiven der Medizinethik im Medizinstudium». Im Kontext der Kennzeichen der modernen Medizin konstatiert sie eine «Auflösung der klassischen Arztrolle»:

«Verwissenschaftlichung und Technisierung, Spezialisierung, Wissensdynamisierung und Vergesellschaftung der Medizin beschleunigen ihre Auflösung. ... Der Arzt früherer Zeiten war in der Regel für sämtliche Abläufe der Krankenbehandlung zuständig, meist kannte er den Patienten und seine häusliche Umgebung, er wurde direkt vom Patienten beauftragt und war ihm unmittelbar verantwortlich. Für diesen Arzttypus wurde das ethische Idealbild des väterlichen Freundes entwickelt. Wie es z.b. im hippokratischen Eid beschrieben ist. Heute ist die Behandlung des Patienten in zahllose Einzelhandlungen aufgeteilt, die jeweils von unterschiedlichen Personen ausgeführt werden. Arzt und Patient sind einander in der Regel fremd, die private Situation des Kranken ist dem Heiler meist unbekannt. Zwangsläufig entstehen aus dieser Situation neue moralische Interaktionsformen, so z.B. die durch eine Kommerzialisierung der Medizin verstärkte Dienstleistungsbeziehung zwischen Arzt und Patient» (S. 419).

Vor diesem Hintergrund fordert sie eine Ausbildung in Medizinethik an den Medizinischen Fakultäten, die sich in zwei Phasen aufteilen sollte. In einer propädeutischen Phase sollten die Studierenden für ethische Konflikte sensibilisiert werden, um dann in einer praktischen Phase in den Umgang mit ethischen Konflikten eingeübt zu werden.

6.6 Verführbarkeit durch wissenschaftliche Autorität

Wissenschaftler wie T.W. Adorno, Frenkel-Brunswik und andere (1969) haben versucht, das unverständliche Verhalten durch die Persönlichkeitsstruktur eines autoritären Charakters zu erklären. Darauf aufbauend wurden in den USA und anschließend in Deutschland empirische Untersuchungen durchgeführt, um zu klären, wodurch sich Menschen charakterisieren, die sich zu inhumanem Verhalten verführen lassen. In der unter dem Namen Milgram-Experiment bekannt gewordenen Untersuchung wurden in Deutschland aus 28 000 Adressen nach einem Zufallsverfahren 120 Arbeiter, Angestellte und Beamte ausgewählt und zur Teilnahme an einem Versuch gebeten. Die Studie wurde vom Max-Planck-Institut in München durchgeführt. Einer der Versuchsleiter veröffentlichte im ZEIT-Magazin vom 15. Mai 1970 den folgenden Bericht:

«Es ging um Gehorsam. Die Testreihe wurde am 10. März 1970 eröffnet. Die Versuchsperson, ein älterer Mann, hatte die ausgetretenen Holztreppen des Hauses im Norden Münchens bezwungen. Er war mittelgroß, ein Beamter wohl, kurz vor oder nach seiner Pensionierung; ein durch und durch unverbindlicher Mensch.
Ein Weißbekittelter öffnete und stellte sich als Herr K. vor, begrüßte den Besucher herzlich im Max-Planck-Institut, überreichte ihm 25 Mark als Anerkennungsgebühr und führte ihn in ein klinisch kahles Zimmer, in dem schon ein junger Student wartete, ‹Versuchsperson› wie der alte Mann.
Herr K. hielt eine kleine Rede – sie war einstudiert wie fast jede seiner Bewegungen, jeder seiner Sätze in dieser Testreihe: ‹Meine Herren, unser Experiment soll den Effekt von Bestrafung auf den Lernprozess herausarbeiten. Wir wissen nämlich sehr wenig über dieses Problem. Bei seiner Lösung sollen Sie uns helfen. Einer von Ihnen soll Lehrer, einer soll Schüler sein.›
Über die Rollenverteilung entschied eine (vorgetäuschte) Auslosung. Der alte Mann wurde ‹Lehrer›. Die drei Personen gingen in das angrenzende Zimmer. Zuerst fielen dem alten Mann die kleinen, weißen Mäuse auf, die in einem Käfig in der Ecke des etwa 25 Quadratmeter großen Zimmers herumturnten. Dann wanderte sein Blick über eine Fernsehkamera, über zahllose elektrische Kabel, die alle in einem länglichen, schwarz-weißen Metallkasten endeten, der auf einem Tisch in der Mitte des Raumes stand.
Aus der Stirnwand des Kastens ragten dreißig helle, rechteckige Druckschalter, über ihnen blinkten Lämpchen.
Dann sah der Mann durch eine offen stehende Tür den elektrischen Stuhl. Zweifellos, es war ein elektrischer Stuhl. Zu den Armlehnen führten Kabel, einige Riemen hingen locker herab, irgendetwas blitzte metallisch auf. Das Gerät wirkte bösartig.
Herr K. ging in das Nebenzimmer, die beiden anderen folgten. Mit einer einladenden Geste bat der Versuchsleiter den jungen ‹Schüler› auf dem Stuhl Platz zu nehmen: ‹Wir müssen jetzt Ihre Arme festschnallen. Sie werden sich nicht bewegen können.›
Herr K. nahm eine Pastentube, schmierte etwas von ihrem Inhalt auf den Arm des ‹Schülers›: ‹Damit keine Brandblasen entstehen. Die Paste erleichtert den Stromfluss durch Ihren Körper.›
Zwei Elektroden wurden am bewegungsunfähigen linken Arm des Schülers befestigt. Der alte Mann half lächelnd, und Herr K. sagte: ‹Der ‚Lehrer' wird Ihnen über Mikrophon vom Zimmer nebenan ca. sechsundzwanzig Wortpaare vorlesen, etwa so: Tag-Blau, Nacht-Wald, Mutter-Liebe, Wasser-Seemann und so weiter. Dann wird er das Wort ‚Tag' wiederholen und vier weitere Worte dazu. Sie müssen sich an das richtige zugehörige Wort erinnern. Kommt das Wort Blau an vierter Stelle, dann drücken Sie mit Ihrem Finger Knopf Nummer vier dieser Antwortbox hier. In einer ähnlichen Box leuchtet dann Ihre Antwort im Zimmer des ‚Lehrers' auf.›

Die Stimme des Experimentators erinnerte den ‹Schüler› an die eines routinierten Schmierenkomödianten: ‹Sollten Sie einen Fehler machen, erhalten Sie einen Elektroschock als Bestrafung.›
Testleiter und Lehrer verließen den Schüler, gingen zurück in den Raum, in dem der Metallkasten stand: ein Elektroschockgenerator. Der alte Mann erhielt einen Probeschock von 45 Volt, um die Stärke der Bestrafung kennenzulernen. Dann gab Herr K. dem Lehrer die Liste mit den Wortpaaren: ‹Sprechen Sie bei Ihrer Befragung in dieses Mikrophon hier. Kontrollieren Sie die Antwort des Schülers in der kleinen Antwortbox. Leuchtet das falsche Nummernschild auf, sagen Sie ‚falsch‘, drücken dann den ersten Hebel am Schockgenerator und sagen dem Schüler, mit welcher Volthöhe er bestraft wurde. Lesen Sie die richtige Antwort vor und gehen Sie zur nächsten Frage über. Die Bestrafung beginnt bei 15 Volt und endet bei 450 Volt.›
Der alte Mann betrachtete aufmerksam den schwarzen Kasten. Über den Schaltern stand die Volthöhe. Unter ihnen las er Signaturen der Schockstärken: von ‹leicht› zu ‹sehr stark›, ‹äußerst stark› und ‹gefährlich›. Bei 450 Volt markierten ominöse ‹xxx› die Wirkung des Stromschlags.
Dieser alte Mann nun drückte im Verlauf des Tests alle Schalter. Schmerzensschreie aus dem Nebenzimmer bei 75 Volt rührten ihn nicht; als der Schüler bei 150 Volt aus dem Experiment entlassen werden sollte, sagte Herr K.: ‹Machen Sie weiter.›
Bei 180 Volt hörte der alte Mann aus dem Nebenzimmer Jammern um Gnade und Erbarmen. Bei 300 Volt verweigerte der Schüler jede weitere Antwort. ‹Ich mache nicht mehr mit! Lasst mich raus. Ich weigere mich. Schluss!› Dann hörte man nichts mehr.
Der alte Mann fragte, bekam keine Antworten, drückte die Schalter erbarmungslos, kaltherzig, maschinell: ‹Der sagt ja nichts mehr. Jetzt mag er nicht mehr›.»

Der Versuch war beendet – und der alte Mann blieb keine Ausnahme. 85 % aller Getesteten hatten bis zu 450 Volt angewandt, hatten die blutige Sinnlosigkeit des Experimentvorwandes nicht erkannt, hatten «durchgehalten», waren gehorsame Untertanen der Wissenschaft, des Experimentators, des Apparats, der Druckschalter, der Antwortbox. Jeder «Lehrer», der im Verlauf des Tests zu «verweigern» drohte, wurde mit dem Satz angetrieben: «Machen Sie weiter, das Experiment verlangt es.»

Was die Getesteten nicht wussten, war dies: Der «Schüler» war in das Experiment eingeweiht; die Auslosung war gefälscht; die grauenhaften Schreie stammten von einem Tonbandgerät, das sich automatisch ein- und ausschaltete. Getestet wurde nur eins: der Gehorsam der Lehrer, ihre Widerstandsfähigkeit, die Größe ihres Ungehorsams, ihrer Menschlichkeit. Denn, so der an der Testreihe beteiligte David Mantell: «Gehorsam ist das Grundprinzip, das die wichtigsten Institutionen unserer Gesellschaft zusammenhält: Familie, Kirche, Schule, Industrie, politische Parteien und Militär.»

Die Versuchsreihe, die sechs Wochen dauerte und in Gemeinschaftsarbeit zwischen dem Max-Planck-Institut und dem Bayerischen Fernsehen produziert wurde, hatte ein Vorbild: Die Experimentreihe des amerikanischen Psychologen Stanley Milgram. Er wollte 1960 herausfinden, warum die Deutschen zwischen 1933 und 1945 so gehorsam waren. Gab es einen typisch deutschen Volkscharakter der Unterwürfigkeit? In den Städten New Haven und Bridgeport startete Milgram seine Vorversuche. Er kam nie nach Deutschland. Denn bis zu 66 % seiner Versuchspersonen drückten alle Hebel. Stanley Milgram reichte das: «Mit bestürzender Regelmäßigkeit haben sich in unserem Experiment «gute Leute» den Forderungen einer Autorität gebeugt und haben böse Dinge getan.» «In Deutschland», so hatten Experten des Max-Planck-Instituts prophezeit, «werden es höchstens 30 % sein. Wir sind demokratischer geworden.» Die Prognose war ein Irrtum.

Noch einer hatte sich getäuscht: Der Journalismus-Student Louis von der Borch, ein sensibler, musischer Mensch, einundzwanzig Jahre alt, voller guter Hoffnungen. Sie zerbrachen in der langen Zeit, in der Borch die Rolle des Opfers spielte, auf dem «elektrischen Stuhl» saß, seine eigenen Tonbandschreie anhörte und Notizen machte. So entstand ein Tagebuch über Gehorsam und Mord.

«Versuch X 14: Ein junger Mann, von dem ich annahm, dass er abbrechen würde. Er macht bis kurz vor 450 Volt einwandlos mit und zeigt völlige Willigkeit. Ich bin sehr erschrocken und spüre, dass ich unheimlich Anteil nehme. Ich werde mir klar, dass jeder von uns unter dieser Voraussetzung zum Äußersten, zum Mord fähig wäre ... Was würde ich tun? Ich traue mir keine Antwort zu.

Versuch X 125: Die Versuchsperson beginnt damit, Strafe als Lehrmittel zu bezweifeln. Wie alle bisher ist er freundlich, unauffällig, gibt sich liberal und aufgeschlossen. Ich hoffe sehr, er verweigert, und glaube auch daran; denn er ist Akademiker ... Beim Versuch werde ich ernstlich wütend, weil er die Bestrafung mit ‹leider› einleitet – ist das etwa eine Entschuldigung?
Man sollte Polanski den Versuch verfilmen lassen. Er könnte diese fast traumhafte Unverständlichkeit, unser dauerndes Kopfschütteln, unser ratloses Beieinanderstehen in Bilder umsetzen. Wir sind zu Recht empört und würden doch ähnlich handeln. Ich finde keine Erklärung für das Verhalten dieser Menschen und werde auch immer irritierter an mir selbst. Dieser Mann hier sagt bei 335 Volt, dass das kein Mensch aushalten könnte. Aber er drückt den Hebel bis zum Anschlag. Er ist arrogant, täuscht sich in sich selbst, hat Mitleid mit der eigenen Unzulänglichkeit ... Er spricht von seinen ‹kalten Händen›.

Versuch X 16: Ein älterer Mann. Er läuft ruhig und unabänderlich durch. Ich werde gleichgültig, da ich mich nicht der Depression aussetzen will, immer so idealistisch und gespannt die Aufgabe zu beginnen und dann jedes Mal die Pleite zu erleben. Das ist ein richtiger Irrsinnsmensch. Das Gespräch mit ihm hinterher zeigt seine aggressive und eiskalte Art. Wir haben einen wirklich bösen Menschen voller Hintergedanken gefunden. Ich steigere mich in meiner Wut, bezeichne ihn als Schwein ... Wir sind alle kleine Frankensteins.

Versuch X 17: Ein ruhiger, bayerischer Mann, ganz lustig, vielleicht Mitte 30. Ich denke: Sicher, er hört früher auf. Er begreift ganz gut und scheint nett zu sein. Doch er ist leider bemüht, alles richtig zu machen. Leider! In mir reift der Gedanke, nicht den Menschen, sondern seine autoritätsfixierte Gesellschaft für dieses Versagen anzuklagen.

Er gehorcht ohne Einwand. Es ist wirklich unerträglich, man verliert beinahe die Nerven ... Kann ich noch auf die Straße gehen, kann ich noch Menschen achten, wen kenne ich überhaupt noch?

Versuch XX 28: Ich bin nun auch nicht mehr so überrascht, wenn die Leute weitergehen, als ich es für möglich gehalten hätte. Mein Idealismus ist allzu gründlich verflogen, und ich habe mich mit der Tatsache abgefunden, dass die Leutchen halt so sind. Er sagt nie ‹falsch›, sondern erteilt die Strafe kommentarlos. Bei der nachfolgenden Erklärung stellt er sich dumm und versteht nichts und erzeugt bei uns allen Unmut.

Versuch XX 30: Hurra, unser erster Verweigerer; bei 450 Volt sehr spät, aber der erste überhaupt, der es wagt, Einspruch zu erheben. Ich freue mich sehr. Das ist ein wirklicher Sieg. Und noch etwas: Dieser Mann scheint zu beweisen, dass der ideale Verweigerer nicht aus einer Gedankenfolge heraus verweigert, sondern spontan und ohne große Überlegung, dass unser Versuch eben eine Sperre in ihm berührt, die selbst das stärkste logische und auch autoritäre Argument nicht aufbricht.

Versuch XX 45: Er sagt bei den Stromstärken: 165 Volt: ‹Soll ich die Tasten wieder hochnehmen?› 450 Volt: (beim Rausgehen) ‹Ich glaub', der lebt nimmer.›

Versuch XX 47: Wer ist eigentlich sadistischer? Die Versuchspersonen oder wir? Die Versuchspersonen dürfen ehrlich sein, also ihre Person verwirklichen, Sadismus oder Barmherzigkeit zeigen, die dürfen Menschen bleiben. Sie verkörpern die Wahrheit, das Tatsächliche. Wir dagegen sind von einer Grausamkeit, wo jede Menschlichkeit ausgeschlossen ist; wir sind die Diener von Maschinen, die uns Ergebnisse liefern, wir sind automatische Sadisten der Zukunft; die bürokratischen Quäler, die nachher zum Mittagessen gehen und zwischen den sadistischen Höhepunkten Kreuzworträtsel lösen. George Orwell hätte seine Freude an uns. Big Brother is watching you. Die experimentelle Psychologie ist der Vorbote der Zukunft. Dein Nachbar, das höchstbekannte Wesen.

Warum «Abraham»? (H. Lechtleitner, 1998): Die Versuche wurden mit einer versteckten Kamera gefilmt, die Versuchspersonen nachher über den Test aufgeklärt und ihr Einverständnis für die Veröffentlichung des Filmes eingeholt. Wir fragten den Redakteur und Regisseur des Filmes, Hans Lechleitner: «Warum haben Sie den Film ‹Abraham› genannt?» «Dieser Film ist der Versuch einer wissenschaftlichen Darstellung, wenn nicht sogar Ausdeutung des alten biblischen Gleichnisses von Abraham: Der Mensch in der Konfliktsituation zwischen Menschenliebe und Gehorsam. Verhaltensforscher behaupten, wenn sich der Mensch in jeder Konfliktsituation befindet, dann wählt er immer Gehorsam. Das Abraham-Gleichnis hat das sozusagen vorweggenommen. Wir interpretieren ihn so: Gott hat Abraham den Befehl gegeben, seinen Sohn zu töten. Abraham war bereit, ihm zu folgen. Dann hat Gott in einem zweiten Befehl den ersten sozusagen widerrufen. Und worauf es ankommt, ist eben, diesen zweiten Befehl zu hören. Wenn ich betont christlich wäre, würde ich sagen, dieser zweite Befehl sei die Stimme des Gewissens.»

Abschließend stellt er fest: «Gewiss, der Versuch war eine abstrakte Situation. Natürlich können Sie die Frage stellen, ob die Leute im Alltag auch so gehorchen würden. Es kommt aber darauf an, wie sie sich in eingeengter Situation verhalten. Wenn sie eingeengt waren, machten 85 % bis zum Schluss mit. Und dann, wenn sie fertig waren, ließen sie sich alles Mögliche einfallen, etwa: ‹Das war schlimm, das war wirklich schlimm. Wissen Sie, so etwas würde ich selber nie tun.› Dabei hatten sie es gerade getan. Oder: ‹Ich bin grundsätzlich gegen solche Bestrafungen, so etwas könnte ich nicht tun.› Aber sie haben es gemacht.»

Das Ergebnis ist deprimierend und provoziert wohl bei jedem Leser die Frage: Wie hätte ich mich verhalten? Und jeder wird sich unsicher sein, wie er diese Frage beantworten soll. Auch wenn sich in den Untersuchungsberichten kein Hinweis darauf findet, ob Ärzte sich anders verhalten haben als die anderen Versuchsteilnehmer, so ist doch wahrscheinlich, dass wir davon ausgehen müssen, dass trotz den Geboten der ärztlichen Berufsethik keine wesentlichen Unterschiede zu erwarten sind. Auch in der Konfrontation mit ethischen Entscheidungskonflikten sind Ärzte ebenso fehlbar wie andere Menschen.

6.7 Die Fähigkeit zum Nein-Sagen

Was können angehende Ärzte tun, um die Wahrscheinlichkeit zu erhöhen, dass sie in ethischen Entscheidungskonflikten nicht versagen?

Neben der Auseinandersetzung mit den Werten und Normen ärztlichen Handelns (s. Kap. 6.1, 6.2) ist die Bereitschaft, Verantwortung zu übernehmen, eine wesentliche Voraussetzung. Verantwortliches Handeln muss gelernt und im Alltag trainiert werden.

Das Wichtigste ist, die eigenen Fähigkeiten zur Zivilcourage, zum Nein-Sagen, zum Widerspruch um der Menschlichkeit willen, überall wo es angebracht ist zu üben und zu trainieren. Das Milgram-Experiment zeigt vor allem, dass ethische Konflikte sich in einem zeitlichen Entwicklungsprozess aufbauen und es darauf ankommt, möglichst frühzeitig einzugreifen, Nein zu sagen und Widerstand zu leisten. Hat man sich erst einmal passiv oder aktiv beteiligt, dann wächst mit zunehmender Schuldwahrnehmung auch die Angst vor der Schuld und damit die Bereitschaft, Verdrängungsmechanismen zu aktivieren und das eigene Verhalten als unvermeidbar und notwendig zu entschuldigen. Mit zunehmender Verstrickung in das Geschehen wächst die eigene Angst vor Schuld und Bestrafung und damit das Risiko aggressiver Abwehr, in der die Schuld dem Opfer, dem man nicht spontan helfen konnte, zugeschnitten wird. Die Psychologie des Widerstandes zeigt, dass es vor allem darauf ankommt, die Sensibilität zur Wahrnehmung von Inhumanität und die spontane Bereitschaft zum Eingreifen zu entwickeln. Dabei wird man die

Erfahrung machen, dass ein Eingriff in dem Maße erfolgreich sein wird, indem er sachlich unter Vermeidung eigener Aggressivität, ohne Vorwürfe und Schuldzuweisungen erfolgt. Die Fähigkeit zum Nein-Sagen, die Zivilcourage im Alltag muss geübt werden, damit sie sich entwickeln und zu einem selbstverständlichen Bestandteil des Verhaltensrepertoires werden kann. Jeder angehende Arzt sollte diese Fähigkeit bei sich selbst entwickeln und bei anderen Menschen positiv verstärken. Nur so haben wir eine Chance, aus den Erfahrungen des Verhaltens unserer ärztlichen Kollegen im Dritten Reich zu lernen und mit dazu beizutragen, dass derartiges in Zukunft nicht wieder geschieht.

S. Fischer-Fabian (1987) hat in einem Buch unter dem Titel «Die Macht des Gewissens» die Lebenseinstellungen und -haltungen von Menschen beschrieben, die ihrem Gewissen gefolgt sind und uns durch ihre aktive Zivilcourage ein Vorbild sein können (Emil Zola, Thomas Morus, Sokrates, Galilei, Spartakus, Hans Kohlhase, Friedrich von Spee und Sophie Scholl). Fischer-Fabian konstatiert, dass derjenige, der Zivilcourage zeigt, mit persönlichen Folgen rechnen muss. In der Sicherheit unserer Gesellschaft weniger für seine Freiheit oder sein Leben, aber in der Gefährdung seiner Ruhe, seines guten Rufes, der Zuneigung seiner Freunde, der Achtung der über ihn empörten Mitmenschen, seiner Karriere, seines Einkommens. Zivilcourage kann aber auch persönlichen Gewinn bedeuten «Wer sein Leben hat Revue passieren lassen, um Bilanz zu ziehen, wird überrascht festgestellt haben, dass er nicht so sehr stolz ist, auf das, was ihm der Erfolg bescherte, auf seine Sternstunden, sondern auf jene seltenen Momente, wo er ohne der Nachteile zu achten, nein gesagt hat – nein, weil ein Ja sein Gewissen belastet hätte. Er hat sich durch dieses Nein seine Selbstachtung bewahrt. Sich selbst noch achten, in den Spiegel schauen zu können ohne erröten zu müssen, ist ein unbeschreibliches und vor allem unbezahlbares Gefühl» (S. 18). Von J. F. Kennedy stammt das Zitat:

> «Wir stehen alle ständig der gleichen grundlegenden Alternative gegenüber: Mut oder nachgeben. Ob es der Zorn der Wähler ist, der Freunde, der Betriebsführung, der Gewerkschaften oder wann immer wir wegen umstrittener Fragen auf den Marktplatz der Meinungen geraten. Ohne den Mut verkleinern zu wollen mit dem manche ihre Leben geopfert haben, sollten wir auch jenes Mutes nicht vergessen, mit dem andere ihr Leben gelebt haben. Lebensmut mag oft weniger dramatisch erscheinen als letzter Todesmut; doch ist er nicht weniger eine großartige Verbindung von Triumph und Tragik. Hier tut ein Mensch was er zu tun hat – trotz aller persönlichen Folgen, trotz aller Hindernisse, Gefahren und Drohungen. Dies ist die Grundlage aller menschlichen Sittlichkeit.»

7. Die Kunst des «guten Arztes»

Es gibt nur eine Heilkunst ..., aber es gibt viele Systeme und muss sie geben, denn sie sind etwas Äußeres, abhängig von der jedes Mal herrschenden Denkform und der Stufe der äußeren Erkenntnis, auf welcher sie stehen.» (C.W. Hufeland, 1762–1836)

Es ist offenkundig, dass zu einem guten Arzt mehr gehört als die Beherrschung eines umfangreichen Fachwissens und die Fähigkeit, dieses zur Diagnose und Therapie von Krankheiten anzuwenden. Dieses «Mehr» ist nicht leicht zu fassen. Die vielen Autoren, die über die ärztliche Kunst geschrieben und diese eingefordert haben, bleiben relativ allgemein, wenn es darum geht, zu beschreiben, was man unter ärztlicher Kunst zu verstehen hat und was von dem, was ein Arzt tut, mit dem Begriff Kunst bezeichnet werden kann.

Der Begriff Kunst ist vieldeutig und wird zur Beschreibung unterschiedlicher Phänomene angewandt. Vom Kunstmaler in Abgrenzung vom Malermeister, vom Kunsthonig bis zur Kunsthalle, von der bildenden Kunst bis zur darstellenden Kunst, von der Kunst, ein Motorrad zu warten bis zur Kunst des Liebens, von der künstlichen Intelligenz über die künstliche Besamung bis zur künstlichen Niere. Das Spektrum ist offenkundig weit.

Die Definition im Brockhaus lautet:

«Kunst (althochdeutsch), ursprünglich Wissen, Weisheit, Kenntnis, auch Fertigkeit zu können, ursprünglich geistig vermögen, wissen, verstehen. Drei verschiedene Interpretationen werden voneinander abgegrenzt. 1) Im weitesten Sinne jede auf Wissen und Übung gegründete Tätigkeit (z.B. Reitkunst, Kochkunst); 2) in einem engeren Sinne die Gesamtheit des vom Menschen Hervorgebrachten (im Gegensatz zur Natur), das nicht durch eine Funktion eindeutig festgelegt und darin erschöpft ist (im Gegensatz zu Technik), zu dessen Voraussetzungen die Verbindung von hervorragendem und spezifischem Können und großem geistigen Vermögen gehört, das sich durch eine hohe gesellschaftliche und individuelle Geltung auszeichnet, ohne dadurch vorangegangene Werke außer Kraft zu setzen oder den Beweis für die Richtigkeit einer Aussage antreten zu müssen. Der Gegensatz der Kunst zum Handwerk und zur Wissenschaft bildet sich erst im Übergang vom 18. ins 19. Jahrhundert aus. Im heutigen Verständnis ist die Kunst in die Teilbereiche Literatur, Musik, darstellende Kunst sowie bildende Kunst gegliedert. 3) Im engsten

Sinne steht Kunst vor allem im alltäglichen Sprachgebrauch für bildende Kunst» (S. 601).

Die Vorstellung von einem allgemein gültigen Kunstbegriff, der für alle Zeiten und Werke anwendbar wäre, ist heute überholt.

Die Kunstsoziologie untersucht als Teildisziplin der Soziologie die gesellschaftlichen Entstehungs- und Wirkungszusammenhänge von bildnerischen, literarischen und musikalischen Werken; dabei analysiert sie die materiellen und ideellen Lebensformen des Künstlers, die Wirkungen der Kunst auf die gesellschaftlichen Beziehungen der Menschen untereinander, die Verbreitungsbedingungen von Kunst (Kunstmarkt, öffentliche oder private Förderung, Massenkommunikation), die Beziehungen von Künstlern und ihren Werken zu anderen Bereichen der Gesellschaft (Politik, Erziehungswesen), das Verhältnis von künstlerischen Leitideen und gesellschaftlichen Ideologien sowie die Kunst als Gegenstand des Konsums und des modernen Wandels.

Unter einem Kunstwerk versteht man ein schöpferisch gestaltetes Werkkonzept oder Erzeugnis künstlerischen Schaffens. Auch hier ist allerdings umstritten, was als Kunstwerk zu bezeichnen ist und was nicht.

Der Begriff der ärztlichen Kunst leitet sich her aus der lateinischen Bezeichnung der Medizin als «ars medicina», als eine an den Universitäten gelehrten Wissenschaft. Zwischen den gelehrten Doctores der Universitäten und den Ärzten in der Praxis bestanden die gesamte Medizingeschichte hindurch Spannungen und Konflikte, in der der jeweils anderen Seite vorgeworfen wurde, den Phänomenen von Gesundheit und Krankheit in ihrer Komplexität durch einseitige Betrachtungen nicht gerecht zu werden. Der Anspruch einer naturwissenschaftlich begründeten Medizin führte Ende des 19. und Anfang des 20. Jahrhunderts zu berufspolitischen Auseinandersetzungen. Dem wissenschaftlich orientierten Mediziner wurde der in der Praxis erfahrene Arzt gegenübergestellt, der vorrangig den kranken Menschen und nicht dessen Krankheit im Blick hat. Mit den Erfolgen bei der Anwendung naturwissenschaftlicher Methoden in der Medizin verloren die Argumente der Praktiker an Überzeugungskraft und wurden eine Zeitlang in den Hintergrund gedrängt. Die Medizin verstand sich immer mehr als angewandte Wissenschaft. Für die anzuwendenden diagnostischen und therapeutischen Maßnahmen wurden Wirksamkeitsnachweise eingefordert, die den Standards der Naturwissenschaft entsprechen. In dieser Tradition verstehen sich auch die Forderungen nach einer Evidence-based Medicine, die den aktuellen Entwicklungsstand der internationalen Forschung in Leitlinien für die ärztliche Praxis umsetzt. Allein die Notwendigkeit der Berücksichtigung der jeweiligen Besonderheiten des einzelnen Falles einer Krankheit begründet die Einschränkung des Anspruches von Leitlinien auf den Charakter von Empfehlungen, da Richtlinien die Therapiefreiheit des Arztes zu sehr einschränken würden.

Auf der anderen Seite hat sich eine zunehmende Kritik an der sog. Schulmedizin entwickelt, der Praxisferne und die Vernachlässigung der Bedürfnisse von kranken Menschen vorgeworfen werden. Es wird geltend gemacht, dass an den Universitätskliniken nur eine hochselektierte Auswahl von Kranken behandelt werden, dass die Probleme der allgemeinen Versorgungspraxis in den wissenschaftlichen Studien viel zu wenig berücksichtigt würden und zu einem großen Teil der Gesundheits- und Krankheitsprobleme keine Studien, wie sie die Evidence-based Medicine verlangt, vorliegen bzw. die wissenschaftliche Datenlage unzureichend sei.

Besonderes Aufsehen erregte eine Studie (Schrömbgens 1987) bei niedergelassenen Ärzten in Baden-Württemberg, bei der ermittelt wurde, dass zwei Drittel der Praktiker bei der Behandlung ihrer Patienten Methoden anwenden, die von der Schulmedizin nicht als hinreichend wissenschaftlich begründet bewertet und deshalb abgelehnt werden (z. B. Homöopathie, Akupunktur etc.).

Darüber hinaus wuchs seit Ende der sechziger Jahre die Kritik an einer als «inhuman» bewerteten (Der Spiegel: «Das inhumane Krankenhaus»), «stummen Medizin» (P. Lüth 1974), die nur an der Krankheit, nicht aber am kranken Menschen interessiert sei. Eine vom Kulturkritiker I. Illich unter dem Titel «Die Nemesis der Medizin» (1975) veröffentlichte Streitschrift fand hohe Beachtung, weil sie ihre kritischen Aussagen zu einer sich über individuelle Bedürfnisse und den gesellschaftlichen Bedarf hinwegsetzenden Medizin mit den Daten wissenschaftlicher Studien belegen konnte. Die steigende Lebenserwartung und die Zunahme psychischer, psychosomatischer und chronischer Krankheiten führte dazu, dass die spektakulären Erfolge der naturwissenschaftlichen Medizin (auf dem Gebiet der Infektionskrankheiten und der operativen Medizin) relativiert wurden. Die Bedeutung von psychosozialen Aspekten der Gesundheitserhaltung, Krankheitsvermeidung und der Bewältigung von Krankheiten und Behinderungen rückte wieder stärker in das öffentliche Interesse. Von den Sozialwissenschaften wurde der Anspruch erhoben, das bisher unter dem Begriff der ärztlichen Kunst subsumierte Erfahrungswissen mit sozialwissenschaftlichen Methoden untersuchen und sozialwissenschaftlichen Theorien erklären zu können. In der Schnittstelle zwischen Medizin und Sozialwissenschaften wurden neue medizinische Fachgebiete als angewandte Wissenschaften in die Medizinischen Fakultäten integriert (z.B. Medizinische Psychologie und Medizinische Soziologie). Die Bedeutung von Kommunikation und Interaktion auf diagnostische und therapeutische Prozesse wurden ebenso untersucht wie der Einfluss von gesundheitsbezogenen Einstellungen auf das Gesundheits- und Krankheitsverhalten, die kulturellen und gesellschaftlichen Grundlagen für das jeweils geltende Gesundheits- und Krankheitsverständnis oder der Einfluss sozialer Ungleichheit auf Gesundheitschancen, Krankheitsrisiken und Heilungsverläufe.

In der Folge der wachsenden Bedürfnisse großer Bevölkerungsgruppen nach Selbstverwirklichung und Wohlbefinden entstand ein breites Angebot an psychosozialen Dienstleistungen, die sich direkt oder indirekt auf die Gesundheit beziehen. Der sich permanent ausweitende Gesundheitsmarkt führt zu Finanzierungsproblemen der Sozialversicherungen und hat gesundheitspolitische Diskussionen zu den Grundlagen unseres Gesundheitswesens ausgelöst.

In diesem Kontext ist auch die Frage nach der Kunst des guten Arztes neu zu stellen und zu beantworten.

Der Arzt ist in seiner sozialen Rolle konfrontiert mit unterschiedlichen Verhaltenserwartungen (s. Kap. 6.1). Als praktizierender Arzt ist er vor allem seinem Patienten verpflichtet, der ihm direkt oder indirekt seinen Behandlungsauftrag erteilt. Im Zentrum der ärztlichen Berufsausübung steht immer noch die Patient-Arzt- bzw. Arzt-Patient-Beziehung. Die Erwartungen des kranken Menschen an seinen Arzt sind kulturell und gesellschaftlich geprägt. Für unsere Gesellschaft können wir feststellen, dass wir von einem guten Arzt erwarten, dass er sein Handeln orientiert an:

- den wissenschaftlichen Erkenntnissen einer Evidence-based Medicine;
- den Prinzipien der ärztlichen Heilkunde;
- seinen Erfahrungen in der Ausübung der ärztlichen Kunst.

7.1 Medizin als angewandte Wissenschaft

Unbestritten ist, dass die Medizin eine angewandte Wissenschaft sein sollte, dass der wissenschaftlich ausgebildete Arzt die Aussagekraft und Reichweite wissenschaftlicher Forschungsergebnisse für die Probleme der medizinischen Versorgung beurteilen und damit die für sein ärztliches Handeln richtigen Schlussfolgerungen ziehen kann. Diese Aussage bezieht sich gleichermaßen auf die naturwissenschaftlichen wie die sozialwissenschaftlichen Erkenntnisse über Gesundheits- und Krankheitsphänomene.

Grundlage einer modernen Medizin und deren Anwendung in der ärztlichen Praxis sind somit Erkenntnisse, die mit der Anwendung wissenschaftlicher Methoden gewonnen wurden. Ein guter Arzt kennt das medizinische Grundlagenwissen und kann sich kurzfristig über den aktuellen Entwicklungsstand, bezogen auf die Fragestellungen seines Praxisproblems, informieren und die verfügbaren Daten bewerten. Dazu können ihn die modernen Dokumentationssysteme der elektronischen Datenverarbeitung unterstützen.

Die Carl-Bertelsmann-Stiftung hat auf der Basis einer internationalen Recherche über vorbildliche Reformen im Gesundheitswesen im Jahr 2000 der Vereinigung der niederländischen Hausärzte einen hoch dotierten

Preis verliehen (J. Böcken, M. Butzlaff, A. Esche, 2000). Ein wesentlicher Grund dafür war das Leitlinienprogramm der niederländischen Hausärzte. Bisher wurden 70 Leitlinien veröffentlicht, basierend auf den Erkenntnissen der Evidence-based Medicine sowie den Erfahrungen der Hausärzte in der täglichen Praxis. Eine diesbezügliche Evaluation erbrachte, dass 100% der Hausärzte die Praxisleitlinien kennen, 95% sie für gut halten, 78% die negativen Anweisungen («Tu dies nicht») und 69% die positiven Anweisungen («Tu dies») befolgen. Alle Leitlinien werden in den wissenschaftlichen Fachzeitschriften und in Buchform veröffentlicht. Die Handbücher sind während der Berufsausbildung Pflichtlektüre. Für Deutschland wird festgestellt, dass die Ärzteschaft die Anwendung von Leitlinien immer noch «überwiegend sehr skeptisch beurteilt und als Eingriff in die freie Berufsausübung ablehnt» (S. 46). Trotzdem können wir davon ausgehen, dass auch deutsche Ärzte in wenigen Jahren medizinische Leitlinien als selbstverständliche Grundlage ihres Handelns anwenden werden.

7.2 Verstehen als Prinzip der ärztlichen Heilkunde

«Die Kunst des Arztes besteht darin, daß wir mit unseren unmittelbaren Sinnen wahrnehmen» (F. Sauerbruch).

Grundlegend für die ärztliche Praxis sind vier Fähigkeiten: wahrnehmen, bewerten, entscheiden und handeln können.

Die Vielfalt und Komplexität der Phänomene, mit denen Ärzte konfrontiert werden, erfordert besondere Fähigkeiten der Wahrnehmung. Mit seinen fünf Sinnen kann der gute Arzt eine Vielzahl von Informationen aufnehmen, die durch gezielte medizinische Untersuchungen überprüft werden können.

Die Betrachtung eines Menschen kann nicht nur Auskunft geben über Alter und Geschlecht, sondern auch über seinen sozialen Status (z.B. Kleidung), seine Befindlichkeit (z.B. Körperhaltung und -ausdruck) oder den Gesundheitszustand (Gesichtsausdruck, Hautfarbe, Behaarung etc.).

Die akustischen Wahrnehmungen liefern dem Arzt nicht nur Informationen über die Sachinhalte von Aussagen, sondern darüber hinaus über Emotionen und Schmerzen.

Durch den Geruchsinn kann der Arzt Informationen über Ausdünstungen des Körpers aufnehmen. Indem er den Patient anfasst, kann er Informationen sammeln über den Hautturgor, Muskelkraft und Verspannungen oder die Qualität von Pulswellen.

Die Entwicklung technischer Methoden zur Abbildung organischer Strukturen und Funktionen hat dazu geführt, dass die Nutzung der fünf Sinne zur Informationswahrnehmung vernachlässigt wurde. Die erfahrungsgeleitete Nutzung der fünf Sinne zur schnellen Erfassung von Krankheitszeichen bezeichnet man als klinischen Blick. Erfahrene Ärzte stimmen darin überein, dass sie damit einen großen Teil der Diagnosen stellen können, ohne auf technische Untersuchungsverfahren angewiesen zu sein, und diese deshalb gezielt zur Überprüfung ihrer Verdachtsdiagnose einsetzen können.

Dazu muss der Arzt seine Wahrnehmungsfähigkeiten trainieren, er muss lernen, genau hinzusehen und zuzuhören. Ein guter Arzt nimmt nicht nur das wahr, was der Patient sagt, sondern auch das, was er sich nicht zu sagen traut, das, was er nur andeutet. Der Psychoanalytiker Michael Balint hat ein sog. Türklinkenphänomen beschrieben, nach dem Patienten häufig den eigentlichen Grund ihres Besuches, das Wesentliche, erst im Hinausgehen sagen, wenn sie die Türklinke schon in der Hand haben.

Warum ist es so schwer, zuzuhören? Das hat viele Gründe. Eigene Gedanken und Assoziationen, eigene Bedürfnisse, Probleme und Konflikte verbinden sich assoziativ mit dem, was der Arzt bei seinen Patienten wahrnimmt und legen sich darüber wie ein Nebel, hinter dem die Konturen des Mitgeteilten ganz verschwinden können. Der Arzt sieht nur noch seine eigenen Assoziationen und Gedanken und versucht schließlich, den Patienten davon zu überzeugen, dass die Probleme so sind, wie der Arzt sie wahrgenommen hat.

Um zuhören zu können, bedarf es der Fähigkeit, sich ganz auf einen anderen Menschen einzulassen. Antoine de Saint Exupéry (1998) hat das in seinem Buch «Der kleine Prinz» in der Aussage zusammengefasst: «Das Wesentliche ist für die Augen unsichtbar. Man sieht nur mit dem Herzen gut!» Die Augen nehmen die Oberfläche wahr, das Herz kann offen sein für die Widersprüche, das Ungeklärte, das von den Betroffenen selbst Abgelehnte und Verdrängte.

Menschen, die gut zuhören können, sind im Gespräch mit anderen völlig frei von eigenen Gedanken. Sie sind wie ein Spiegel oder ein Glas mit klarem Wasser. Von den Religionsstiftern, den Propheten und Weisen wird berichtet, dass sie sich für lange Zeit in die Wüste begeben haben, um zu meditieren. In einer von äußeren Anregungen völlig freien, reizarmen Umgebung waren sie ausschließlich mit sich selbst konfrontiert. Nach einer mühevollen Zeit der Läuterung und des Kampfes gegen die eigenen Begierden und Bedürfnisse haben sie schließlich den Zustand der Erleuchtung erreicht. Es gibt viele Geschichten darüber, wie diese Menschen, obwohl sie doch nichts mehr vom Leben in dieser Welt wussten und wenig Erfahrungen in der Auseinandersetzung mit den Problemen dieser Welt hatten, von anderen aufgesucht und um Rat gebeten wurden. Und das Erstaunliche ist, ihr Rat wurde als wertvoll und nützlich erlebt, obwohl sie doch so wenig wussten von den alltäglichen Problemen des Lebens. Sie hatten eine besondere Fähigkeit erworben, sie hatten die Kunst des Zuhörens gelernt. Sie konnten wie ein See bei Windstille die Probleme der Ratsuchenden reflektieren, ohne diese durch eigene Assoziationen zu verändern, sie konnten alles offen und ungefiltert in sich aufnehmen und die Ratsuchenden in der Umsetzung der Problemlösungen positiv verstärken, die diese sich schon selber überlegt hatten. Die Menschen fühlten sich angenommen und ernstgenommen. Sie hatten das Gefühl, da ist jemand, der mich versteht, weil dieser Mensch in seinen Antworten nicht von sich selber erzählen muss, sondern sich ganz und gar auf den anderen einlassen kann.

Der deutsche Kinderbuchautor Michael Ende hatte mit seinen Büchern nicht nur bei Kindern, sondern auch bei Erwachsenen große Erfolge. Sein schönstes Buch hat den Titel «Momo» und handelt von einem Mädchen, das in der Kunst des Zuhörens Meister ist.

«So kam es, dass Momo sehr viel Besuch hatte. Man sah fast immer jemand bei ihr sitzen, der angelegentlich mit ihr redete. Und wer sie brauchte und nicht kommen konnte, schickte nach ihr, um sie zu holen. Und wer noch nicht gemerkt hatte, dass er sie brauchte, zu dem sagten die anderen: «Geh' doch zu Momo!»...
Wirklich zuhören können nur ganz wenige Menschen. Und so wie Momo sich aufs Zuhören verstand, war es ganz und gar einmalig.
Momo konnte so zuhören, dass dummen Leuten plötzlich sehr gescheite Gedanken kamen. Nicht etwa, weil sie etwas sagte oder fragte, was den anderen auf solche Gedanken brachte, nein, sie saß nur da und hörte einfach zu, mit aller Aufmerksamkeit und aller Anteilnahme. Dabei schaute sie den anderen mit ihren großen dunklen Augen an, und der Betreffende fühlte, wie in ihm auf einmal Gedanken auftauchten, von denen er nie geahnt hatte, dass sie in ihm steckten.
Sie konnte so zuhören, dass ratlose und unentschlossene Leute auf einmal ganz genau wussten, was sie wollten. Oder dass Schüchterne sich plötzlich frei und mutig fühlten. Oder dass Unglückliche und Bedrückte zuversichtlich und froh wurden.
Und wenn jemand meinte, sein Leben sei ganz verfehlt und bedeutungslos und er selbst nur irgendeiner unter Millionen, einer, auf den es überhaupt nicht ankommt und der ebenso schnell ersetzt werden kann wie ein kaputter Topf – und er ging hin und erzählte alles der kleinen Momo, dann wurde ihm noch während er redete auf geheimnisvolle Weise klar, dass er sich gründlich irrte, dass es ihn, genauso wie er war, unter allen Menschen nur ein einziges Mal gab und dass er deshalb auf seine besondere Weise für die Welt wichtig war.
So konnte Momo zuhören!» (M. Ende 1973, S. 14–16).

Jemand, der diese Haltung hat, versucht, das Problem erst einmal vom Menschen, der krank geworden ist und Hilfe sucht, zu verstehen. Er sieht zuerst den Kranken und dann erst die Krankheit.
In der modernen naturwissenschaftlichen Medizin werden Ärzte geschult, Krankheiten zu diagnostizieren und mit wissenschaftlich geprüften Therapien wirkungsvoll zu behandeln. Der Betroffene ist Träger der Krankheit, die der Arzt kennen und bekämpfen will. Damit glaubt er, dem Betroffenen einen guten Dienst zu tun. Das kann zu Missverständnissen führen, wie es Jutta Bauer mit einem Cartoon in der Frauenzeitschrift BRIGITTE dargestellt hat **(Abb. 9)**.

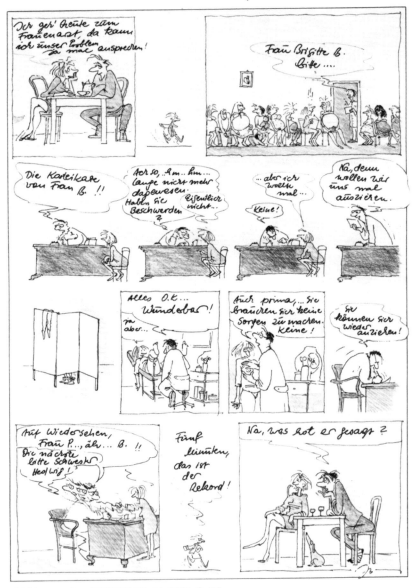

Abbildung 9: (aus BRIGITTE, 14. 1996, S. 66).

Aus der Perspektive des naturwissenschaftlich geschulten Arztes war die Untersuchung medizinisch korrekt. Er hat keine Krankheit feststellen können und somit die Patientin mit der Aussage, dass sie sich keine Sorgen wegen ihrer Gesundheit machen müsse, entlassen. Dass seine Patientin etwas ganz anderes von ihm gewollt hat, dass sie ein Problem hatte, über das sie mit ihm sprechen wollte, hat er überhaupt nicht wahrgenommen. Er war viel zu sehr in seiner Alltags- und Arbeitsrealität gefangen, eine Art Betriebsblindheit in der Routine der alltäglichen Sprechstunde. Dabei hat die Patientin durchaus signalisiert, um was es ihr geht. Auf die Arztfrage nach den Beschwerden antwortet sie mit der Floskel: «Eigentlich nicht ...» Hinter jedem «eigentlich» verbirgt sich etwas Uneigentliches. Häufig tun wir uns schwer, unsere Probleme direkt anzusprechen. Wir verpacken sie in indirekte Andeutungen in der Hoffnung, dass unser Gesprächspartner darauf eingehen wird

Ich kenne eine Apothekerin, die sehr gut zuhören kann. Sie sagt, dass das damit zusammenhängt, dass sie behindert ist. Sie kann als Folge einer Mittelohrentzündung in der Kindheit auf einem Ohr so gut wie gar nicht hören. So ist sie gezwungen, dem Gesprächspartner ihr «gutes Ohr» zuzuwenden und den Kopf dabei leicht schräg zu halten. Damit sie besser verstehen kann, hat sie gelernt, den anderen anzusehen und ihm das Gesprochene vom Mund abzulesen. Psychologen haben herausgefunden, dass Menschen sich angenommen fühlen, wenn man ihnen auf den Mund schaut. Probieren Sie es einmal aus. Es stimmt wirklich. Darüber hinaus ist meine Freundin sehr neugierig. Sie mag Menschen, und noch mehr mag sie es, geliebt zu werden. Sie hat erfahren, dass sie geliebt wird, wenn sie anderen zuhört. Und so hat sie die Fähigkeit geübt und entwickelt. Sie ist in der Kunst des Zuhörens weit gekommen. In ihre Apotheke kommen viele Kunden nur, um ihr von ihren Sorgen und Problemen, ihren Beschwerden und Befindlichkeitsstörungen zu erzählen. Sie sind zufrieden, wenn sie die Erfahrung machen, dass man ihnen zuhört. Allzu oft kommen sie gerade von einem Arzt, der die Kunst des Zuhörens nicht gelernt hat oder lernen wollte, der sich als medizinischer Experte versteht, der auf der Basis objektivierender Untersuchungen seine Diagnosen stellt und darauf bezogen Therapien verordnet. Wenn der Patient die Verordnungen und Empfehlungen nicht versteht oder annimmt, dann haben diese Ärzte dafür kein Verständnis, im Gegenteil, sie halten die Patienten für dumm und unvernünftig. Sie fühlen sich unverstanden.

Häufig wollen Patienten ihren Ärzten nur mitteilen, dass sie Angst haben oder sich Sorgen machen. Über ihr Problem haben sie selber schon lange nachgedacht und auch mit anderen darüber gesprochen. Sie wissen in der Regel schon, was sie machen müssen, um mit ihrem Problem fertig zu werden. Sie wollen deshalb eigentlich keinen Rat, selbst wenn sie darum bitten. Sie wollen erzählen, was sie bedrückt, und damit etwas von ihrem Leid abgeben. Sie erwarten jemanden, der sagt: «Ja, das ist schlimm.», oder: «Das ist ein schwieriges Problem.», oder: «Da muss ich auch erst einmal überlegen.», und dann können die scheinbar Ratsuchenden berichten, welche Problemlösungen sie sich selber ausgedacht haben. Wenn man sich das dann anhört und bestätigend feststellt: «ja, das ist eine gute Idee», oder «das könnte die Lösung sein», oder: «das könnte helfen», dann sind die meisten zufrieden und fühlen sich gut beraten.

Die meisten Menschen, die Probleme haben, wissen die Lösungen selber. Sie suchen nur jemanden, der ihnen das bestätigt, der ihnen Mut macht, ihre Lösung umzusetzen.

Psychologen haben die Technik der nondirektiven Gesprächsführung entwickelt, in der ein Arzt sich in der Gesprächsführung an den Bedürfnissen seines Gesprächspartners orientiert. Diejenigen, die diese Technik erlernen und anwenden, wirken manchmal etwas hölzern und machen sich eher lächerlich, wenn sie ständig die gleichen Floskeln verwenden oder die Aussagen ihres Gesprächspartners wiederholen, bis dieser völlig genervt feststellt: «Ja, das habe ich gerade gesagt, ja und?»

Entscheidend ist die Haltung, die Einstellung dessen, der angesprochen ist. Ist er an dem Gesprächspartner und seinen Mitteilungen wirklich interessiert, möchte er wirklich wissen, was dieser ihm zu sagen hat, oder sucht er nur nach einem Stichwort für eigene Gesprächsbeiträge oder für die Beendigung des Gespräches. Die Haltung, die für die Kunst des Zuhörens grundlegend ist, kann man üben und entwickeln. Suchen Sie das Gespräch mit fremden Menschen und versuchen Sie herauszubekommen, was das für Menschen sind, was sie erlebt und wie sie das Erlebte verarbeitet haben; welche Meinungen und Einstellungen für diese bestimmend sind, wie sie diese begründen und wie sie dazu gekommen sind.

Jakob Holdt (1978) hat eine lange Reise durch Amerika gemacht und seine Erfahrungen in dem Buch «Bilder aus Amerika» veröffentlicht. Es war eine ungewöhnliche Reise. Er hatte wenig Geld, trampte und übernachtete bei denen, die ihn im Auto mitnahmen. Er hatte sich zur Aufgabe gestellt, mit jedem mitzufahren, jedem zuzuhören und jeden in seinen Ansichten zu verstehen, wie abstrus diese auch sein mochten. Herausgekommen ist eine anschauliche Beschreibung der Abenteuer, die sich eröffnen, wenn man bereit ist, sich auf Menschen in ihrer Verschiedenartigkeit einzulassen.

Die Psychologie unterscheidet in der Analyse von Kommunikationsprozessen zwischen einem «Sender», einer «Botschaft» und dem «Empfänger». Die Botschaft enthält nicht immer eindeutig das, was der Sender wirklich mitteilen will; weil er sich nicht richtig ausdrücken kann; weil er selbst nicht so genau weiß, was er will; weil er dem Empfänger nicht ganz traut. Der Empfänger tut sich oft schwer, die Botschaft zu verstehen; weil er – wie wir gesehen haben – allzu sehr mit seinen eigenen Gedanken und Problemen befasst ist; weil er die Sprache oder die Bedeutung der Zeichen und Signale nicht richtig versteht; weil die Botschaft zu komplex ist und er sich nur einen Teilaspekt herausnimmt; weil er statt die Botschaft erst einmal anzunehmen und wirken zu lassen, diese unter dem allfälligen Zeitdruck gleich zu interpretieren versucht; weil er während der Mitteilung der Botschaft auf ein Stichwort wartet, das ihm Gelegenheit gibt, seine eigenen Gedanken zu formulieren. Schließlich neigen viele von uns dazu, sich viel lieber selber reden zu hören, als anderen zuzuhören, nach dem Motto: «Reden ist gut, vor allem, wenn man's selber tut.» Es gibt Menschen, die einen den ganzen Abend nicht zu Wort kommen lassen und hinterher feststellen, was für ein gutes anregendes Gespräch das war. Wir sind vielmehr geübt, uns mitzuteilen, als den Mitteilungen anderer Menschen sorgfältig zuzuhören.

Grundsätzlich kann man bei einer Botschaft zwischen vier Aspekten unterscheiden, den vier Seiten einer Botschaft:

- dem Sachinhalt,
- einer Handlungsaufforderung,
- einer Selbstmitteilung des Senders,
- einer Beurteilung des Empfängers.

Diese vier Aspekte sind in fast jeder Aussage mehr oder weniger stark vorhanden. In der gewöhnlichen Alltagskommunikation greifen wir uns als Empfänger einer Botschaft das heraus, was unserer eigenen Befindlichkeit entspricht. Besonders sensibel sind wir für Mitteilungen, die uns selbst betreffen. Die Auseinandersetzung mit Sachthemen benutzen wir häufig, um damit indirekt über Beziehungsaspekte zu reden. Jeder von uns kennt Streitgespräche, in denen es nur scheinbar um Sachfragen geht und wir uns ständig engagiert und erfolgreich missverstehen, weil wir die anderen Aspekte der Botschaft übersehen oder übersehen wollen. In solchen Gesprächen geht es dann mehr um das Rechtbehalten und Rechthaben als darum, den anderen zu verstehen.

Ein guter Arzt, der die Kunst des Zuhörens beherrscht, bemüht sich, die vier Aspekte einer Botschaft gleichermaßen wahrzunehmen und zu verstehen, was dem Sender gerade am wichtigsten ist. Er versucht, sich in den Sender hineinzuversetzen, in dessen Schwierigkeiten sich auszudrücken, seine Verunsicherung in der Konfrontation mit einem Problem zu verstehen. Dabei vergisst derjenige, der gut zuhören kann, ganz, welche eigenen Erfahrungen er mit vergleichbaren Problemen gehabt hat, wie er selber sich verhalten hat oder gerne verhalten hätte. Er braucht anderen nicht die Ratschläge geben, die er selber – konfrontiert mit ähnlichen Problemen – nicht umsetzen kann. Die engagiertesten Berater sind diejenigen, die ihre guten Ratschläge selber nur selten befolgen können. Sie erwarten von anderen, dass diese das tun, was ihnen selber nur selten gelingt.

Schon der griechische Philosoph Seneca konnte feststellen:
«Einem Arzt, der mich nur eben an der Hand berührt und mich zwischen all diejenigen einreiht, die er in Eile besucht und denen er ohne die mindeste Teilnahme vorschreibt, was sie tun und lassen sollen – einem solchen Arzt schulde ich nichts weiter, denn er sieht in mir nicht den Freund, sondern den Kunden ... Jener (aber, JvT) hat mehr getan, als ein Arzt muß: er hat für mich gefürchtet, nicht für den Ruhm seiner Kunst; er hat sich nicht damit zufrieden gegeben, mir die Heilmittel zu nennen, sondern hat sie mir auch verabreicht; er hat sich zu denen gesetzt, die am meisten um mich besorgt waren, und war zur Stelle, wenn Gefahr drohte; keine Arbeit war ihm zu mühevoll oder lästig; mein Stöhnen rührte ihn ... Diesem Menschen bin ich verpflichtet, nicht so sehr, weil er ein Arzt ist, sondern weil er ein Freund ist» (Seneca: De beneficiis IV, 16).

Vor dem Hintergrund einer über 45jährigen Tätigkeit als Hausarzt forderte H.-J. Mattern (1984) eine «Renaissance unseres Sprechzimmers. Das muß nicht ein Weg weg vom Fortschritt und der Wissenschaft sein, im Gegenteil ... In dieser kleinsten Einheit unseres Gesundheitssystems, im Sprechzimmer, liegt die Hilfe zur Selbsthilfe. Hier begegnet uns der leidende Mensch, jedes Mal als Persönlichkeit eigener Prägung und in ihr ist der Sitz der Krankheit aus den vielfältigsten Ursachen. Im Sprechzimmer beginnt die Erneuerung der personalen Medizin, dort sitzt der Arzt der Zukunft, der auch den Lebensraum seines Patienten überblickt und der den Schnittpunkt bildet von Medizin und Gesellschaft. Er, der neue Hausarzt wird der einzige sein, der eine familienbezogene, gemeinschaftsorientierte, gesundheitliche Betreuung für alle Altersstufen und für alle häufigen Krankheiten anbieten kann. Dort im Sprechzimmer wird die Prophylaxe verwirklicht und die Früherkennung in die Forschung einbezogen werden, um rationelle Methoden zu erarbeiten» (S. 151). In diesem Zusammenhang weist er drauf hin, dass der Arzt in der ambulanten Versorgung ein anderes Krankengut als in der Klinik versorgt, das in hohem Prozentsatz durch psychosoziale Faktoren gekennzeichnet ist. «Der Anteil der sog. Psychosomatischen Störungen ist in der Allgemeinpraxis, jeweils von der Persönlichkeit des Arztes abhängig, mit 40 – 60 % vertreten» (S. 152). Diese sog. «menschlichen Krankheiten» beherrschen die psychosoziale Dimension der Medizin. Es sind Krankheiten der Beziehung in der Ehe, in der Familie, in der Umwelt. Um hier angemessen wirken zu können muss der Arzt selbst zum Heilmittel werden entsprechend der Charakterisierung von M. Balint von der «Droge Arzt». Bei den mit zunehmendem Alter immer bedeutsamer werdenden chronischen Krankheiten kann der Arzt seinem Patienten helfen, zu lernen mit seiner Krankheit zu leben und sie anzunehmen im Verständnis, «daß Krankheit kein Defekt ist, daß vielmehr seine Krankheit nichts ist als er selbst und seine Gelegenheit, er selbst zu werden» (V. v. Weizäcker, zit. n. H.-J. Mattern, S. 154).

In einem auch heute noch sehr lesenswerten Buch hat J. Dahmer 1970 Handlungsanleitungen zur Anamneseerhebung und systematischen Gesamtuntersuchung dargestellt. Zur Schulung des Einfühlungsvermögens empfiehlt er, sich vorzustellen, wie man selber in einer derartigen Lage reagieren würde: «Zeigen Sie Ihrem Patienten, daß Sie sich in seine Probleme und seine Situation einfühlen können.» Bezogen auf die Kunst des Zuhörens stellt er fest, dass es um mehr geht als um die Aufnahme von Informationen, die der Patient vorträgt: «Es gilt gleichzeitig, zu erfassen, wie der Patient von dem Problem, mit dem er zum Arzt kommt, beeinflußt wird: Wie lange hat er Schmerzen toleriert, bis er zum Arzt ging? Welche Ängste, welche Vermutungen verknüpft er mit seiner Beschwerde? Wie beschreibt er sie? Paßt die emotionale Färbung des Berichtes zum Inhalt? Und worauf Sie bei der Untersuchung achten werden zum körperlichen Befund? Sucht der Patient ggf. einen Krankheitsgewinn aus den Kopfschmerzen, die ihn vermeintlich arbeitsunfähig machen?

Das sind insgesamt Fragen, deren Beantwortung ... das Abschätzen der diagnostischen Bedeutung der vorgetragenen Beschwerden erleichtern» (S. 19). Die Einflüsse auf den Kommunikationsprozess zwischen Arzt und Patient hat er in einer systematisch geordneten Graphik dargestellt (Abb. 10).

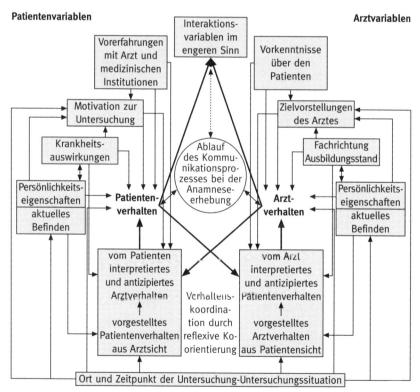

Abbildung 10: Einflüsse auf den Kommunikationsprozess beim Arzt-Patientengespräch (nach J. Siegrist).

Eine Anamnese dient der Sammlung von Sachinformationen über die Beschwerden des Patienten und frühere Krankheiten, den Gesamtzustand, das Krankheitsgefühl und die sich daraus ergebenden Konsequenzen, einen Einblick in die Persönlichkeit des Patienten, die es gestattet, das unerlässliche Vertrauensverhältnis aufzubauen und das Angebot an den Patienten sich im Sinne einer Katharsis auszusprechen. «Erst wenn Sie neben den körperlichen Beschwerden und Befunden auch berücksichtigen, wie der Patient seine Krankheit erlebt, wie sie sich auf sein Erleben, seine sozialen und wirtschaftlichen Verhältnisse auswirkt, werden Sie ihn voll beurteilen können. Erst dann wird er Ihr Patient im besten Sinne des Wortes» (S. 21).

Zur Schulung der Fähigkeit einer einfühlsamen Gesprächsführung benennt J. Dahmer acht grundlegende Haltungen:

Grundlegende Haltungen	verbal	non-verbal
Zuwendungen zeigen	Eingehen auf Sprechweise, Sprechtempo und verbale Eigenheiten des Patienten	Körperliche Zuwendung, Distanzminderung, Signale der Aufnahmebereitschaft oder Beseitigung von Ablenkungsmöglichkeiten
Geduld haben	Ausreden lassen, Sprechpausen, Formulierungshilfen oder zusamenfassende Wiederhohlungen	Dauerhaftes Aufrechterhalten der Zuwendung, ausdauerndes Zuhören Vermeiden von Ausweichhandlungen und Zeichen der Ungeduld
Vertrauen schaffen	Eingehen auf geäußerte Beschwerden und Sorgen, Anbieten von Rückversicherungen, etwa durch Betonung positiver Aspekte und Information des Patienten	Vermittlung von Zuverlässigkeit durch Pünktlichkeit, Einhaltung von Zusagen
Wärme fühlen lassen	Bestätigung, dass man die Probleme des Patienten ernst nimmt, Mitgefühl, Vermeidung negativer Gefühle	Kontaktfördernde Maßnahmen, freundliche Begrüßung, Spielzeug für Kinder, Taktgefühl bei körperlichen und seelischen Leiden.

(nach J. Dahmer, 1970)

Der französische Hausarzt N. Bensaïd hat ein Buch veröffentlicht (1978), in dem er anhand von 16 Fallbeschreibungen ein umfassendes Bild von der praktischen Medizin, ihrer Vielschichtigkeit und den sich daraus ergebenden Konsequenzen für ärztliches Handeln zu vermitteln versucht. Dabei beschreibt er mit großer Einfühlsamkeit die jeweiligen psychosozialen Aspekte. Auf der anderen Seite warnt er vor einer «Psychologisierung des Patienten». Wird ein junger Arzt von den psychologischen und sozialen Problemen überschüttet, die mehr oder weniger deutlich, aber überaus dringlich das Krankheitsbild seiner Patienten mitbestimmen, dann kann er von der unwiderstehlichen Versuchung verleitet werden, solche Probleme aufzustöbern und sich ihrer überstürzt anzunehmen, um dann ganz schnell, aber ein wenig zu spät festzustellen, daß er das getan hat ohne jemandem zu nutzen» (S. 51). N. Bensaïd beschreibt sein eigenes Verhalten gegenüber einer psychosomatisch kranken Patientin: «Niemals habe ich versucht, sie dazu zu bringen, etwas zu sagen, was sie mir nicht auch spontan mitteilen wollte. Ich habe ganz einfach versucht, ihr durch mein Verhalten zu zeigen, daß ich jederzeit bereit war, ihr zuzuhören, besonders dadurch, daß ich ihr zeigte, daß ihre Symptome nicht der einzige Bestand meiner Besorgnis waren, indem ich sie nicht alle wörtlich nahm» (S. 53).

Er stellt fest, dass die besondere Fähigkeit des Hausarztes darin besteht, verantwortungsbewusst, zielgerichtet darüber zu entscheiden, welche Untersuchungen er durchführt und auf welche er verzichtet: «Was aber die verschiedenen Zusatzuntersuchungen betrifft, so kann man die Behauptung aufstellen, dass die Sozialversicherung in einigen Tagen oder wenigen Wochen pleite gehen würde, wenn die Ärzte die Eingebung hätten, «Dienst nach Vorschrift» zu machen und jedes Mal allen ihren Patienten alle ihre Untersuchungen, die sie theoretisch einleiten müßten, zu verordnen, sowie alle die Untersuchungen, die nicht zu verschreiben die Spezialisten jeder Fachrichtung als strafbar ansehen würden» (S. 56). Als Beispiel führt er die eigentlich bei einer hartnäckigen Migräne indizierten, theoretisch erforderlichen Untersuchungen an: Röntgenbild vom Schädel und Nasennebenhöhlen, Hirnstrombild, Echogramm, Isotopenenzephalogramm, Pneumenzephalogramm, Augenhintergrund, Arteriographie und Untersuchungen als Liquorcerebrospinalis usw. – und in der Tat müßte man, will man es beim Symptom «hartnäckiger Kopfschmerz» bewenden lassen, alle diese Untersuchungen machen, um die mit unseren heutigen Mitteln erreichbare, größtmögliche Sicherheit zu gewinnen, daß dieser Kopfschmerz nicht etwa das erste Symptom eines erst sich bildenden Tumors ist, d.h., zu einem Zeitpunkt, da es äußerst wichtig ist, ihn zu diagnostizieren» (S. 56).

Der verantwortungsbewusste Arzt geht demgegenüber von der Wahrscheinlichkeit aus und versucht, in einer umfassenden Anamnese zu klären, wieweit er bis auf weiteres eine funktionelle Ursache annehmen kann. Abschließend stellt er fest: «Je mehr ein Arzt unter Zeitdruck steht, um so größere Angst hat er, etwas zu übersehen, um so mehr zusätzliche Untersuchungen ordnet er an und um so häufiger schickt er seine Patienten in alle möglichen Richtungen auf der Suche nach einer häufig niemals aufzuwendenden Wahrheit. Zu welchem Preis? Zu wessen Nachteil?» (S. 62).

Einer Medizin, die sich einseitig von einer in der Praxis nur bedingt einlösbaren Rationalität leiten lässt, stellte er in der hausärztlichen Praxis eine Arzt-Patient-Beziehung gegenüber, die geprägt ist durch das Bemühen um Verstehen und Unterstützung. N. Bensaïd schreibt: «Die Menschlichkeit des Arztes oder der Medizin ist nicht ein moralisches Problem. So gestellt gesehen, ist ein Problem nämlich trügerisch. Die Nettigkeit des Arztes oder sein edles Herz vermögen zum Wohle des Patienten nicht mehr auszurichten als die Verbesserung der Krankenhausstrukturen. Solange eine bruchstückhafte, aufgeteilte, positivistische Medizin den Patienten in Stücke zerlegt, solange sie überzeugt bleibt, sie sei nur der Kampf gegen ein definiertes Übel mit technischen Mitteln, solange muß sie inhuman sein, gleichgültig, wie sensibel die sie ausübenden Ärzte sind, wie prächtig und komfortabel ihre Einrichtungen und Instrumentenaustattungen auch sein mögen» (S. 315).

P. Lüth hat in seiner hausärztlichen Praxis die Erfahrung gemacht, dass Patienten einen Arzt wollen, dem sie vertrauen können. «Das Leben und die Realität der Krankheit nebst allen Relationen sind von undurchsichtiger Vielfalt, Vielschichtigkeit und Verschlungenheit. Die Patienten fragmentieren angesichts dieser Verhältnisse. Sie kürzen ab, indem sie sich dem Arzt ‹in die Hand geben›. Nicht jedem Arzt, sondern dem, der für sie soziale Komplexität reduziert. Wir können auch von dem glaubwürdigen, für sie ‹echten›, zuverlässigen Arzt sprechen. Es ist damit ein Arzt gemeint, der keine Hintertüren erkennen lässt, der vollkommen gegenwärtig ist für den Patienten, was keinesfalls bedeutet, dass er durchsichtig ist. Wen wir ganz und gar durchschauen, den können wir zwar glaubwürdig finden, aber gerade dadurch ist er um etwas gebracht, was wir beim Arzt unbedingt voraussetzen, nämlich Autorität ... Autorität setzt voraus, dass Distanz vorhanden ist. Jemand, den ich absolut intim kenne, hat für mich kein Prestige, auch keine Autorität. Autorität ergibt sich aus Distanz, nicht aus der warmen Nähe» (S. 14).

Der Internist R. Gross hat sich in vielen Arbeiten mit den Grundlagen der klinischen Medizin befasst mit dem Ziel, «eine Art praxisnahe Theorie der Medizin» (1976, S. 7) zu entwickeln. Dabei stellt er fest, dass nur ein Teil der in der Praxis auftretenden Erkrankungen – in der Inneren Medizin etwa 20% – die volle, von nosologisch orientierten Lehrbüchern her vertraute Symptomatik bietet. Bei 40 – 50% können immerhin eine ausreichende Anzahl mehr oder minder typischer Symptome erkannt werden, den Rest zählt er zu den symptomarmen oder an subjektiven Symptomen freien Erkrankungen. Dadurch ist die ärztliche Diagnosefindung in besonderer Weise erschwert. Zur Strukturierung des Prozesses der ärztlichen Diagnosefindung hat er das folgende Schema entwickelt **(Abb. 11)**.

Im Vordergrund stehen die Anamnese und die körperliche Untersuchung, die – sofern sie von einem erfahrenen Arzt vorgenommen werden – in 80% der Fälle zu einer angemessenen Diagnose führen. Dabei spielen die dem Arzt verfügbaren medizinisch-wissenschaftlichen Erkenntnisse sowie die persönlichen ärztlichen Erfahrungen eine entscheidende Rolle.

Die vorläufige Diagnose kann durch weitergehende gezielte Untersuchungen überprüft und erhärtet werden. In der hausärztlichen Praxis geht der Arzt vor allem davon aus, dass seltene Krankheiten selten und häufige Krankheiten häufig sind, d.h., er verzichtet auf weitgehende Absicherungen seiner Verdachtsdiagnose, sondern therapiert ex juvantibus und beobachtet den weiteren Krankheitsprozess. Erst wenn dieser sich durch die Therapie nicht beeinflussen lässt, werden weitergehende Untersuchungen durchgeführt und seltener vorkommende Erkrankungen geprüft.

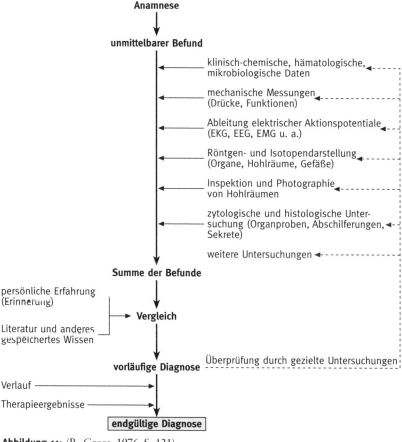

Abbildung 11: (R. Gross, 1976, S. 121).

Vor dem Hintergrund seiner langjährigen klinischen Erfahrungen betont Gross die Bedeutung der Intuition als «eine Serie mehr oder minder unbewusster kognitiver Prozesse mit hohem Evidenzgefühl» (S. 133). In diesem Zusammenhang empfiehlt er immer wieder, Denkroutinen zu verlassen und die jeweilig, sich einer Erklärung entziehenden Phänomene durch «laterales Denken», d.h. eine neue Anordnung des Gedankenablaufs, zu überprüfen. Diesbezüglich empfiehlt er:

- «Beginnen Sie die Anamnese einmal von einer anderen Seite, z.b. von der Änderung der Lebensgewohnheiten her.
- Überlegen Sie, welche statt der gewählten Diagnosen und Behandlungen noch in Frage kämen und weshalb.
- Käme der Ihnen bekannte Kollege Z. vermutlich zur gleichen Diagnose und Therapie? Wenn nein, weshalb nicht?
- Nehmen Sie nur einen Teil der zur Verfügung stehenden Informationen, z.b. die letzten, und überlegen Sie, zu welchem Ergebnissen Sie damit kommen.
- Prüfen Sie umgekehrt alle zur Verfügung stehenden Informationen und überlegen Sie, ob alle durch Ihre Diagnose bzw. Therapie befriedigend gedeckt werden» (S. 133).

R. Gross zitiert eine Untersuchung an 5000 Kranken der Universitätsklinik Köln, aus der die Bedeutung der Anamnese für die Diagnosefindung deutlich wird **(Abb. 12)**.

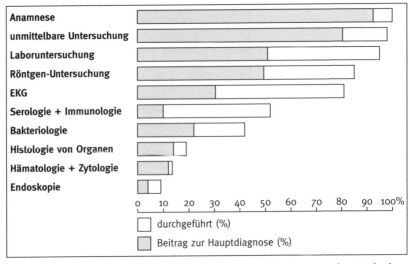

Abbildung 12: Anwendungshäufigkeit und Leistungsfähigkeit diagnostischer Methoden.

F. Lamprecht (1981) beschreibt drei Grundmodelle der Arzt-Patient-Beziehung **(Tab. 10)**.

Das erste Modell charakterisiert psychologisch betrachtet das Fehlen einer wechselseitigen Beziehung. Der Arzt tut dem Patienten etwas an, ohne dass dessen Meinung gefragt ist. Der Arzt ist aktiv, der Patient passiv. Das Aktivitäts-Passivitätsmodell bringt den Arzt in absolute Kontrolle der Situation, es kommen kaum Interaktionsgefühle mit dem Patienten auf. Dieses Arztverhalten ist in Notfallsituationen adäquat. Darüber hinaus ist es aber auch in anderen Situationen verbreitet und trägt zur Unselbständigkeit von Patienten bei.

Das zweite Modell zeichnet Lamprecht als das übliche. Der Patient sucht nach Verletzung oder anderen Beschwerden einen Arzt auf. Der Arzt stellt die Diagnose und verordnet die Therapie. Bei mangelnder Überzeugung reagiert der Patient wie der Adoleszent in der Beziehung zu seinen Eltern.

Das dritte Modell charakterisiert eine Arzt-Patient-Beziehung in Partnerschaft. Der Patient ermöglicht dem Arzt die Diagnose, indem er ihm Einblick gewährt, dieser stellt ihm seine Kompetenzen und Erfahrungen zur Verfügung. Dieses Modell ermöglicht dem Patient, sich aktiv an der Therapie zu beteiligen. Es besteht ein funktionierendes Arbeitsbündnis.

Lamprecht fordert «eine ernst nehmende, mitfühlende, aufrichtige und nicht wertende Einstellung, verbunden mit der Fähigkeit zur differenzierten interpersonellen Wahrnehmung und zur simultanen Eigenwahrnehmung als die wichtigsten Voraussetzungen für das Entstehen des Arbeitsbündnisses von Seiten des Arztes» (S. 105). «Verstehen kommt dadurch zustande, dass Eindrücke ständig über die Verbindung zum Eigenerleben Minikorrekturen unterworfen werden, bis das erreicht wird, was als

Tabelle 10: Modelle der Arzt-Patient-Beziehung (nach Lamprecht, 1981).

Modell	Merkmale	Arztrolle	Patientenrolle	Klinik z.B.	Vorbild
1.	Aktivität Passivität	Arzt macht etwas mit dem Patienten	Patient empfängt	Narkose Koma Delirium	Mutter – Säugling
2.	Führung – Kooperation	Arzt sagt dem Patienten, was zu tun ist	Patient kooperiert oder nicht (Compliance)	akute Infektionskrankheiten, Verletzungen	Eltern – Adoleszent
3.	gegenseitige Teilnahme	Arzt hilft dem Patienten, seine Probleme zu lösen	Patient übernimmt seinen Anteil an der partnerschaftlichen Problembearbeitung	chronische Erkrankungen, psychosom. Erkrankungen	Beziehungen zwischen mündigen Menschen

gelungene Einstimmung zu bezeichnen ist. Es handelt sich dabei um eine zweiseitige Leistung. Das Medizinverständnis, das dahinter steht, ist das einer beziehungszentrierten Krankheitslehre» (S. 105).

C.F. Fassbender (1981) hat versucht, die Frage zu beantworten, welche Grundregeln der Kommunikationsforschung Voraussetzung für das Verstehen und die Befolgung von ärztlichen Verordnungen bzw. für die Änderung gesundheitsbezogener Einstellungen sind. Im Zentrum sieht er die Frage: «Wer sagt wem was mit welcher Wirkung?» Danach hängt der Erfolg jeder Kommunikation ab: von den Merkmalen, Eigenschaften des Informators (Arzt), von der Art der Mitteilung, wie eine Information gegeben wird und vom Empfänger (dem Patienten) (S. 119). Als wichtigste Ergebnisse von Forschungsarbeiten über die optimalen Bedingungen der Arzt-Patienten-Kommunikation fasst er zusammen: Voraussetzung beim Arzt als Informator: Sachkenntnis bezüglich des angesprochenen Gegenstandes, Ausdruck von Wärme und Freundlichkeit, Dynamik und Engagement; für die Art der Mitteilung: Berücksichtigung der zweiseitigen Kommunikation und Informationsgebung, d.h., erst den Patienten zu Wort kommen lassen, seine Meinungen und Ansichten anhören und erst dann die ärztlichen Ratschläge geben. Furchtappelle bzw. angsterzeugende Informationen sollten möglichst vermieden werden.

Für die Wirksamkeit einer Mitteilung beim Patienten als Empfänger einer Botschaft ist es wichtig, diesen so genau wie möglich zu kennen, d.h., so viel wie möglich von ihm und über ihn (z.B. in einer ausführlichen biographischen Anamnese) in Erfahrung zu bringen.

Aus dem Grundgesetz jeder verbalen Kommunikation (nach Watzlawick, 1974): «Wahr ist nicht, was A sagt, sondern was B versteht» folgt: Wenn B (d.h. der Patient) eine Nachricht von A falsch interpretiert, ist dafür immer A verantwortlich (der Arzt).

Ein Problem für viele Ärzte besteht darin, dass sie selbst aus eigener Lebenserfahrung nur einen kleinen Ausschnitt der Welt kennen, in der die Patienten leben, die sie behandeln. Die meisten Ärzte kommen aus einer Familie einer oberen Sozialschicht; sie sind nach der Schule zur Universität gegangen und dann als Ärzte tätig geworden. Unter ihren Bekannten und Freunden befinden sich fast nur Menschen mit vergleichbarer Lebenserfahrung.

Die meisten ihrer Patienten kommen aus den unteren Sozialschichten und haben andere Lebenserfahrungen gemacht. Ihr Arbeitsalltag sieht anders aus, ihre ökonomischen Möglichkeiten sind beschränkter. Hinzu kommt, dass sie häufig jünger oder älter sind. Vor allem aber sind sie Experten für ihre Krankheit. Viele Ärzte vergessen das. Als medizinische Experten sehen sie in ihren Patienten nur den medizinischen Laien und ärgern sich, wenn diese medizinischen Informationen aus den öffentlichen Medien oder mit medizinischem Halbwissen so tun, als ob sie mitreden könnten. Einige Ärzte reagieren gereizt, wenn Patienten ihnen ihre Verdachtsdiagnose mitteilen, wenn Patienten eigene Vorstellungen haben, welche Therapie ihnen helfen könnte, wenn Kranke ihnen in ihre Therapie hereinzureden versuchen. Ein guter Arzt weiß, dass er Experte für Krankheiten und Gesundheiten, Experte für das Verstehen kranker Menschen sein sollte. Er weiß aber auch, dass seine Patienten Experten sind für ihr individuelles Kranksein. Krankheiten haben unterschiedliche Verläufe, Symptome treten in verschiedenartiger Kombination auf, Beschwerden äußern sich in ganz unterschiedlicher Weise. Dementsprechend wirken Therapien nicht immer gleich, insbesondere Nebenwirkungen können ganz verschiedenartig ausfallen. Deshalb ist der Arzt auf den Expertenstatus seines Patienten angewiesen. Er versucht, von seinen Patienten zu lernen, indem er genau zuhört, versucht er, die besonderen Bedingungen dieses einzelnen Falls zu erkennen und darauf einzugehen. Er weiß, dass er nur wenig von der Lebenssituation, den Lebensbedingungen und schon gar der Lebensgeschichte seiner Patienten weiß. Deshalb ist er interessiert, zuzuhören, was seine Patienten ihm zu sagen haben.

Erfahrene Ärzte stimmen in der Erkenntnis überein, dass 80% der Diagnosen aufgrund einer umfassenden Anamnese gestellt werden können. Dazu bedarf es der Fähigkeit, nicht nur möglichst viele Informationen zu sammeln, sondern auch diese zu ordnen und – bezogen auf den aktuellen Stand des medizinischen Wissens und die eigenen Erfahrungen – zu gewichten, diese in einer Verdachtsdiagnose zusammenzuführen und mit weitergehenden systematischen Untersuchungen zu überprüfen.

Ein besonderes Problem des ärztlichen Berufes besteht darin, dass der Patient vom Arzt eine schnelle wirksame Behandlung seiner Beschwerden und Befindlichkeitsstörungen erwartet, die Absicherung einer Verdachtsdiagnose dagegen oft längere Zeit erfordert. Deshalb entschließen sich Ärzte häufig zu einer symptomatischen Behandlung ex juvantibus, bei der sich die Bestätigung der Verdachtsdiagnose aus dem Behandlungserfolg ergeben kann. Grundsätzlich stellt sich die Forderung, dass Ärzte ihre Patienten soweit als irgend möglich an ihren Entscheidungen beteiligen und deren besondere Bedürfnisse und Interessen in angemessener Weise berücksichtigen sollten. Die Umsetzung dieser Forderung wird in der ärztlichen Praxis immer wieder auf Schwierigkeiten stoßen, insbesondere wenn die Fähigkeit und Bereitschaft beim Patienten wenig entwickelt sind.

7.3 Ärztliche Kunst

Die von den Ärzten in der Antike entwickelte ärztliche Kunst (techne hiatrike) charakterisiert sich durch Philanthropia (Liebe zum Menschen um des Menschen willen) als Voraussetzung zu seiner Philotechnia (Liebe zur Heilkunst). Philanthropia und Philotechnia waren immer auch verbunden mit Physiolophilia (der Liebe zur gesamten Natur) und der Philosophia (der Liebe zur Weisheit).

Mit dem Begriff der ärztlichen Kunst verbanden sich Erwartungen an eine besondere ärztliche Haltung.

Allgemein verbindet man mit dem Begriff Kunst nach A. Hauser (1974) «eine Quelle der Erkenntnis, nicht nur, indem sie das Werk der Wissenschaften unmittelbar fortsetzt und ihre Entdeckungen... ergänzt, sondern auch indem sie auf die Grenzen hinweist, wo die Wissenschaft versagt, und einspringt, wo weitere Kenntnisse nur auf Wegen gewonnen werden können, die außerhalb der Kunst ungangbar sind» (A. Hauser 1974, S. 5).

Hauser stellt fest:

«Nichts ist evidenter, als dass die Kunst als Kunst dort beginnt, wo sie von der bloßen Wahrheit der Wissenschaft abweicht. Sie beginnt nicht als Wissenschaft und endet nicht als solche. Sie wird jedoch mit den Anfängen von Wissen und Wähnen aus der Not des Lebens geboren und befindet sich mit der Wissenschaft auf dem gleichen endlosen Weg der Deutung und Lenkung des menschlichen Daseins. Während aber das Kunstwerk als Form stets am Ziel ist, ist es die Kunst als Kunde und Lehre niemals. Kunst und Wissenschaft hängen aufs Engste miteinander zusammen, indem beide und von allen geistigen Gebilden nur sie beide mimesis, Wiedergabe der Wirklichkeit sind, während die anderen die Erscheinungen mehr oder weniger bewusst und vorsätzlich umgestalten, fremden Formen, Ordnungsprinzipien und Wertmaßstäben unterwerfen... In diesem Sinne ist die Kunst ebenso streng realistisch wie die Wissenschaft» (S. 6).

«Die Wissenschaft mag allgemeingültiger, objektiver und autonomer von den jeweiligen sich mit der geschichtlichen Lage verändernden Interessen der Gesellschaft unabhängiger sein als die Kunst. Nichts desto weniger hat auch sie in gesellschaftlichen Bedürfnissen ihren Ursprung und in Klasseninteressen ihre Richtlinien und Grenzen. Objektivität, Unparteilichkeit und Voraussetzungslosigkeit gehören jedenfalls zu ihrem Ideal, einerlei, in welchem Maß es ihr gelingt, sie zu verwirklichen. Vorurteilslosigkeit und Neutralität sind dagegen nicht einmal die idealen, mit noch so geringen praktischen Aussichten verfolgten Ziele der Kunst und die prinzipiellen, wenn auch noch so seltenen maßgebenden Voraussetzungen des künstlerischen Gelingens. Partei zu ergreifen und voreingenommen an die Dinge heranzutreten, charakterisiert am auffallendsten die Reaktion des Künstlers auf die Eindrücke und Herausforderungen, die er erfährt... Während Kunst und Wissenschaft wegen ihres mimetischen Charakters von allen Sinngebilden einander am nächsten stehen, unterscheiden sie sich voneinander am schärfsten infolge des Umstandes, dass das Subjekt der künstlerischen Erlebnisse die meisten, das der wissenschaftlichen Erkenntnis zugeordnete Subjekt hingegen die wenigsten anthropomorphen, physiologisch und psychologisch an die menschliche Natur gebundenen Züge aufweist... Die Wissenschaft setzt als Subjekt ein abstraktes, neutrales, farbloses, sozusagen durchsichtiges Bewusstsein voraus; die Kunst ist im Gegenteil an den Menschen als Menschen, an das Individuum als einzigartiges, wegen der unwiederholbaren Kombination seiner Anlagen und Neigungen unvergleichliches Wesen gebunden» (S. 13).

B. Moyers (1994) zitiert in seinem Buch «Die Kunst des Heilens» einen Arzt namens Thomas Delbanko: «Wenn wir Ärzte uns selbst als Medizin verstehen würden, dann würden wir die Menschen anders behandeln. Je besser man als Patient informiert ist und je besser die Familie versteht, was geschieht, um so eher sind beide in der Lage, die richtigen Entscheidungen zu treffen. Information bedeutet Hoffnung. Ein schlechter Arzt nimmt dem Patienten die Hoffnung. Als Ärzte müssen wir den Körper und gleichzeitig die Seele ansprechen, sowohl die des Patienten als auch die seiner Familie» (S. 18). Weiter zitiert er Eric Cassell: «Solange es keine entsprechende systematische Ausbildung gibt, bleibt die Fähigkeit, angesichts des Leidens Ansprechpartner zu sein, das Privileg einzelner Ärzte, die sich diese Kunst selbst angeeignet oder von wenigen hervorragenden Lehrern erlernt haben. Die Fähigkeit zu heilen besteht einfach darin, dass man die eigenen Heilkräfte des Patienten zuläßt, fördert oder lenkt» (S. 19). B. Moyers hat 16 führende amerikanische Ärzte über ihre Erfahrungen mit der Kunst des Heilens interviewt. Th. Delbanko, Professor für Medizin an der Harvard Medical School, stellt in seinem Interview fest:

«So haben wir es in der medizinischen Ausbildung gelernt – 95% Körper und 5% Seele. Wenn sie dann aber praktizieren und Menschen aus Fleisch und Blut behandeln, dann ist das Verhältnis eher 50 : 50. An einem Tag spielt das eine eine Rolle, am nächsten das andere, immer hat eines mit dem anderen zu tun» (S. 21). «Es gibt meiner Meinung nach zwei Arten von Arzt – den, der sich von Patient zu Patient unterschiedlich verhält und ein Gespür dafür hat, was der Patient will, und dementsprechend sein Verhalten verändert; dann gibt es den Arzt, der allen Patienten gegenüber mehr oder weniger gleich bleibt. Ich habe den Eindruck, dass Ärzte, die sich verschiedenen Menschen anpassen, ein größeres Spektrum von Patienten anziehen» (S. 23). «Das Lexikon definiert den ‹Heiler› als eine Person, die in der ärztlichen Kunst nicht ausgebildet ist. Wenn man aber unter dem Stichwort ‹Arzt› nachschaut, dann steht dort: ‹Jemand, der die Heilkunst ausübt.› Dieser Widerspruch zeigt, wie paradox sich die beiden Begriffe zueinander verhalten. Das Faszinierende am Beruf des Arztes ist, dass man zunächst in der medizinischen Wissenschaft und Kunst ausgebildet wird, und dann diese Elemente mit der Fähigkeit des Heilenden verbinden muss ... Wenn ich die Kunst beherrsche, mit einem Patienten in eine Beziehung zu treten und dabei zu berücksichtigen, was ihn als Individuum kennzeichnet, werde ich ein besserer Arzt für ihn sein. Die Mischung aus Fachwissen und der medizinischen Kunst ist die beste Voraussetzung, einem Patienten zu helfen, mit seiner Krankheit umzugehen und ihn so zu heilen.» (B. Moyers, 1994, S. 36)

Was ist der Unterschied zwischen einer Fähigkeit, der Kompetenz, etwas zu tun, und einer Kunst? Eine Kunst ist mehr. Eine Kunst zu beherrschen, bedeutet, dass man sie perfekt gelernt hat, dass man eine Fähigkeit ausüben kann, ohne sich bewusst an die Regeln zu halten, die für ihre Ausübung notwendig sind. Einem Künstler sind seine Fähigkeiten in Fleisch und Blut übergegangen. Er braucht nicht mehr nachzudenken, um seine Kunst auszuüben. Er ist perfekt in dem, was er tut, ohne darauf acht zu geben. Häufig kann er selbst gar nicht mehr sagen, wie er das macht, was er so gut kann. Wenn heutzutage von der ärztlichen Kunst die Rede ist, dann meint man damit all das, was über die Anwendung medizinischer Erkenntnisse und die ärztliche Heilkunde als Handwerk hinausgeht. R.M. Pirsig (1978) hat am Beispiel der Rhetorik ausgeführt, dass es Qualitäten gibt, die man messen kann und solche, die evident sind, sich aber einer Messbarkeit entziehen. Letzteres gilt vor allem in der bildenden Kunst. Bezogen auf Kunstwerke kommen Menschen zu übereinstimmenden Bewertungen, ohne diese im einzelnen hinreichend begründen zu können. Wir wissen, was gut oder schlecht ist, ohne die Kriterien für unsere Bewertung benennen zu können.

Entsprechendes gilt auch, wenn wir Ärzte beurteilen. Ein Kranker kann seinen Arzt als guten Arzt bewerten, ohne dafür konkrete Gründe nennen zu können. Ganz einfach, weil er sich von ihm verstanden und angenommen fühlt. Deshalb führen Befragungen zu den Kriterien der Beurteilung von Ärzten häufig zu unbefriedigenden Ergebnissen, da die angegebenen Kriterien wenig überzeugend sind.

Die ärztliche Kunst besteht darin, in der jeweiligen Begegnung von einem Arzt und einem Patienten eine besondere Beziehung entstehen zu lassen, die dem Kranken das Gefühl vermittelt, in seinem Leiden angenommen und verstanden zu werden und sich dem Arzt anvertrauen zu können. Die Kunst des guten Arztes besteht darin, die drei Dimensionen ärztlichen Handelns gleichermaßen zu berücksichtigen:

- die Anwendung der Erkenntnisse der medizinischen Wissenschaft,
- die Beherrschung der Prinzipien der Heilkunde,
- und schließlich die ärztliche Kunst, den Patienten in seinem Kranksein zu verstehen.

Die Spannung zwischen Anspruch und Verwirklichungsmöglichkeiten ist bestimmend für den modernen Arzt und muss immer wieder zu Missverständnissen, Konflikten und Krisen führen.

Der schwedische Filmregisseur Ingmar Bergman (1957) hat dies in seinem Film «Wilde Erdbeeren» eindrücklich beschrieben. Der Film handelt von einem alt gewordenen Arzt, der auf der Fahrt zu einer ihn ehrenden Preisverleihung sein Leben reflektiert. Er träumt, dass er sein Staatsexamen noch einmal machen muss. In einem großen leeren Anatomiehörsaal sitzt er seinem Prüfer gegenüber, der ihn fragt: «Was ist die wichtigste Fähigkeit eines Arztes?» Von der Beantwortung dieser Frage hängt alles ab, bestehen oder durchfallen, Erfolg oder Niederlage. Der Kandidat sucht nach der richtigen Antwort, ohne sie zu finden. Er fällt durch. Die richtige Antwort wäre gewesen, «um Verzeihung bitten zu können». Damit hat Ingmar Bergman das Problem auf den Punkt gebracht. Der gute Arzt ist ein bescheidener Arzt, der um die Grenzen seiner Möglichkeiten weiß, dem bewusst ist, dass seine Erfolge allzu häufig Erfolge der Natur sind, der Widerstandskräfte seiner Patienten, dass viele seiner Kranken nicht wegen seiner Therapie und manchmal sogar trotz seiner Therapie genesen, der deshalb bescheiden ist, sich zurücknehmen kann und als Diener der Natur begreift, der positive Heilungsprozesse bestenfalls fördern und positiv verstärken kann. Wird mit alldem nicht vom einzelnen Arzt zu viel verlangt? Hat er nicht auch selber ein Recht auf Glück, Zuwendung und Zufriedenheit? Gehört zur ärztlichen Kunst nicht auch die Fähigkeit, glücklich zu sein?

Alice Schwarzer (1967) zitiert in ihrer Biographie über Marion Gräfin Dönhoff deren Aussage «Glück ist eine Eigenschaft». Wie soll man so etwas verstehen? Ist das nicht zynisch gegenüber denjenigen, die in ihrem Leben wenig Glück gehabt haben, denen, die von Pech und Unglück scheinbar verfolgt werden? A. Schwarzer zitiert auch Simone de Beauvoir mit dem Satz: «Ich bin noch nie jemandem begegnet, der so zum Glück begabt ist wie ich – und sich darauf versteift hat». Als ich das las, fiel mir zuerst der «Ring des Polykrates» von Friedrich Schiller ein. Das Gedicht über den König, der hochmütig wird, weil er alles hat und bekommt und von dem sich die anderen nur mit Grausen abwenden können, da sie den Neid der Götter fürchten. Ein deutsches Sprichwort formuliert «Hochmut kommt vor dem Fall». Dann aber ist mir klar geworden, dass Simone de Beauvoir und Marion Gräfin Dönhoff etwas anderes meinen. Einerseits ist es eine Alltagserfahrung, dass es «Glückskinder» gibt, Menschen, denen das Glück zufliegt, die ständig Glück zu haben scheinen, wie Gustav Gans, der Glückspilz in den Micky Maus Comics von Walt Disney, der scheinbar unausweichlich immer das Glückslos bekommt. Andererseits gibt es Menschen, die trotz schwieriger Lebensumstände, obwohl sie eigentlich wenig Grund dazu haben, offenkundig glücklich sind. Wie lässt sich das erklären?

Nach den Lehren des Tao kann man das Negative mit dem Positiven vertreiben. Es kommt darauf an, eine besondere Einstellung zum Leben, eine Lebenshaltung zu entwickeln, mit der man vor allem das Positive sieht und das Negative vernachlässigt. Eine derartige Haltung hat zur Folge, dass man gelassener mit dem Leben umgeht; entsprechend steigt die Wahrscheinlichkeit positiver Lebenserfahrungen. Wer ständig das Negative sieht, der wird das Negative anlocken und davon ganz ausgefüllt werden. Wer immer nur das Positive sieht, der strahlt Positives aus und lockt somit das Positive an. Wer glücklich ist, hat eine größere Chance, Anlässe zum Glücklichsein zu erfahren als der, der unglücklich ist. Unglück zieht Unglück, Glück zieht das Glück an (B. Hoff. 1983).

Dem entsprechen Ergebnisse der Salutogeneseforschung. Menschen, die die Kunst beherrschen, glücklich zu sein, haben eine größere Chance, gesund zu bleiben, Krankheiten zu überwinden und zufrieden ein hohes Alter zu erreichen. Wer griesgrämig durch das Leben läuft, der wird bei anderen Menschen eher Ablehnung und Abwehr, Unverständnis und Aggressionen auslösen als der, der eine positive Ausstrahlung hat.

Aufklärung ist nach einer Definition von Immanuel Kant (1996) «der Ausgang des Menschen aus seiner selbstverschuldeten Unmündigkeit. Unmündigkeit ist das Unvermögen, sich seines Verstandes ohne Leitung eines anderen zu bedienen. Selbstverschuldet ist diese Unmündigkeit, wenn die Ursache derselben nicht am Mangel des Verstandes, sondern der Entschließung und des Mutes liegt, sich seiner ohne Leitung eines anderen zu bedienen. Sapere aude! Habe Mut sich deines eigenen Verstandes zu bedienen! ist also der Wahlspruch der Aufklärung» (I. Kant). Selbst denken zu können, ist somit das Lernziel, die Maxime der Aufklärung.

Dieser Gedanke findet sich in der Philosophie schon sehr viel früher und wurde erst in der Aufklärung zum Prinzip erhoben. So stellte der französische «Lebenskünstler» Michel de Montaigne (1533–1592) stolz fest: «I have a soul free, entirely at its own and used to guiding itself as it pleases». Stefan Zweig (1995) hat in seiner lesenswerten Biographie über diesen außergewöhnlichen Mann anschaulich beschrieben, wie Montaigne sein Leben als Aufgabe verstanden hat, sich selbst zu finden. «Wer bin ich?, fragt er sich. Er versucht, sich nach außen zu stellen, sich zu sehen. Er belauscht, er beobachtet, er kritisiert sich, er ‹studiert sich› ... er lässt sich nicht mehr aus dem Auge und sagt, dass er seit Jahren nichts unkontrolliert getan hat... Aber um sich zu verstehen, genügt nicht, sich zu betrachten. Man sieht die Welt nicht, wenn man nur auf den eigenen Nabel blickt. Darum liest er Geschichte, darum studiert er Philosophie, nicht um sich zu belehren, sich überzeugen zu lassen, sondern um zu sehen, wie andere Menschen gehandelt haben, um sein Ich neben andere zu stellen» (S. 59).

Dabei versteht er Leben nicht als das Sammeln gesicherter Erfahrungen und Erkenntnisse, sondern vielmehr als einen Prozess ständiger Neuorientierung. Er stellt fest: «Wie unablässig beginnen wir, von neuem zu leben.» Motiviert durch seine Neugier, sein Wissen und Erkennenwollen stellt er sich und das, was er im Leben erfährt, ständig in Frage: «Dieses Suchen ist Montaignes Lust, nicht das Finden» (Stefan Zweig, S. 57). Dabei lässt er sich durch Krankheiten und Schmerzen, mögen sie noch so schlimm sein, nicht beirren. Er hat unter Gallensteinen und Blasensteinen, unter Zahnschmerzen und Kopfschmerzen immer wieder schwer zu leiden, manchmal sogar so sehr, dass er feststellt: «Wenn man diese Leiden nicht beseitigen kann, dann muss man mutig und rasch ein Ende machen, das ist die einzige Medizin, die einzige Richtlinie und Wissenschaft.» Doch immer wieder gelingt es ihm, sein Kranksein zu überwinden, indem er sich mit neuen Aufgaben konfrontiert, auf Reisen geht nach dem Motto: «Die höchste Kunst unter den Künsten ist die der Selbsterhaltung ... die Kunst, die uns frei macht.» Indem Montaigne das Leben annimmt, sich dem Leben stellt, das Leben zu verstehen sucht, kann er eine Lebenskunst und Lebensweisheit entwickeln, die vielen Menschen nach ihm Mut und Orientierung geben konnten.

7.4 Die Fähigkeit, Frustrationen zu ertragen

«Warum muß das sein, warum?» «Weil es Licht gibt und Dunkel ... Freude und Leid. Und nur, wer beides erfährt, kann sagen, daß er ein Mensch ist und lebt.» (G.Ruck-Pauquét)

Der Arzt, der an sich den Anspruch stellt, seinen Patienten ein guter Arzt zu sein, wird in der alltäglichen Praxis immer wieder mit Frustrationen konfrontiert.

Typische Frustrationen ärztlichen Handelns

1) Non-Compliance, Nichtbefolgung ärztlicher Verordnungen
2) Abbruch von Behandlungen durch Patienten
3) Selbstentlassung aus dem Krankenhaus
4) Anspruchsvolle, unfreundliche und undankbare Patienten
5) Unangemessene Inanspruchnahme medizinischer Dienstleistungen
6) Aggressivität von Patienten
7) Therapieresistenz und -versagen
8) Infauste (trotz aller Bemühungen unheilbare) Krankheiten
9) Unerwartete Rückschläge (Remissionen)
10) Patienten, die sterben
11) Alltagsroutinen und
12) Inkompetenz von Kollegen, unkollegiales Verhalten

Derartige Frustrationen können einem das Leben schwer machen, als Stressoren wirken und zu Gefühlen des Ausgebranntseins (burn-out-Syndrom) führen.

Deshalb sollte man lernen, derartige Frustrationen als unvermeidbar anzunehmen, sich nicht persönlich angegriffen zu fühlen, sondern sich darum bemühen, das Verhalten der Patienten ebenso wie natürliche Prozesse in Organismen hinzunehmen, auch wenn sie nicht verständlich bzw. verstehbar sind.

ad 1) Non-Compliance

Am häufigsten werden die guten Absichten eines Arztes in Frage gestellt durch die Nichtbefolgung seiner Verordnungen. Man hat dafür den

Begriff der Non-Compliance oder in bezug auf die Anwendung von Medikamenten adherance eingeführt. Die Gründe sind vielfältig und allzuoft schwer nachvollziehbar. Jeder, der einen guten Rat gibt, reagiert erst einmal gekränkt, wenn dieser nicht angenommen wird. Dann ist es hilfreich, sich in die Perspektive dessen, dem ein Rat gegeben wird, zu versetzen. In der Pädagogik hat man erkannt, dass der Anspruch, dass Ratschläge immer befolgt werden müssen, inadäquat ist. Mit der Aussage «Ratschläge sind auch Schläge» will man zum Ausdruck bringen, dass guter Rat für denjenigen, der ihn umsetzen soll, sich manchmal als gar nicht so gut darstellt. Die Qualität von Ratschlägen ist aus unterschiedlichen Perspektiven und Lebensbedingungen verschieden. Aus der Perspektive des Adressaten sind nicht alle wohlgemeinten Ratschläge überzeugend und umsetzbar. Häufig gibt es gute Gründe, sie nicht anzunehmen, weil sie den eigenen Bedürfnissen oder der eigenen Lebenssituation nicht entsprechen.

ad 2) Behandlungsabbruch

Jeder niedergelassene Arzt muss mit der Erfahrung leben, dass Patienten aus unverständlichen, nicht nachvollziehbaren Gründen nicht wiederkommen und Hilfe bei seinen Kollegen suchen. Jede Patient-Arzt-Beziehung bzw. Arzt-Patient-Beziehung findet ihre Entsprechungen in den jeweils involvierten Persönlichkeiten. Im Prozess der Übertragung und Gegenübertragung kann sich eine dauerhafte Beziehung entwickeln oder nicht. Auch wenn es schmerzlich ist, müssen wir akzeptieren, dass uns nicht alle Menschen gleichermaßen attraktiv finden, ebenso wie uns nicht alle Patienten angenehm sind, und wir bei einigen auch ganz froh sind, wenn sie nicht wiederkommen.

ad 3) Entlassung aus dem Krankenhaus gegen ärztlichen Rat

Ein starker Konflikt ergibt sich, wenn ein Patient im Krankenhaus eine Behandlung abbrechen und – aus welchen Gründen auch immer – aus dem Krankenhaus entlassen werden will. Aus haftungsrechtlichen Gründen ist es üblich, in solchen Fällen zu verlangen, dass der Patient eine entsprechende Erklärung unterschreibt. Jeder, der derartiges einmal miterlebt hat, sei es aus der Perspektive des Arztes oder der des Patienten, weiß, dass ein solcher Vorgang höchst unerfreulich ist. Aus Sorge um das Wohl des Patienten, aber auch als Ausdruck von Frustrationen reagieren dann viele Ärzte damit, ihren Patienten mit schlimmen Folgen zu drohen und dementsprechend Angst zu machen, in der Hoffnung, dass diese ihre Entscheidung doch noch rückgängig machen.

ad 4) Anspruchsvolle, unfreundliche und undankbare Patienten

Es kommt immer wieder vor, dass Patienten die Geduld und Verständnisbereitschaft ihrer Ärzte mit Ansprüchen und Forderungen belasten; mit besonderer Vorliebe in der Freizeit, am Wochenende oder im Urlaub, oder jedenfalls immer dann, wenn man gerade keine Zeit hat. Sie fordern Zuwendung und Verständnis, sind aber in ihrem eigenen Verhalten eher unfreundlich. Da fällt es schwer, gelassen zu bleiben, die eigenen Gefühle zu kontrollieren und der Rollenerwartung nach emotionaler Neutralität gerecht zu werden.

ad 5) Ungerechtfertigte Inanspruchnahme medizinischer Dienstleistungen

Während in früheren Zeiten Sozialleistungen Freiwilligkeitsleistungen waren, hat sich heutzutage die Einstellung entwickelt, dass jedermann einen Rechtsanspruch darauf hat, das Sozialleistungssystem soweit als irgend möglich für seine Bedürfnisse und Interessen in Anspruch zu nehmen – koste es was es wolle. Häufig sind Ärzte mit der Forderung nach «Krankschreibungen» oder Gefälligkeitsgutachten konfrontiert, verbunden mit der Androhung, bei Verweigerung einen anderen Arzt aufzusuchen. Es empfiehlt sich, in derartigen Fällen freundlich, aber bestimmt auf die Grundprinzipien solidarisch erbrachter Unterstützungsleistungen zu verweisen und ungerechtfertigte Sozialleistungen zu verweigern.

ad 6) Aggressive Patienten

Ein besonderes Problem sind Patienten, die im Zusammenhang mit medizinischen Behandlungen Aggressionen entwickeln und gegen ihren Arzt richten. B. Mäulen (2000) schätzt, dass «jeder 6. Internist schon mal verprügelt wurde» (S. 4). Er zitiert eine retrospektive Befragung von Internisten, nach der 41 % von ihren Patienten bedroht und 16 % geschlagen wurden. Auch wenn diese Angabe recht unsicher sind und sicher mit einer großen Dunkelziffer zu rechnen ist, können wir davon ausgehen, dass Ärzte immer wieder in der einen oder anderen Weise mit Aggressionen von seiten ihrer Patienten konfrontiert werden. B. Mäulen empfiehlt, ein Risikobewusstsein zu entwickeln und sich gedanklich und organisatorisch auf derartige Fälle vorzubereiten. Droht eine Eskalation, sollte man auf jeden Fall die eigene Emotionalität kontrollieren und eindeutig und klar die Grenzen definieren.

ad 7) Therapieresistenz und -versagen

Häufig kommt es vor, dass trotz eindeutiger Indikationsstellung die angezeigten Medikamente nicht helfen, bzw. nicht die erwarteten Wirkungen zeigen, ohne dass man hierfür eine Erklärung finden kann. Immer wieder muss man als Arzt akzeptieren, dass man mit «seinem Latein am Ende ist» und alle medizinischen Erkenntnisse nicht ausreichen, um eine Krankheit zu heilen, bzw. den Krankheitsverlauf positiv zu beeinflussen.

ad 8) Infauste Krankheiten

Eine in der ärztlichen Ausbildung vermittelte grundlegende Berufseinstellung ist, die Krankheiten heilen zu wollen. Die Konfrontation mit unheilbaren Krankheiten, für die es (noch) keine Therapie gibt, die bestenfalls palliativ behandelt werden können, muss vor diesem Anspruch immer wieder zu Frustrationen führen.

ad 9) Unerwartete Rückschläge

Gleiches gilt für Remissionen in Heilungsprozessen, insbesondere wenn sie unerwartet kommen und alle therapeutischen Bemühungen letztlich nichts bewirken können.

ad 10) Das Sterben von Patienten

Die schmerzlichste Erfahrung im ärztlichen Beruf besteht im letztendlich unausweichlichen Scheitern im Kampf gegen den Tod. Immer wieder kommt es vor, dass Patienten auf dem Operationstisch sterben, eine Situation, die Chirurgen und Anästhesisten mit allen Möglichkeiten zu vermeiden suchen. In der hausärztlichen Praxis muss der Arzt mit der Erfahrung leben, dass er letztlich jeden seiner Patienten verlieren muss. Je mehr sich mit der Zeit ein über die reine medizinische Behandlung hinausgehendes freundschaftliches Verhältnis entwickelt hat, desto schmerzlicher sind diese Erfahrungen. Der Karikaturist C. Serré hat dies in der **Abbildung 13** überzeugend dargestellt.

ad 11) Alltagsroutine

In jedem Beruf ergeben sich mit der Zeit Routinen, die durch ihre permanente Wiederholung der Arbeit ihren Reiz nehmen können. Auch in der medizinischen Praxis werden Ärzte häufig mit banalen Beschwerden und Problemen ohne Krankheitswert konfrontiert, aber auch die häufige Wiederholung von Notfällen, das ständige Erleben unaufhaltsamer Prozesse des Leidens und Sterbens können in hohem Maße belastend und demotivierend wirken. Hier kann die von A. Camus in seinem Roman «Die Pest» beschriebene Einstellung zum ärztlichen Beruf helfen (S. 207).

ad 12) Inkompetenz von Kollegen

Nach Angaben der US Medical Association wurden 2,8 % der 780 000 in den USA niedergelassenen Ärzte von Ärztekammern der Bundesstaaten wegen Unfähigkeit, Verschreibung von falschen Medikamenten, sexuellen Fehlverhaltens und anderer beruflich/ethischer Vergehen bestraft. Der amerikanische Verbraucherschutzverband «Public Citizen» hat kürzlich eine Schwarze Liste von 20 125 Ärzten veröffentlicht, die wegen derartiger Verfehlungen zumindest standesrechtlich verurteilt wurden (N.N. 2000). Die Zahl der iatrogenen Todesfälle wird in den USA auf über 90 000 pro Jahr geschätzt, eine Mortalitätsrate, die größer ist als die von Verkehrsunfällen und Aids-Toten zusammen.

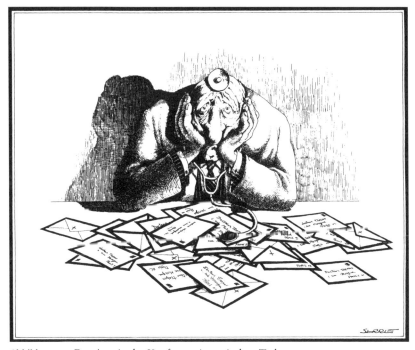

Abbildung 13: Der Arzt in der Konfrontation mit dem Tod.

Wenn auch für Deutschland derartige Zahlen nicht vorliegen, so müssen wir gleichermaßen davon ausgehen, dass auch hier Ärzte immer wieder mit offenkundigen Fehldiagnosen und unangemessenen Therapieversuchen ihrer Kollegen konfrontiert sind. Trotz der berufsständischen Verpflichtung zu kollegialem Verhalten sollte man dabei die Verpflichtung am Wohl des Patienten als höherwertiges Gut einschätzen und die zuständige Ärztekammer mit einer entsprechenden Meldung zur Prüfung des Sachverhaltes veranlassen.

Frustrationen gehören unvermeidbar zum Leben. Wo viel Licht ist, ist auch viel Schatten, zu jedem Beruf gehören gleichermaßen positive wie negative Erfahrungen. Die Belastungen im ärztlichen Berufsalltag sind besonders groß. Deshalb sollte man sich als Arzt darum bemühen, Gesprächspartner zu finden, denen man von seinen berufsbedingten Frustrationen erzählen kann, weniger mit dem Ziel, für die zumeist unlösbaren Konflikte doch noch eine Lösung zu finden, als vielmehr, um im Darüber-Berichten Entlastung zu finden.

8. Ärzte als Kranke und Patienten

«Man muss ertragen lernen, was man nicht vermeiden kann. Unser Leben besteht, wie die Harmonie der Welt, aus entgegengesetzten Dingen, aus verschiedenen Tönen, sanften und rauen; schrillen und dumpfen, tiefen und hohen.» (Michel de Montaigne, Essays, 3. Buch, Kap. 13)

H. Mandell und H. Spiro haben unter dem Titel «When Doctors get sick» (1987) ein lesenswertes Buch mit Erfahrungsberichten von Ärzten herausgegeben. In ihrer Zusammenfassung weisen sie vor allem darauf hin, dass eigene Krankheitserfahrungen wesentlich zum besseren Verständnis der Gefühle, Sorgen und Probleme von Kranken bzw. Patienten beitragen können. Sie stellen fest, dass die meisten Ärzte Krankheiten nur aus ihren Lehrbüchern und der Vorstellung von Kranken im Unterricht und ihren eigenen Patienten kennen. Erst wenn man einmal selber als Patient im Krankenhaus erlebt hat, wie es ist, wenn die Visite angekündigt wird, sich plötzlich die Tür öffnet und ein Schwarm Weißgekittelter den Raum betritt, wenn der Chefarzt danach fragt, wie es einem geht, ohne sich die Antwort anzuhören, der Stationsarzt den Fall erklärt und die Ärzte sich interessiert über die Kurven mit den Labordaten und Untersuchungsergebnissen beugen, wenn dann plötzlich alles vorbei ist und einem einfällt, was man alles fragen wollte, dann weiß man erst, wie sehr die Perspektiven und Welten der Patienten von denen der Ärzte sich unterscheiden. So stellen die Autoren die kritische Frage:

«Wie viele Ärzte kennen die Angst des Patienten, der darauf wartet, dass ein Arzt kommt und ihm das Ergebnis einer Biopsie mitteilt? Ich selbst habe erlebt, wie nach der mit großer Dramatik vorgetragenen Verdachtsdiagnose eines Knochenmarkkrebses ich mich zu einer Sternalpunktion überreden ließ und dann gespannt auf die für zwei Stunden später angekündigten Ergebnisse wartete, wartete und wartete, nach vier Stunden endlich klingelte und danach fragte, um mir von den überarbeiteten Schwestern sagen lassen zu müssen, dass sie schließlich auch etwas anderes zu tun hätten, als sich um die Befunde zu kümmern. Das war sicherlich nicht böser Wille, sondern die Gedankenlosigkeit der Gesunden, die sich nicht vorstellen können, wie es ist, wenn man schwer krank und Patient im Krankenhaus ist.

Wenn Ärzte selber krank geworden sind, dann geht ihnen häufig ein Licht auf und sie sehen ihren Beruf und den des Pflegepersonals plötzlich mit anderen Augen. Vielen fällt es aber auch schwer, die Rolle des Patienten anzunehmen, entweder verhalten sie sich so, als ob sie noch gesund wären, oder sie werden still und ziehen sich in sich selbst zurück. ‹Good doctors are sometimes bad patients.›» (S. 453).

Die Krankenberichte von Ärzten zeigen, wie isoliert und einsam kranke Ärzte sein können; insbesondere aufgrund der mit der Patientenrolle verbundenen Kränkungen des Selbstwertgefühls. Die Autoren kommen zu dem Ergebnis: «One message from the sick doctors tells us that hope helps as much as truth, and that imagination, drama, passion, and even poetry are as important in medical practice as they are in the rest of life.» (S. 459)

8.1 Berufsspezifische Belastungen

«Ende eines Traumberufes?» lautet der Titel eines Buches, in dem K. Stern 1996 die Ergebnisse einer Berliner Studie zu «Lebensqualität und Belastungen bei Ärztinnen und Ärzten» veröffentlicht hat. Die Studie wurde auf Anregung der Berliner Ärztekammer vom Berliner Forschungsverbund Public Health in Zusammenarbeit mit dem Institut für Gesundheitsförderung in Österreich durchgeführt. Von 5000 angeschriebenen Berliner Ärzten antworteten 1758, d.h. 35 %. Gefragt nach der Einschätzung ihrer Lebensqualität wurde die gegenwärtige Situation von den angestellten Ärzten schlechter als die vor fünf Jahren, aber immerhin noch besser als die in den nächsten fünf Jahren eingeschätzt.

Bei der Frage nach den wichtigsten Beweggründen für die Entscheidung zum Arztberuf wurden an erster Stelle genannt «Herausforderung, Entwicklung, Freiheit» und an zweiter Stelle «anderen Menschen helfen zu können». Auf die Frage «Würden Sie sich nochmals für einen ärztlichen Beruf entscheiden?» antworteten 25 % der angestellten Ärzte «ohne zu zögern ja», 59 % hatten einige Bedenken und 16 % sagten, dass sie den Beruf bestimmt nicht mehr wählen würden. Dementsprechend 18 %, die der Meinung sind, dass es ihnen weder im Privaten noch im Beruf gelingt «zu einem sinnvollen Leben zu finden».

Der Gesundheitszustand wurde mit einer Beschwerdeliste erfasst. Dabei zeigte sich ein Bild chronischer Überanstrengung mit den Merkmalen «Müdigkeit» und «Reizbarkeit» auf den beiden vorderen Plätzen. Die Arbeitsbedingungen im Krankenhaus wurden als belastend charakterisiert, vor allem durch zu hohen Verwaltungsaufwand, Zeitknappheit und Zeitdruck, mangelndes Feedback, geringe Aussichten auf eine ärztliche Weiterbeschäftigung, Überziehung der regulären Arbeitszeiten, Gefahr vor ärztlichen Fehlentscheidungen. Eine besondere Spannung zeigt sich zwischen der ärztlichen Tätigkeit und dem Privatleben. 78 % gaben Behinderungen des Privatlebens durch den Beruf an, 12 % meinten sogar, dass der Beruf ihr Privatleben verhindert oder zerstört. Die durchschnittliche tägliche Arbeitszeit wird mit 9,4 Stunden, die durchschnittliche wöchentliche Arbeitszeit mit 55 Stunden angegeben. Zwischen der Beurteilung der Arbeitszeit, der subjektiven Arbeitsbelastung und den gesundheitlichen Beschwerden ergaben sich hohe Korrelationen. Die Autoren der Studie stellen fest, dass bezogen auf die Normwerte der drei Burnout-Dimensionen (gemessen mit dem Maslach-Burnout-Inventory) die Berliner Ärztinnen und Ärzte vor allem einen hohen Wert an emotionaler Erschöpfung aufweisen. Insgesamt zeigte sich, «dass es weniger die Inhalte der Arbeit sind, die als hochbelastend eingestuft werden, sondern die formalen Rahmenbedingungen, die Hierarchie, die Stellenunsicherheit, die mangelnde Anerkennung der Tätigkeit durch die Vorgesetzten und Krankenhausleitungen» (S. 89). Die Autoren kommen zu dem Schluss:

«Ärztinnen und Ärzte im Krankenhaus erleben häufig, was ihr persönlicher Einsatz bewirkt, und in welchem Ausmaße sie auch als Person gefordert werden, ihre Person selbst gilt als therapeutisches Instrument. Therapeutische Erfolge, vor allem aber auch Misserfolge, können sich deswegen direkt auf das Selbstwertgefühl auswirken. Hinzu kommt, dass von den häufig chronisch kranken Patienten wenig positives Feedback erfolgt, dass unzureichende Kooperationsbeziehungen eine große emotionale Belastung darstellen, Erfolge kaum vorhersehbar sind und ihre Ursachen nicht sicher zu bestimmen sind. Zudem werden sie mit besonders stressvollen Problemen konfrontiert, wie die wiederholte Auseinandersetzung mit Tod und Leiden» (S. 90).

Aufschlussreich sind auch die im Anhang der Studie dokumentierten schriftlichen Anmerkungen und Kommentare.

Eine 29-jährige ledige Ärztin, angestellt im Krankenhaus, schreibt: «Die Arbeitsbelastung der Stationsärzte ohne ausreichende Bezahlung ist angesichts der weit besseren Arbeitsbedingungen anderer medizinischer Berufsgruppen heutzutage kaum mehr zu rechtfertigen. Hinzu kommt, dass die Ärzte als Lückenbüßer sowohl für ihre Vorgesetzten als auch für die anderen Krankenhausangestellten arbeiten müssen, da jeder versucht, seine «Zuständigkeiten» auf die Ärzte abzuschieben. Letztendlich kann der Arzt für alles zuständig gemacht werden, was auch nur im entferntesten mit dem Wohl der Patienten zu tun hat. Damit wird das Verantwortungsgefühl der jungen Mediziner über Gebühr ausgenutzt. Oft ist der Stationsarzt der einzige Fürsprecher für die Patienten, die den Chefärzten längst gleichgültig geworden sind. Es ist unverantwortlich von der Gesellschaft, zu viele Ärzte auszubilden, die im Stadium ihres größten Elans – nämlich nach dem AIP – ohne Arbeit und Aufgaben dastehen. Nach dem viel zu theoretischen Studium sind die jungen Ärzte zu maximalem Einsatz bereit, weil sie endlich praktisch tätig werden wollen. Das wird gnadenlos ausgenutzt. Bis zu neun Nachtdiensten im Monat in einer ländlichen Chirurgie-Abteilung sind keine Ausnahme, obwohl verboten.» (S. 108)

Ein 30-jähriger lediger Arzt, angestellt im Krankenhaus, schreibt: «Für mich bestehen die Hauptprobleme in der Arbeit an einem Uniklinikum in der ausgeprägten, unproduktiven, psychisch belastenden und hemmenden Hierarchie und der Trägheit einer Großklinik sowie dessen Unpersönlichkeit» (S. 100).

Eine 33-jährige verheiratete Ärztin, zwei Kinder, angestellt im Krankenhaus, schreibt: «Der Beruf ist auch heute noch ein Traumberuf, allerdings nicht in der Form, dass mir durch die zeitliche Überlastung neben der psychischen Belastung auch noch Kraft für meine Familie und noch weniger für meine Freunde bleibt. Bei geregelter wöchentlicher Arbeitszeit und ohne ständige Stellenangst wäre es ideal» (S. 102).

Ein 40-jähriger lediger Arzt schreibt: «Es ist für mich ein Unding, dass ich mein Medizinstudium durchgezogen habe und dann in einer Praxis nur Scheine ausschreibe, und mir auch sagen lassen muss, dass eine Diagnose, wenn sie chronisch ist, viel besser abzurechnen ist, als eine akute. Wirtschaftlichkeit hin oder her, da gehen doch die Lichter aus. Gibt es eigentlich noch eine medizinische Ethik?» (S. 112).

Ein 32-jähriger verheirateter Arzt, zwei Kinder, angestellt im Krankenhaus, schreibt: «Meines Erachtens ist die überdurchschnittliche Belastung durch den Beruf zumindest teilweise auch selbst verschuldet. Das Bestreben, spezielle Qualifikationen, damit bessere Karriere- und Verdienstmöglichkeiten, zu erwerben, geht natürlich mit einem erhöhten Arbeitseinsatz einher. Man könnte auch bescheiden und als einfacher niedergelassener oder angestellter Arzt leben und arbeiten. Sich aber aus der Masse herausheben wollen, geht nur über einen überdurchschnittlichen Einsatz» (S. 119).

Ein 30-jähriger Arzt, angestellt im Krankenhaus, schreibt: «Insgesamt befriedigt mich der ärztliche Beruf schon, obwohl er mit vielen privaten Kompromissen verbunden ist. Die harte Konkurrenzsituation und die Perspektiven empfinde ich als belastend. Die Kraft für den Beruf kommt für mich mehr aus einer stabilen Partnerbeziehung, als aus den «Erfolgen» im Beruf» (S. 148).

Auf die Befragung der Berliner Ärztekammer haben vor allem Krankenhausärzte, AIPler und arbeitslose Ärzte geantwortet, die durchgängig über hohe Arbeitsbelastungen klagen und mit ihrem Berufsalltag nur bedingt zufrieden sind.

Bei einer Befragung des NAV-Virchow-Bundes unter niedergelassenen Ärzten in Brandenburg und Schleswig-Holstein (H. Müller, 1996) fanden sich entsprechende Ergebnisse.

62 % der Ärzte fühlten sich von der Arbeit «ausgelaugt» und 54 % am Ende des Arbeitstages «völlig erledigt». Entsprechend leidet unter der Überbelastung auch das Privatleben. Jeder fünfte Arzt gab an, «oft sehr verzweifelt» zu sein, und jeder vierte wollte «am liebsten alles hinwerfen».

Trotz aller Belastung gaben 80 % der Befragten an, dass ihnen ihre ärztliche Tätigkeit immer noch Spaß bereitet und ihr Beruf das erstrebenswerte Lebensziel ist.

Ärztinnen fühlten sich häufiger belastet als Ärzte, Hausärzte häufiger als Fachärzte. Besonders beklagt wurde zu wenig Zeit für den einzelnen Patienten zu haben.

Der Autor kommt zu dem Ergebnis: «Eine Entlastung von überflüssigen Dingen ist dringend notwendig. Man denke nur an die ständigen Diskussionen über die Gebührenordnungen, deren Halbwertszeiten immer kürzer werden. Diese Debatte bindet viele Ressourcen. Auch könnten kooperative Praxisformen dem einzelnen Arzt mehr Luft verschaffen und die Belastungen auf mehrere Schultern verteilen».

Eine 1998 veröffentlichte, im Auftrag der Landes-Ärztekammer Baden-Württemberg durchgeführte Studie bei 4090 Ärztinnen und Ärzten bestätigte die Ergebnisse der Berliner Studie bezogen auf den starken Rückgang der beruflichen Zufriedenheit und die kritische Bewertung der zukünftigen Entwicklung (sehr gute und gute Zufriedenheit: Vergangenheit 90 %, Gegenwart 55 %, Zukunft 38 %). Bei den Krankenhausärzten fand sich eine hochsignifikante positive Korrelation zwischen beruflicher Zufriedenheit und Position (von den AIPlern über die Assistenzärzte, die Funktionsoberärzte, die Oberärzte bis zu den Chefärzten). Die niedergelassenen Ärzte waren zufriedener als die Krankenhausärzte. Beeinflusst wurde die berufliche Zufriedenheit vor allem durch die «Diagnose- und Therapiefreiheit, die Arbeitszeitbelastung und das Betriebsklima». Als besondere berufsbedingte Belastung wurden genannt das Verhältnis zu anderen Gesundheitseinrichtungen bzw. Kollegen und ethische Konflikte. Interessant ist auch die Aussage, inwieweit die Ärzte sich in ihren Interessen durch ihr Ärztekammer vertreten fühlen: 1,8 % sehr gut, 19,6 % gut, 55,7 % wenig und 22,8 % nicht. Dabei ergab sich eine positive Korrelation zur beruflichen Zufriedenheit.

Eine im europäischen Vergleich durchgeführte Studie zur Arbeitsbelastung von Hausärzten (I. Weber, 1996) kommt zu ähnlichen Ergebnissen. Im internationalen Vergleich machen die deutschen Hausärzte am meisten Hausbesuche und haben die höchsten täglichen Patienten-Kontakte in ihrer Praxis. In der Berufszufriedenheit liegen sie hinter Portugal, Italien, Großbritannien und Österreich zusammen mit Spanien an vierter Stelle. Interessanterweise ist die Berufszufriedenheit der Ärzte in Skandinavien (Norwegen, Schweden und Finnland) am niedrigsten, ohne dass dafür eine plausible Erklärung gegeben wird.

In Villingen-Schwenningen gibt es ein «Institut für Ärzte-Gesundheit» (Leiter: Doktor B. Mäulen), mit dem Ziel, auf vorhandene Gefährdungen (stressbedingte Symptome, depressive und suizidale Krisen, Missbrauch von Suchtmitteln sowie eine teilweise bedrückende Perspektivenlosigkeit) hinzuweisen und sich für eine auf die Gesundheit von Ärzten bezogene Prävention einzusetzen.

E. L. Phillips hat 1982 eine umfassende Dokumentation der Ergebnisse empirischer Studien über medizinische Berufe vorgelegt. Dabei zitiert er Studie, die belegen, dass die Suizidraten von Ärzten in den USA doppelt so hoch sind wie die unter der männlichen Bevölkerung und viermal so hoch wie unter der weiblichen Bevölkerung über 25 Jahren (S. 57). Psychiater haben die höchste Suizidrate unter den medizinischen Fachärzten. Die höhere Suizidrate unter Frauen wird erklärt durch stärkeren Stress im Medizinstudium sowie Konflikte im Zusammenhang mit Ehe, Schwangerschaft und Kinderbetreuung.

Der Wiener Pathologe H. Bankl (1997) stellte fest, dass wenn man die Selbstmordraten bei Ärzten gleich 100 setzt, die Vergleichswerte in Österreich für die anderen Akademiker-Gruppen bei 50 und für die Gesamtbevölkerung bei 78 liegen (S. 99). Nach seinen Untersuchungen begehen 2 % der Österreichischen Bevölkerung Selbstmord, dagegen drei Prozent der Österreichischen Pathologen.

Bezogen auf Ehescheidungen konstatiert er, dass Chirurgen und Psychiater sich im Vergleich zu den anderen Fachärzten am häufigsten scheiden lassen. Er zitiert eine Studie der John-Hopkins-University in Baltimore, die ermittelte, dass 50 % der Psychiater, 33 % der Chirurgen, 24 % der Internisten und 22 % der Kinderärzte und Pathologen sich mindestens einmal im Leben scheiden lassen. Dabei korreliert die Scheidungsrate umgekehrt proportional mit dem Karrierestatus. Medikamentenmissbrauch findet sich unter Ärzten zehnmal häufiger als in der allgemeinen Population.

Auch und gerade Landärzte leiden häufig unter dem Druck permanenter Verfügbarkeit und den sich daraus ergebenden Arbeitsbelastungen, wie G. Vescovi (1992) eindrucksvoll beschrieben hat.

«Warum folgt der arbeitsreiche harte Tag der schlafarmen Nacht so dicht auf den Fersen? Ich bin einfach todmüde, und ich leide an niedrigem Blutdruck. Ich trinke ja schon 6,8 Tassen Kaffee und rauche mich durch den langen Tag hindurch. Und ich sage wenigstens zehnmal in der Sprechstunde: ‹Sie brauchen mehr Schlaf. Und lassen Sie das unsinnige Aufputschen mit Bohnenkaffee und Zigaretten. Wir sollten am besten doch einmal ein Heilverfahren für Sie beantragen, damit Sie vier bis sechs Wochen richtig ausspannen und Ihr Vegetativum, Ihr Lebensnervenkostüm, in Ordnung bringen können.› Das sage ich zu anderen. Und wer sagt es zu mir? Wer, außer meiner mitgeplagten Frau, passt schon auf mich auf? Ich bin allein, selbstgewählter ‹Halbgott in Weiß›, wie man uns Ärzte häufig apostrophiert, trage die zentnerschwere Kette meiner Gelübde und Eide um den Hals» (S. 68).

Ärzte haben besondere Schwierigkeiten, psychische Probleme bei sich selbst zu akzeptieren und diesbezüglich Hilfe bei anderen Ärzten zu suchen.

Eine «physician's disease» wird beschrieben mit diffusen vielfältigen Symptomen als Folge einer allgemeinen Arbeitsüberlastung («treadmill living») sowie Überforderungen durch eine stark ausgeprägte finanzielle und karrierebezogene Erwartungshaltung. Als Grundlage der «physician's disease» wird eine Persönlichkeitsstruktur beschrieben, die sich charakterisiert durch Arbeitssucht, Lebensunlust, Perfektionismus und Rigidität, die im Alltag häufig Stress und Konflikte verursachen.

Der Psychoanalytiker Wolfgang Schmidbauer ist mit einem Buch «Über die seelische Problematik der helfenden Berufe» bekannt geworden, dem er den Titel «Die hilflosen Helfer» (1977) gab. Darin vertritt er die These, dass viele Sozialarbeiter, Psychologen und Ärzte in ihrem Beruf eine quasi süchtige Abhängigkeit vom Helfen-Wollen entwickeln, die sie daran hindert, ihren Klienten und Patienten die notwendige Freiheit zur Selbstgenesung zu lassen. In der Sprache der Psychoanalytiker formuliert er:

«Die Grundproblematik des Menschen mit dem Helfersyndrom ist die an einem hohen, starren Ichideal orientierte soziale Fassade, deren Funktionen von einem kritischen, bösartigen Über-Ich überwacht wird. Eigene Schwächen und Hilfsbedürftigkeit werden verleugnet; Gegenseitigkeit und Intimität in Beziehungen vermieden. Die orale und narzisstische Bedürftigkeit des Helfers ist groß, doch ganz oder teilweise unbewusst ... Das äußert sich etwa in einer wenig ausgebildeten Fähigkeit, erfüllbare Wünsche zu äußern. Wünsche werden eher angesammelt und dann als Vorwürfe gegen die Umwelt (‹Was habe ich nicht alles für Euch getan – und so wird es mir gelohnt›) ausgesprochen, wenn nicht noch indirektere Wunschäußerungen überwiegen (z.B. Sucht, Suizid oder psychosomatische Krankheit als selbstzerstörerischer Appell an andere, um deren Zuwendung und Hilfe zu erlangen)» (S. 23).

Gesundheitsschädigende Verhaltensweisen, wie Tabakrauchen, Alkoholkonsum und ungesunde Ernährung finden sich bei Ärzten relativ häufig und das, obwohl sie ihre Patienten alltäglich auf die Gesundheitsrisiken hinweisen.

W. Schmidbauer zitiert eine englische Längsschnittstudie, in der eine Gruppe von 47 Medizinstudenten vom Studienbeginn an mit einer Gruppe von zufällig ausgewählten Studenten anderer Studienfächer verglichen wurde: «Beide Gruppen wurden drei Jahrzehnte lang verfolgt. Es zeigte sich, dass von den Ärzten 17 % schlechte Ehen hatten oder sich scheiden ließen; 36 % psychoaktive Medikamente und/oder Alkohol bzw. andere Rauschdrogen nahmen, sich 34 % irgendeiner Form von Psychotherapie unterzogen und 17 % einen oder mehrere Aufenthalte in einer Nervenklinik hinter sich brachten. All diese Zahlen waren eindeutig höher als die in der sozio-ökonomisch vergleichbaren Kontrollgruppe» (S. 15).

Wie lassen sich diese Befunde interpretieren? Die Gründe dürften in der besonderen Berufsausbildung und Berufstätigkeit liegen. Angehende Ärzte lernen schon früh, wie wichtig es scheinbar in ihrem Beruf ist, eigene Unsicherheiten und Nichtwissen zu überspielen und stattdessen Sicherheit und Wissen vorzutäuschen. In den mündlichen Prüfungen ist es immer noch besser, irgendetwas als gar nichts zu sagen. Das Bekenntnis der eigenen Unwissenheit findet wenig Verständnis. Derjenige kommt am Besten durch, der sich selbst als kompetenter darstellen kann, als er ist. In seinem Beruf steht der Arzt permanent in dem Spannungsverhältnis zwischen den hohen Erwartungen seiner Patienten und dem eigenen Wissen über die begrenzten Möglichkeiten. Auch das eigene verinnerlichte berufliche Selbstverständnis, aus dem sich ergibt chronisches Leiden und unheilbare Krankheiten nicht akzeptieren zu können, sondern dagegen mit der Ausstrahlung von Zuversicht, der Vermittlung von Hoffnung und immer neuen therapeutischen Versuchen, ankämpfen zu müssen.

Ein Arzt, der seine berufliche Aufgabe darin sieht, Krankheiten zu bekämpfen, muss das Ausbleiben von Heilungserfolgen, medizinische Rückschläge und schließlich den Tod als persönliches Versagen, als Niederlage erleben.

Was können Medizinstudenten und Ärzte zur Prävention der mit ihrem Beruf verbundenen besonderen Krankheitsrisiken tun? Wie verhält sich ein guter Arzt in der Konfrontation mit den beschriebenen berufsspezifischen Belastungen?

Der erste Schritt ist, sich bewusst damit auseinander zu setzen, die eigene Gefährdungen zu akzeptieren und sich darauf einzustellen. Weiterhin ist es notwendig, Fähigkeiten zur Bewältigung alltäglicher Belastungen zu erwerben und bewusst anzuwenden. Dazu gehört vor allem die Fähigkeit zu erkennen, wenn man in der Konfrontation mit Stress, Belastungen und Konflikten innerlich aus dem Gleichgewicht gerät. Erste Zeichen von Überlastungen wie Kopfschmerzen, Schlafstörungen, Nervosität und Verspannung, Ungeduld und Gereiztheit sollten verstanden werden als Alarmzeichen mit der Konsequenz, sich selbst etwas Gutes zu tun, eine Pause zu machen, sich vom Alltagsstress zu distanzieren und die Regeneration von Körper, Geist und Seele zu fördern. Jeder Mensch sollte sich bewusst machen, wie er sich ohne fremde Hilfe in belastenden Situationen wieder ins Gleichgewicht bringen kann. Sei es durch Meditation, durch körperliche Aktivität, durch Musik-Hören, Lektüre oder das Gespräch mit Freunden.

Ein guter Arzt ist ein Mensch, der bereit und in der Lage ist, sich selbst wahrzunehmen und seine Kräfte und Möglichkeiten konstruktiv zu nutzen, nicht nur für das Heil anderer, sondern auch für die eigene Gesundheit als Voraussetzung für die eigene Arbeits- und Leistungsfähigkeit.

Schließlich gehört dazu, die eigenen Schwächen und Fehler zu akzeptieren und sich auch der eigenen Verletzlichkeit zu stellen. Marc Aurel hat in seinen Selbstbetrachtungen (1990) lapidar festgestellt «Hippokrates hat viele Krankheiten geheilt, dann ist er selber an einer Krankheit gestorben» (S. 40).

8.2 Der Arzt als Patient

Für Ärzte ist es noch belastender als für andere Menschen, wenn sie krank werden. Für den in freier Praxis niedergelassenen Arzt ist jeder Tag, an dem er die Praxis wegen Krankheit schließen muss, ein wirtschaftlicher Verlust (trotz Krankengeld-Versicherung). Auch fürchten viele Ärzte um ihren guten Ruf, wenn sie trotz all ihrer Kenntnisse über Prävention und Prophylaxe selber krank werden und sich dann noch nicht einmal so zu helfen wissen, dass sie ihren Arbeitspflichten nachkommen können.

Diese Einstellung wird dadurch verstärkt, dass Patienten in der Regel wenig Verständnis dafür aufbringen, dass ihr Arzt auch einmal krank werden könnte.

Ärzte kennen alle Möglichkeiten von schweren unheilbaren Krankheiten, die hinter einfachen Beschwerden und Befindlichkeitsstörungen verborgen sein können. Sie wissen Bescheid über infauste Krankheitsverläufe, über Rückfälle und all die unangenehmen Folgen, die Krankheiten nach sich ziehen können. Sie wissen um die Risiken von Fehldiagnosen und Kunstfehlern, sie kennen das Leid, die Schmerzen und das Ausgeliefertsein an die Krankheit aus all den vielen Fällen, die sie selber behandelt und begleitet haben. So ist es naheliegend, dass sie bei ihren eigenen Beschwerden und Befindlichkeitsstörungen immer gleich das Schlimmste befürchten und sich deshalb angewöhnen, davon auszugehen, dass es nichts Ernsthaftes sein wird und die Möglichkeit eigener Krankheitsgefährdungen zu verdrängen.

Wenn sich dann einmal eine Krankheit einstellt, die so stark ist, dass sie nicht mehr verleugnet werden kann, dann sind viele Ärzte besonders hilflos und unsicher und verhalten sich eher irrational. Dann werden hochdosierte Medikamente genommen in der Hoffnung, dass es bald wieder vorüber gehen wird. Ein Arztbesuch bei einem Kollegen wird so lange als möglich hinausgezögert und wenn er dann doch unumgänglich ist, dann geschieht es leicht, dass die Konsultation zur Gelehrten-Disputation wird und beide sich schnell darin einigen, dass es doch so schlimm nicht sein wird.

Ärzten ist die Behandlung von Kollegen immer etwas peinlich. Sie fühlen sich kontrolliert und meinen, sich besondere Mühe geben, sich in besonderer Weise absichern zu müssen. Das kann zum Hinauszögern von Diagnosen und Therapien führen. Eine Form der Bewältigung liegt dann darin, ärztliche Kollegen demonstrativ genauso wie alle anderen Patienten zu behandeln und sich erst gar nicht auf kollegiale Gespräche über die Krankheit und ihre Behandlung einzulassen.

In früheren Zeiten war es aufgrund der ärztlichen Verpflichtung zur Kollegialität üblich, Kollegen keine Rechnung zu stellen. In unserer Zeit der umfassenden Krankenversicherung hat diese gute Sitte an Bedeutung verloren, d.h. Kollegen erhalten von Kollegen, da sie zumeist Privatpatienten sind, die gleichen Rechnungen wie andere Privatpatienten auch. Die besondere fachliche Kompetenz kann Ärzten aber auch helfen, ernsthafte Krankheiten gezielter, effektiver und unter Nutzung aller möglichen Informationen und Expertisen erfolgreicher zu behandeln. Der Krankheitsbericht des amerikanischen Arztes Dr. Mahlon Johnson über die Bewältigung seiner HIV-Infektion gibt dafür ein gutes Beispiel (1997). Nachdem er sich als Pathologe bei einer Sektion eines AIDS-Kranken versehentlich mit dem Skalpell in den Finger schneidet und dann später feststellen muss, dass er sich infiziert hat, d.h. HIV-positiv ist, beginnt er unter Nutzung all seiner medizinischen Möglichkeiten und Beziehungen gegen die Infektion in seinem Körper zu kämpfen. Sein Krankheitsbericht ist die anschauliche Schilderung des Leidensweges eines HIV-Infizierten unter den Nebenwirkungen der starken Medikamente, der ängstlichen Beobachtung der Blutwerte, der Verhaltensunsicherheiten und des Rückzugs von Kollegen und Freunden und der sich daraus ergebenden Gefühle des Verlassenseins. Von einer anderen AIDS-Patientin lernt er es, sich auch dann noch auf die positiven Seiten zu konzentrieren, wenn man in ein nahezu unentwirrbares Netz von Problemen verstrickt ist. Er lernt zu kämpfen, alle seine Ressourcen zu mobilisieren, um dann schließlich feststellen zu können, dass die Therapie erfolgreich ist.

Ist es nun für Ärzte schwerer, die Erfahrung des Krankseins zu bewältigen als für medizinische Laien? Johann Wolfgang von Goethe war dieser Ansicht, als er das Gedicht schrieb:

> «Wofür ich Allah höchlich danke?
> Dass ihr Leiden und Wissen getrennt,
> verzweifeln müsste ja der Kranke,
> das Übel kennend, wie der Arzt es kennt.»

Auf den ersten Blick scheint das plausibel. Bei genauerem Hinsehen wird deutlich, dass Goethe irrt. Mit dem Krankwerden verändert sich auch die Wahrnehmung der Welt. Sie wird stark eingeschränkt und konzentriert sich auf das Wesentliche, das Leben mit den krankheitsbedingten Beschwerden und Befindlichkeitsstörungen. So schrieb Viktor v. Weizsäcker (1987): «Ein kranker Mensch ist für den Arzt also letzten Endes weder einfühlbar noch verstehbar, und ich muss überhaupt bestreiten, dass man den Schmerz, den wirklichen Schmerz des Kranken selbst, die wirkliche Minorität des Neurotikers selbst, die wirkliche Schuld des Melancholikers selbst nachfühlen und verstehen kann. Wer das behauptet, verfälscht ontologisch die Situation des Kranken zum Arzt.»

Der Arzt, der selber krank gewesen ist, wird wie alle Menschen mit zunehmendem Abstand von der Krankheit schnell vergessen, wie er sich im Leiden gefühlt hat. Man kann es als Gnade der Natur bezeichnen, dass die Erinnerung an den Schmerz schnell verblasst.

M. Pinner und F. Miller haben 1963 eine Sammlung von Erfahrungsberichten von Ärzten veröffentlicht, in denen diese schildern, was sie in der Rolle als Patienten erlebt haben. Leider ist dieses wertvolle Buch inzwischen vergriffen und auch nur in wenigen Bibliotheken verfügbar. Da die verschiedenartigen selbst erzählten Patientengeschichten aber für unser Thema wesentliches beitragen können, will ich ausführlicher daraus zitieren.

Der frühere Direktor des Institutes für Geschichte der Medizin an der Johns Hopkins Universität, H. Sigerist, stellte im Alter von 60 Jahren fest: «Gewöhnlich sind Ärzte schlechte Patienten. Sie wissen zu viel. Und deshalb unterwerfen sie sich auch niemals ganz der Leitung eines Arztes, wie es andere Kranke tun. Auf der anderen Seite sind sie aber auch nicht fähig, ihren eigenen Fall objektiv zu beurteilen, sie sind notgedrungen voreingenommen, und es ist viel schwieriger für sie, sich mit einer Krankheit abzufinden. Wenn es ihnen aber gelingt, so können sie uns etwas lehren. Ich habe drei unheilbare chronische Krankheiten, aber ich bin noch immer in der Lage, mit großem Genuss von morgens 9 Uhr bis Mitternacht zu arbeiten, und ich genieße das Leben jetzt vielleicht intensiver als je zuvor» (S. 19).

Der Chefarzt einer Klinik für Lungenkrankheiten, Dr. M. Pinner, schildert seine Erfahrungen mit einem chronischen Herzleiden und stellt dabei fest: «Das höchste Ziel, das ein Arzt anstreben sollte, ist, einem Patienten, dessen Krankheit durch keine bekannten Mittel geheilt werden kann, das Leben so angenehm wie möglich zu gestalten und darauf zu achten, dass es für den Patienten so lohnend wie nur möglich wird. Aber viele Ärzte sind in dieser Hinsicht blind. Weil ich selbst ein Arzt bin, war mit einer oder zwei Ausnahmen keiner meiner Ärzte imstande (ja, sie machten nicht einmal den geringsten Versuch dazu), zu vermeiden, ‹meinen Fall› mit mir zu besprechen, als ob ich zur Beratung herbeigezogen worden wäre. Sie gaben mir keine genauen Verordnungen und Ratschläge und sagten nur jedes Mal mehr oder weniger deutlich, ‹Sie wissen ja, was zu tun ist!›. Aber selbst, wenn ich es gewusst hätte, vermisste ich doch bei diesem Verhalten die seelische Erleichterung, die jeder Patient von seinem Arzt erwartet» (S. 49).

Dr. Low, ein Kinderarzt, berichtet über seine Erfahrungen, als er mit 35 Jahren plötzlich an Kinderlähmung erkrankte. Bezogen auf das Pflegepersonal schreibt er: «Gute Patienten und gute Ärzte sind wahrscheinlich nicht immer darin einig, wer oder was eine gute Krankenschwester ist. Welche Eigenschaften verlangt der Kranke von einer Schwester? Die Forderungen sind offenbar je nach der Eigenart des Patienten verschieden. Ein gut entwickeltes Gefühl für den privaten Bereich des Patienten, nicht zu viel Mitleid (das haben die Außenstehenden), Humor, Rücksicht, Hingabe, Anpassungsfähigkeit, Interesse, allgemeine Welterfahrung und ein angenehmes Äußeres: das waren die Eigenschaften, die ich am höchsten schätzte. Die Art der Pflege, die ich genoss, war sehr großen Schwankungen unterworfen. Als Kranker spürt man die großen Veränderungen, die sich unter der Oberfläche im Pflegerinnenberuf abspielen, wenn man sich die verschiedenen Ansichten der Pflegerinnen über das anhört, was ihrer Meinung nach ‹nicht in Ordnung› ist» (S. 103). Er schildert seine Perspektive als Patient in einem Krankenhausbett: «Ich beobachtete, als ich im Bett lag, dass es mir angenehmer war, wenn ein Besucher, gleichgültig, ob es sich um einen Arzt oder sonst jemanden handelte, sich wenn möglich hinsetzte, anstatt praktisch über mir zu stehen und seine Worte über mich hinfließen zu lassen» (S. 107).

Der Psychiater F. Wertham machte als Patient die Beobachtung: «Eine ... Ärztin kam während der Operation an meine Stirn und sagte etwas. Ich empfand auch diese Berührung als ein wohl tuendes Ereignis. Offensichtlich hat man die freundschaftliche, körperliche Berührung dieser primitiven Art noch nicht genügend als hilfreiches Verhalten erkannt. Ich habe seither mit Ärzten gesprochen, die sich Operationen unterziehen mussten oder selbst solche ausgeführt haben, und sie haben meine Erfahrung auf diesem Gebiet bestätigt» (S. 135). Demgegenüber beschreibt er einige «antitherapeutische», entmutigende Bemerkungen, die er von Ärzten zu hören bekam:

> «Das ist etwas ganz Alltägliches. Darüber braucht man sich nicht aufzuregen. Ich habe bei der Sektion Hunderte solcher Fälle gesehen.»

> «Manchmal ist überhaupt kein Embolus vorhanden. Manchmal ist nur einer da. Ich hatte mal einen Patienten, der hatte nur einen. Und der saß in der Arteria centralis (ein Embolus in der Arteria centralis verursacht Blindheit).»

> «Natürlich wird ein Ödem oft chronisch. Aber dann wird es besser bei einer Querschnittslähmung. Ich hatte gerade so einen Fall gehabt, da dauerte das Ödem 15 Jahre.»

> «Gewöhnlich kann man solche Fälle heilen. Natürlich gibt es immer einen gewissen Prozentsatz, der wird chronisch.»

> «Zuerst waren wir uns nicht sicher, ob Sie wieder hochkommen würden. Aber jetzt haben Sie nach unserer Meinung wirklich eine Chance, durchzukommen» (S. 146).

Derartige gedankenlose Bemerkungen können Patienten ins Grübeln bringen und unnötige Ängste auslösen.

Ein Dr. P. Williams (Pseudonym) schreibt: «Ein Arzt muss während seines Studiums und später in der Praxis ein Stadium durchmachen, in dem er sein Gefühl abhärtet. Er sieht schlimme und unbarmherzige Krankheiten. Er sieht, wie sich die Kranken im Kampf mit Schwäche, Schmerz und Lähmungen abmühen. Durch dieses große Maß an Leiden geht er täglich seinen Weg. Auf der Universität hat er sich vielleicht noch mit jedem Patienten identifiziert und sich vorgestellt, dass auch er selbst ja dem Zugriff einer Krankheit ausgesetzt sei. Während seiner Assistentenzeit setzt sich dann oft bei ihm der Glaube durch (häufig geschieht das ganz unbewusst), ihm könne keine Krankheit etwas anhaben. Wenn er so bei einer Röntgenaufnahme in der Brust eines 30-jährigen Mannes eine fortgeschrittene beiderseitige Kavernenbildung beobachtet, dann kommt ihm nicht einen Augenblick in den Sinn, auch seine eigenen Lungen könnten möglicherweise Nährboden für die Tuberkelbazillen sein» (S. 209).

Dr. I. Stevenson schreibt über seine Patientenerfahrungen: «Der kranke Arzt kennt ferner die Gier, mit der ein kranker Mensch sich an jedes Wort eines Arztes klammert. ... Der Arzt trägt nicht nur die Verantwortung für die Heilung seiner Patienten, er muss ihnen auch dabei helfen, sich jene seelische Haltung gegenüber ihrer Krankheit anzueignen, die seiner Behandlung am dienlichsten ist. Auch dabei ist das Verständnis für die Gefühle eines Kranken von ungeheurem Wert. Das wusste schon Plato, denn in seinem ‹Staat› ließ er nur Ärzte zu, die selber schon krank gewesen waren. ‹Du wirst sicherlich›, so schrieb er, ‹sehr weise Ärzte aus solchen Männern machen, die seit ihrer frühesten Jugend neben dem Erwerb wissenschaftlicher Kenntnisse auch mit sehr vielen Kranken in Berührung gekommen sind, auch mit solchen, die sehr schwer krank waren, und die selbst unter jedem Übel gelitten hatten und von nicht besonders gesunder Konstitution sind›» (S. 231). Und er fährt fort: «Der durchschnittliche Arzt denkt allzu oft nur an seinen Ruf und hat Angst, ihn zu verlieren, wenn er seinen Patienten falsche Hoffnungen einflößt. Es ist jedoch immer möglich, Hoffnungen zu erwecken, ohne Versprechungen zu machen. Und der Arzt, der aus egoistischen Motiven seinen Patienten ein Trostwort vorenthält, wird eines Tages vielleicht vergeblich selber bei denen nach Trost suchen, denen er gezeigt hat, wie man ihn anderen verweigert. Mir hatte ein Arzt meine Hoffnungen zerstört, und ein anderer hatte dann die Reste dieser Hoffnung wieder zusammengeflickt. Für ihn hatte ich ganz andere Gefühle als für den ersten. Es war gar nicht so, dass der zweite Arzt mir nur sagte, was ich gerne hören wollte, sondern mit seiner Hilfe konnte ich wieder an die Erfüllbarkeit meiner Wünsche glauben» (S. 233).

Dr. B. F. Miller, einer der beiden Mitherausgeber des Buches, schreibt über Wetterempfindlichkeit: «In diesen Jahren meiner Krankheit habe ich viel mehr Sympathie für Kranke entwickelt, die vom Wetter oder vom Klima abhängig sind. So geschieht es häufig, dass Ärzte die Klagen der Kranken für unwichtig halten und zu den üblichen Fragen der Krankengeschichte übergehen. Mir scheint, wir würden ein dynamischeres Bild der Krankheit gewinnen, wenn wir unter die Routinefragen der Krankheitsgeschichte ein paar sorgfältig ausgewählte Fragen nach den Reaktionen des Kranken auf atmosphärische Veränderungen einstreuten» (S. 259).

Dr. Quintus West, der an einer Lungentuberkulose erkrankte, schreibt zur Aufklärung von Patienten: «Im allgemeinen sollte nach meiner Ansicht der Arzt, der zuerst die Tuberkulose feststellt, dem Patienten das direkt und unzweideutig mitteilen. Wenn er dem Kranken diesen Schlag versetzt hat (und es ist ein Schlag), so kann er, soweit es ratsam ist, noch auf Einzelheiten eingehen, etwa auf die Frage, welche Fortschritte der Herd macht; oder er kann auch die Möglichkeit einer völlig falschen Diagnose erwähnen. Wahrscheinlich ist es besser, etwas zu pessimistisch zu sein als zu optimistisch. Denn es ist viel leichter, nach einer schlechten Nachricht eine gute zu empfangen als umgekehrt. Wichtig ist es vor allem, dass der Arzt auf die direkte oder indirekte Frage des Kranken hin genau definiert, was die Tuberkulose im Fall des betreffenden Patienten bedeutet» (S. 275).

Dr. W. K. Myers, ein an chronischer Bruzellose (Bang'sche Krankheit) erkrankter Facharzt für Innere Medizin schließt seinen Bericht mit den Sätzen: «Sicher habe ich durch meine Erlebnisse viel gelernt. Mehrfach bot sich die Gelegenheit, eine Reihe von Erscheinungen bei meinen Patienten mit den bei mir auftretenden als identisch zu erkennen. Ich kann auch heute noch keine bessere Heilmethode als die früheren für die Bruzellose angeben. Aber mein Verständnis für die Probleme eines Patienten, der das Unglück hat, an dieser Krankheit zu leiden, ist jetzt viel größer als früher. Außerdem verstehe ich nun die Reaktionen eines Kranken auf chronische Leiden viel besser, gleichgültig, wie die Diagnose im einzelnen Fall lauten mag. Kurz, ich glaube, ich bin durch meine eigenen Erfahrungen ein besserer Arzt geworden» (S. 288).

Der Pathologe Dr. Julius Gottlieb berichtet über seine Erfahrungen mit einer chronischen Koronargefäßerkrankung: «Ich werde oft von meinen Freunden gefragt: ‹Ist es eigentlich ein Vorteil, Arzt zu sein, wenn man krank ist?› Wissen ist in jeder Situation ein Vorteil. Wie immer in der Medizin, ist es jedoch wichtiger, seinen Scharfsinn zu gebrauchen, als die Tatsachen zu kennen. Ich habe daher im Allgemeinen die Überzeugung, dass der Arzt dem Laien gegenüber entschieden im Nachteil ist. Nicht etwa wegen der Angst, der er sich gegenübergestellt sieht, weil er den Verlauf und die Entwicklung seines Leidens im Voraus zu erkennen vermag, sondern weil er in die Versuchung gerät, seinem Arzt in die Behandlung hineinzureden. Gegen meine festen Vorsätze bin ich nur zu oft – ich muss es bekennen – dieser Versuchung erlegen. Und ich hatte später Grund, das zu bereuen» (S. 341).

In dem letzten Beitrag stellt Dr. I. Galdston, Sekretär der Medizinischen Akademie in New York, fest: «Der gesunde Mensch kann, bevor er es nicht am eigenen Leibe erfahren hat, nicht begreifen, wie völlig hilflos, schlapp und kraftlos man werden kann, wenn man von einer schweren Krankheit niedergeworfen wird. Schon das Aufheben eines Armes ist eine lästige Arbeit, schon der Versuch, sich von einer Seite auf die andere zu drehen, ist eine Qual und gelingt kaum ohne fremde Hilfe. Das eigene Fleisch wird einem zur Last. Das Gewicht der Knochen verursacht einen dumpfen Schmerz. Und noch größer als die Auflösung der körperlichen Kräfte ist das schnelle Dahinschwinden der geistigen Leistungsfähigkeit. Die Seele wird sogar noch mehr angegriffen als der Körper. Man jammert in sich hinein, wie ein Kind wimmert, wenn es zu krank ist, um laut zu schreien. Der Mensch wird von einer kläglichen Hilflosigkeit übermannt, der er machtlos gegenübersteht, und deren er sich doch innerlich schämt. Dies ist ein kritisches Stadium, denn wenn er nicht damit fertig wird, wendet selbst der Starke sein Gesicht zur Wand und stirbt.» Nach 20 Jahren ärztlicher Erfahrung schreibt Galdston: «Es ist keine falsche Bescheidenheit, wenn die Ärzte oder Schwestern schon der Andeutung des Lobes ausweichen. Es ist vielmehr eine instinktive Reaktion auf einen drohenden Angriff, der sich gegen ihre Wirklichkeit richtet. Wenige Sterbliche, am wenigsten Ärzte, können in einer Atmosphäre von Edelmut arbeiten oder mit dem Gefühl, eine heilige Pflicht zu erfüllen. Für den Arzt ist seine Arbeit normalerweile weder edel noch heilig. Es ist einfach Arbeit. Es sind Geschäfte, die erledigt werden müssen, und Verpflichtungen, denen man nachkommen muss. Das genügt, um alle Kräfte voll zu beanspruchen. Der Arzt will nicht von seiner Arbeit abgelenkt werden; auch erlaubt er nicht, dass andere ihn dadurch aus dem Gleichgewicht bringen, dass sie seine Arbeit als ein edles Werk betrachten» (S. 379).

9. Lebenskunst als Voraussetzung, ein (Berufs-)Leben gelingen zu lassen

«Ich will nicht so wie die meisten Menschen für nichts gelebt haben.»
(Anne Frank)

Seitdem Menschen angefangen haben, über ihre eigene Existenz nachzudenken, haben sie sich mit der Frage beschäftigt, welche Fähigkeiten notwendig sind, damit das Leben gelingen kann. Gemeinhin wird für die diesbezüglich erarbeiteten Empfehlungen der griechische Begriff der «Ethik» verwandt, der drei Bedeutungen hat. Er meint den gewohnten Ort des Lebens, die Gewohnheiten, die an diesem Ort gelebt werden, schließlich eine personale Entsprechung zu den (sozialen) Gewohnheiten: die Denkweise und Sinnesart, den Charakter. Die vorphilosophische Ethik besteht aus Lebensweisheiten, formuliert in religiösen bzw. göttlichen Geboten oder Klugheitsregeln, die sowohl das persönliche Leben als auch den «vernünftigen» Ausgleich verschiedener Personen betreffen. Die philosophische Ethik ist von der Idee eines sinnvollen Lebens geleitet und sucht auf methodischem Weg allgemeingültige Aussagen. Die Schriften von Seneca, Marc Aurel oder Augustinus geben dafür viele Anregungen. Der französische Philosoph Michel de Montaigne hat sich in seinen Essays mit den Grundfragen menschlichen Lebens befasst und stellte bezogen auf sein eigenes Leben fest: «Mein Beruf und meine Kunst ist, zu leben», und: «Meine Aufgabe ist es, meinem Leben Gestalt zu geben. Das ist mein einziger Beruf, meine einzige Sendung» (zit. n. Stefan Zweig, 1955). Dieser Einstellung haben sich viele andere angeschlossen. So schrieb Johann Wolfgang von Goethe: «Je früher der Mensch gewahr wird, dass es ein Handwerk, dass es eine Kunst gibt, die ihm zur geregelten Steigerung seiner natürlichen Anlagen verhelfen, desto glücklicher ist er» (zit. n. Schipperges, 1996). Am 14. Januar 1811 schrieb er in sein Tagebuch, eigentlich sei ja doch sein Leben «das größte Kunstwerk» gewesen, das er je geschaffen. Auch Thomas Mann hat sich bemüht, sein «Leben als Kunstwerk» zu gestalten (zit. n. H. Kurzke, 1999).

R. Verres (1991) kam bei seinen Untersuchungen von Krebskranken zu der Erkenntnis: «Lebenskunst bedeutet für mich, dem eigenen Leben gegenüber eine forschend-künstlerische Haltung einzunehmen, offen zu sein für die Kultur als besonders hohe Entwicklungsform der menschlichen Gestaltungsmöglichkeiten ... Kultur ist eine Kraft, das Leben zu vertiefen» (S. 223). H. Schipperges (1991) fordert in seinem Buch «Heilkunst als Lebenskunde oder die Kunst, vernünftig zu leben» eine «Lebensstilisierung von der Wiege bis zur Bahre» (S. 99) und die Gestaltung der zeitlichen Abläufe einer vernünftigen Lebensplanung.

Leben kann verstanden werden als Material und Zeit, die einem Menschen gegeben werden und es seine Aufgabe ist, daraus sein Lebenswerk zu gestalten. Jeder Mensch bekommt ein genetisch vorgegebenes und durch die jeweilige Lebenssituation bestimmtes Material und eine unbestimmte Zeit. Es ist an ihm, etwas damit anzufangen, daraus sein Lebenswerk zu gestalten. Am Ende seines Lebens wird dieses Werk von ihm selbst, von anderen Menschen oder einer höheren Instanz bewertbar sein als mehr oder weniger gelungen oder misslungen. Dieser Aufgabe kann sich kein Mensch entziehen. Man kann sie annehmen, sie als Herausforderung begreifen oder als Überforderung und versuchen, sie zu ignorieren oder nach Entschuldigungen zu suchen. Material und zur Verfügung stehende Zeit sind ungleich verteilt. Trotzdem hat jeder Mensch seine Chancen, die er nutzen kann, um sein Leben gelingen zu lassen.

Auch Peter Handke (1991) kommt in seinem «Versuch über den geglückten Tag» zu dem Ergebnis: «Da über mich hinaus nichts mehr denkbar ist, werde ich aus meinem Leben das Möglichste machen» (S. 14).

Die zentrale Frage ist: «Was soll ich tun?» Es geht um Regeln (Normen) und deren Grundsätze, um uneingeschränkt gültige (kategorische) Imperative und entsprechende Pflichten. Es geht um die Fragen von gut und böse und entsprechende Fähigkeiten. Nicht minder wichtig sind aber auch die Fragen: «Wer will ich sein?» «Wie will ich leben?» «Was ist eine gelungene, eine glückliche und geglückte Existenz?»

Jeder Mensch wird sich in seinem Leben diesen Fragen stellen müssen. Er kann sie verdrängen, wird sich aber spätestens am Ende seines Lebens damit auseinandersetzen müssen, was er aus den ihm gegebenen Möglichkeiten gemacht hat. Jeder Mensch hat die Wahl zwischen verschiedenen Lebenszielen und die Verantwortung für die Wahl, die er getroffen hat.

Die Ethik stellt eine Reihe von Verhaltensempfehlungen, Orientierungen und Pflichten vor, die handlungsleitend für Gemeinschaften wie den einzelnen, der ein guter Mensch werden will, sein können. Sittliche Lebenshaltungen, die aus freier Entscheidung durch permanente Übung erworben werden und das sittlich Gute anstreben, bezeichnet man als Tugenden. Tugenden sind vollkommen entwickelte Fähigkeiten auf geistigem oder seelischem Gebiet, die ermöglichen, Leistungen zu erbringen, die als wertvoll anerkannt werden. Grundlegend sind die von Platon beschriebenen Kardinaltugenden der Weisheit, Tapferkeit, Besonnenheit und Gerechtigkeit, die christlichen Tugenden Glaube, Hoffnung und Liebe sowie die in der christlich-mittelalterlichen Philosophie entwickelten mitmenschlichen Tugenden der Nächstenliebe, Hingabe, Wahrhaftigkeit und Treue.

Die älteste, mir bekannte Veröffentlichung über eine Lebenskunst stammt von Sun Tsu und befasst sich mit der «Kunst der Kriegsführung». Dieser chinesische General hat 400 v.Chr. gelebt und seine Berufs- und Lebenserfahrungen in einem Buch zusammengefasst, das seit dem vielen großen Feldherren als Orientierungshilfe gedient hat (1993).

Der römische Dichter Publius Ovidius Naso (Ovid), der von 43 vor bis etwa 17 n.Chr. gelebt hat, wurde durch die von ihm beschriebene «ars amandi» («Die Kunst, zu lieben») bekannt. Dabei handelt es sich um ein graziös-leichtfertiges, erotisches Liebesgedicht in Versform, das die Liebe als ein gesellschaftliches Phänomen der Weltstadt Rom beschreibt.

Im christlichen Mittelalter waren die Menschen besonders eindringlich mit der Allgegenwärtigkeit des Sterbenmüssens konfrontiert. Um bei dem Übergang ins Jenseits nichts falsch zu machen, d.h. sicher zu sein, dass der Eingang in die Ewigkeit gelingt, wurden von Priestern Verhaltensempfehlungen als «ars moriendi» («Die Kunst des Sterbens») beschrieben.

Im 16. Jahrhundert entwickelte sich eine reiche Kultur der Totentanzdarstellungen, die den Menschen an die Vergänglichkeit seines Lebens erinnern sollten. Zu jedem Beruf und Stand wurde in einem Bild dargestellt, wie der Tod den Menschen holt, wobei die Bilder mit charakteristischen Aussagen verbunden sind **(Abb. 14 und 15)**.

Im Kontext der Aufklärung und dem damit verbundenen Bedeutungsverlust der christlichen Religion wurde das Leben auf dieser Welt zunehmend wichtiger. In diesem Zusammenhang versteht sich das Buch des deutschen Arztes Christoph Wilhelm v. Hufeland (1762–1836), der 1796 ein für die Sozialmedizin und Sozialhygiene richtungsweisendes Buch unter dem Titel «Makrobiotik oder die Kunst, das menschliche Leben zu verlängern» veröffentlichte.

Nachdem die durchschnittliche Lebenserwartung in unseren Tagen einen unerwartet hohen Wert erlangt hat, hat sich A.E. Imhof (1988) in seinem Buch «Die Lebenszeit» mit dem aufgeschobenen Tod und der Kunst des Lebens befasst. Darin schreibt er über «Notwendigkeit, ein langes Leben früh zu planen» (S. 289 ff.), in der Konfrontation mit dem Faktum, dass die meisten von uns davon ausgehen können, ein hohes Lebensalter zu erreichen, in dem wir physisch und psychisch von der Hilfe anderer Menschen abhängig werden. «Das, was unserem letzten Lebensabschnitt Sinn und Erfüllung geben kann, muss von langer Hand vorbereitet werden; wir können es nicht wie die Tätigkeiten der Jungsenioren von einem Tag auf den anderen übernehmen. Wer zeit seines Lebens die Freizeit, die ihm neben der Berufsarbeit verblieb, mit den dürftigen Zerstreuungen der Massenmedien bestritten hat, steht im letzten Lebensabschnitt in einer entsetzlichen Leere. Die Menschen, die noch auf der Höhe des Lebens stehen, brauchen ebenfalls eine Belehrung fürs Altwerden, denn nicht allen gelingt es im Alter, durch das Nachdenken über sein Leben, durch Meditation und wertvolle Lektüre die so verbreitete Lethargie und die Depressionen des Altwerdens zu überwinden. Im letzten Lebensabschnitt zählt nicht mehr das Tun, sondern vielmehr das Sein» (S. 296).

Im Kontext der sich entwickelnden Geriatrieforschung hat H. Schaefer (1962) im Heidelberger Studio des Süddeutschen Rundfunks eine Sendereihe über «Die Kunst, alt zu werden» veranstaltet, die J. Schlemmer als Buch veröffentlicht hat.

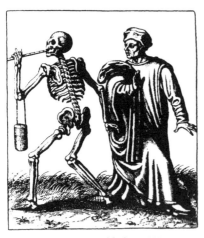

Abbildung 14: (H. Fröhlich, 1588)
Der Tod:
Arztet/wiewol man euch sollt ehren/
Will sich der Todt doch nicht dran kehren:
Ihr habt nie g'schreiben/g'sehen oder g'lesen/
daß jemandt vor dem Todt möcht g'nesen.
Der Doktor:
Von der Erd schuff Gott die Arztnei/
Die Kräuter kannt ich wol und frey:
Purgieren konndt ich geben gut
Der Tod den Harn mir brechen tuht.

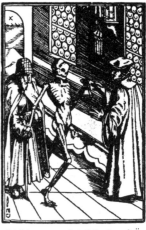

Abbildung 15: (M. Merian d.Ä., 1621)
Der Tod:
Herr Doktor b'schawt die Anatomey
an mir/ob sie recht g'machet sey:
Dann du hast manchem auch hing'richt/
Der eben gleich/wie ich jetzt sicht.
Der Doktor:
Ich hab mit meinem Wasser b'schwawen
Geholffen byde Mann und Frawen:
Wer b'schawt mir nun das Wasser myn/
Ich muß jetzt mit dem Tod dahin.

Auffallenderweise finden sich seit über 10 Jahren auf den deutschen Bestsellerlisten Bücher des Amerikaners Dale Carnegie (1991), die offenkundig in ihren Titeln den Zeitgeist bzw. die Befindlichkeit des modernen Menschen ansprechen. Da werden Ratschläge gegeben, wie man Freunde gewinnt oder sich über den Alltagsstress hinwegsetzt und sorglos leben kann («Sorge Dich nicht – lebe!»). In einer Zeit, in der die meisten Medien tagtäglich Katastrophenberichte verbreiten, in der Filme sich gut verkaufen, die Gewalttätigkeit in jeglicher Form ausgiebig darstellen, in der Horrormeldungen die höchsten Einschaltquoten und Verkaufserfolge haben, scheint die Sehnsucht nach Orientierungen zu wachsen. In den Buchläden füllen sich die Regale mit wohlmeinenden Lebenshilfen aller Art. Der Erfolg dieser Bücher spiegelt die wachsende Ratlosigkeit darüber, was in den verschiedensten Situationen des Alltags und des Lebens zu tun sei, in der die Sicherheit tradierter Rituale und Riten immer mehr verlorengegangen ist.

W. Schmid (1991) stellt in seinem Buch «Auf der Suche nach einer neuen Lebenskunst» fest, dass «die populäre Lebenskunstliteratur nicht den Anspruch einer Philosophie der Lebenskunst erheben (kann, JvT). Sie ist nicht Theorie und kritische Begründung von Lebenskunst, nicht Reflexion von Lebensführung in diesem Sinn. Die Autoren kommen zumeist aus Psychologie und Psychoanalyse; was sie versprechen, ist die leichte Existenz, die Entdeckung des wahren Selbst. Die reibungslose Gesellschaft oder auch die Selbstbehauptung des Individuums ist der angestrebte Idealzustand, dem normative Funktion zukommt und dem die Subjekte anzugleichen sind» (S. 20). Und er fährt fort: «Die Verbreitung der Lebenskunstliteratur wird gefördert durch die Ignoranz der Philosophie, die die Fragen der Lebenskunst brachliegen lässt». So bezieht er sich auf die Ethik bei Michel Foucault und versucht eine Neubegründung der Ethik als Lebenskunst. Er stellt fest: «Die Lebenskunst ist das Können der Lebensführung und besteht aus einer Reihe von Praktiken, Techniken, Technologien, deren sich die Stilistik der Existenz bedienen kann und deren Gegenstandsbereich das Leben des Individuums ist... Die beiden wesentlichen Praktiken sind die Askese (Technik der Einübung von Lebenskunst) und die Stilistik (Technik der Ausübung von Lebenskunst), beide verbunden mit einer bestimmten Beziehung zur Wahrheit... Die Ausbreitung von Lebensformen ist die Aufgabe der Askese, um den Übergang von der passiven normierten zur aktiven ethischen Form der Selbstkonstituierung zu vollziehen» (S. 382). Und weiter: «Für die Lebenskunst geht es wie für die Kunst um den kreativen Umgang mit dem Multiplen, den Akt der Wahl inmitten der Systeme, der Komplexität, die Gestaltung des Individuellen im Mannigfaltigen, die Vielfalt der Perspektive, die Eröffnung anderer Sichtweisen; es geht jedoch auch um die Konzentration auf einen bestimmten Aspekt, auf den Akt der Ausführung, es geht um die asketische Arbeit an einer Vervollkommnung oder aber um die Arbeit

mit der Kontingenz, den Mut zur Offenheit und Unabgeschlossenheit einer Arbeit... Die Ästhetik der Existenz ist eine artistische Seinsweise. Sie verwirklicht sich in den Künsten der Existenz, in denen der Mensch, das Subjekt, zum Künstler seiner Selbst wird» (S. 385).
Über die Kunst zu leben ist viel geschrieben worden (s. u. a. E. Fromm 1956); gerade in unserer Zeit häufen sich Buchpublikationen, deren Titel beginnt mit «Die Kunst...». Trotzdem verhalten die meisten Menschen sich so, als ob sie wenig davon verstünden. Die Fähigkeit, eine Kunst ausüben zu können, muss mit Mühe erworben und immer wieder vervollkommnet werden. Die Metapher von der Muse, die dem Künstler Ideen eingibt, die dieser nur umzusetzen braucht, täuscht. Sicherlich braucht jeder Mensch die Zuwendung um sich schwierigen Aufgaben im Leben stellen zu können. Aber all das ist nur Beiwerk, das nicht darüber hinwegtäuschen sollte, dass Kunst im Kern Arbeit bedeutet; je leichter eine Kunst zu gelingen scheint, desto mehr Arbeit war dafür notwendig, um diese zauberhafte Leichtigkeit gewinnen zu können, die wir Menschen so gerne bewundern.

In der bildenden Kunst werden die drei theologischen und die vier Kardinaltugenden durch Symbole dargestellt: Glaube mit Taufbecken, Kreuz und Kelch, Hoffnung mit Olivenzweig und Anker, Liebe mit Speise, Trank, Kindern und flammenden Herzen, Weisheit mit Buch, Schlange, Spiegel, Tapferkeit mit Waffen, Besonnenheit mit Fackeln und Krug bzw. zwei Krügen, Gerechtigkeit mit Waage und Schwert.

Die klassischen Tugendlehren haben in der aufgeklärten, säkularisierten, postindustriellen Gesellschaft an Bedeutung verloren. An ihre Stelle getreten sind Ratgeber zur Selbstverwirklichung, Ratschläge für erfolgreiches Management oder Glaubenslehren der Esoterik.

Interessant ist, dass Haltungen und Lebenseinstellungen, die in den klassischen Tugendlehren herausgearbeitet wurden, sich wiederfinden in empirischen Untersuchungsergebnissen über Menschen, denen es gelingt, erfolgreich mit Problemen und Schwierigkeiten fertig zu werden (V. Frankl 1991, B. Siegel 1988, O. Simonton 1997), trotz vielfältiger Belastungen gesund zu bleiben (R. Skynner u. J. Cleese 1993) und in Zufriedenheit ein hohes Lebensalter zu erreichen (H. Franke, 1985). Das Praktizieren und die Übung von Tugenden scheinen somit nicht nur für das Gelingen gemeinschaftlicher Werke, sondern auch für das Gelingen des einzelnen Lebens hilfreich und förderlich zu sein:

- der Glaube an das Gute im Menschen und daran, dass das Leben einen Sinn hat;
- die Liebe zur eigenen Existenz und zu anderen Lebewesen;
- die Hoffnung auf Erlösung aus Leiden, die Orientierung am Positiven;
- die Demut und Achtung gegenüber dem Leben und dem Tod;

- die Geduld, zu akzeptieren, dass alles seine Zeit braucht;
- die Disziplin, zu tun, was zu tun ist unter Hintanstellung situativer Triebbedürfnisse;
- die Begeisterungsfähigkeit und Neugier, das Interesse am Leben und die Bereitschaft, zu lernen;
- der Mut, das Leben zu wagen trotz aller Unsicherheiten und Gefahren;
- die Kreativität in der Auseinandersetzung mit der Komplexität der Welt und der Suche nach Problemlösungen.

Erfolgreiche Menschen, d.h. Menschen, denen es gelingt, ihre Ziele zu erreichen und rückblickend ihr Leben als gelungen bewerten zu können, haben einiges gemeinsam: Eigensinn, Selbstverantwortlichkeit und Streben nach Selbstverwirklichung.

Hermann Hesse schrieb: «Eine Tugend gibt es, die liebe ich sehr, eine einzige. Sie heißt Eigensinn... Tugend ist: Gehorsam. Die Frage ist nur, wem man gehorche. Nämlich auch der Eigensinn ist Gehorsam. Aber alle anderen, die so sehr beliebten und gelobten Tugenden, sind gehorsam gegen Gesetze, welche von Menschen gegeben sind. Einzig der Eigensinn ist es, der nach diesen Gesetzen nicht fragt. Wer eigensinnig ist, gehorcht einem anderen Gesetz, seinem einzigen, unbedingt heiligen, dem Gesetz in sich selbst, dem ‹Sinn› des ‹eigenen›» (1972). Daraus ergibt sich logisch die alleinige Verantwortung für das eigene Handeln, die Selbstverantwortlichkeit.

A. A. Maslow (1981) hat sich mit den Grundbedürfnissen von Menschen befasst und dabei an die Spitze seiner Bedürfnishierarchie das Bedürfnis nach Selbstverwirklichung gestellt. Sich selbst verwirklichen heißt, dem eigenen Leben dadurch einen Sinn zu geben, dass man alles in den eigenen Kräften Stehende versucht, die selbstgesetzten Ziele zu erreichen. Die Voraussetzung dazu ist, sich selbst anzunehmen und aufbauend auf den vorgegebenen Gaben und Lebensbedingungen das Bestmögliche zu gestalten. Selbstverwirklichung ist ein lebenslanger Prozess. Nur wenigen gelingt es, einen Zustand zu erreichen, der in Asien als der der Erleuchtung bezeichnet wird. Ein Zustand, in dem die dem einzelnen Leben vorgegebenen Lektionen gelernt (Lektionen i.S. von E. Kübler-Ross) und Aufgaben gelöst wurden. Damit ein Leben gelingen kann, bedarf das egoistische Streben nach Selbstverwirklichung einer dialektischen Gegenkraft: der selbstlosen Liebe, dem Mitgefühl für anderes Leben, der spontanen Hilfsbereitschaft. Die notwendige Verbindung von Eigennutz und Gemeinnutz, von Selbstliebe und Nächstenliebe zieht sich durch alle Religionen und Philosophien. In der altägyptischen Weisheitslehre findet sich die goldene Regel: «Tu niemandem etwas Böses an, um nicht heraufzubeschwören, dass ein anderer es Dir antue.» Christus fordert dazu auf, den Nächsten zu lieben wie sich selbst. Der englische Arzt Th. Sydenham stellte fest: «Niemand ist anders von mir behandelt worden, als ich behandelt sein möchte, wenn ich dieselbe Krankheit bekäme.» Und Adolph Frhr. v. Knigge empfiehlt: «Interessiere Dich für andere, wenn Du willst, dass andere sich für Dich interessieren sollen!» Dieser utilitaristischen Betrachtung von Geben und Nehmen lässt sich die Haltung einer bedingungslosen Liebe gegenüberstellen, die dem anderen Gutes tut, ohne an den eigenen Nutzen zu denken. Nächstenliebe aus Eigensinn im Sinne von H. Hesse oder Nächstenliebe im Glauben an die Gerechtigkeit Gottes: «Ich aber sage Euch: Liebet Eure Feinde, bittet für die, die sie Euch verfolgen, auf dass Ihr Kinder seid Eures Vaters im Himmel» (Matthäus-Evangelium 5: 21–26). Der frühere Bundeskanzler Helmut Schmidt hat als Mitglied einer internationalen Arbeitsgruppe führender Staatsmänner korrespondierend zu den Menschenrechten der UN eine Charta der Menschenpflichten veröffentlicht, in der ebenfalls die Grundforderung an jeden Menschen gestellt wird: «Was Du nicht willst, das man Dir tu, das füg' auch keinem andern zu.».

Fragen wir uns nach dem Gelingen eines Lebens im Allgemeinen und des Berufslebens im Besonderen, dann müssen wir feststellen, dass eine Bewertung immer nur bezogen auf Ziele und das darauf ausgerichtete menschliche Handeln vorgenommen werden kann.

Das Gelingen insgesamt oder der Grad des Gelingens kann beurteilt werden von dem jeweilgen Menschen selber (bezogen auf seine persön-

Tabelle 11: Aus der «Allgemeinen Erklärung der Menschenpflichten» (S. 27).

Fundamentale Prinzipien für Humanität
Art. 1: Jede Person, gleich welchen Geschlechtes, welcher ethnischen Herkunft, welchen sozialen Status, welcher politischen Überzeugung, welcher Sprache, welchen Alters, welcher Nationalität oder Religion, hat die Pflicht, alle Menschen menschlich zu behandeln.
Art. 2: Keine Person soll unmenschliches Verhalten, welcher Art auch immer, unterstützen, vielmehr haben alle Menschen die Pflicht, sich für die Würde und die Selbstachtung aller anderen Menschen einzusetzen.
Art. 3: Keine Person, keine Gruppe oder Organisation, kein Staat, keine Armee oder Polizei steht jenseits von Gut und Böse; sie alle unterstehen moralischen Maßstäben. Jeder Mensch hat die Pflicht, unter allen Umständen Gutes zu fördern und Böses zu meiden.
Art. 4: Alle Menschen, begabt, mit Vernunft und Gewissen, müssen im Geist der Solidarität Verantwortung übernehmen gegenüber jedem und allen, Familien und Gemeinschaften, Rassen, Nationen und Religionen: «Was Du nicht willst, das man Dir tut, das füg' auch keinem andern zu.»

lichen Ziele) oder von anderen Menschen, die ein Leben bewerten (bezogen auf ihre Ziele oder allgemeine Normen und Werte). Diese Ziele, Bewertungskategorien und Maßstäbe können unterschiedlich sein, sich überschneiden oder sogar deckungsgleich werden.

Jeder Mensch hat die Chance, sein Leben gelingen zu lassen, wenn er seine Lebensziele unter den ihm gegebenen Möglichkeiten nutzt. Nicht nur der Wert der selbstgestellten oder vorgegebenen Ziele und der Grad der Zielerreichung zählen, sondern vor allem das diesbezügliche Bemühen.

Der Wert von Lebenszielen ergibt sich aus der Schwierigkeit, mit der sie erreichbar sind. So relativiert sich der Wert von Zielen oft, wenn sie erreicht sind. Das was erstrebenswert schien, wird oft bedeutungslos, wenn man es hat. Das gilt vor allem für materiellen Besitz.

Entscheidend ist die Qualität der Ziele, wobei man zwischen formalen und inhaltlichen Zielen, zwischen kurz-, mittel- und langfristigen Zielen unterscheiden kann.

Formale Ziele einer ärztlichen Berufskarriere sind: Studienplatz, Bestehen von Prüfungen, Scheine, Staatsexamen, Approbation, Promotion, Facharztanerkennung, Praxisgründung, Abzahlung der Schulden, Alterssicherung etc. Inhaltliche Ziele der Ausbildung sind dagegen der Erwerb von Kompetenzen zur Diagnose und Therapie von Krankheiten bzw. zum Verstehen und Behandeln von kranken Menschen. Inhaltliche Ziele der Berufspraxis sind Erfolge in der Behandlung von kranken Menschen, dem Aufbau von effektiven und effizienten Organisationen der medizinischen Versorgung oder eigene Beiträge zum wissenschaftlichen Erkenntnisfortschritt. Formale Ziele gehören zu denjenigen, deren Wert sich relativiert, wenn man sie erreicht. So habe ich meinem Bruder in meiner Gratulationsrede anlässlich seiner Promotionsfeier meinen Glückwunsch darüber ausgesprochen, dass er nunmehr zum Kreis derjenigen gehört, die großzügig darauf verzichten können, mit Herr Doktor angeredet zu werden.

Die Kunst, ein Leben gelingen zu lassen, setzt Handeln voraus, bezogen auf Ziele, die es wert sind, Probleme und Leiden des Alltags zu ertragen. Für einen Medizinstudenten bedeutet das, sich klar darüber zu werden, warum er oder sie Arzt oder Ärztin werden will. Klarheit heißt dabei, sich mit den Motiven, die auf eine derartige Frage angegeben werden, auseinandergesetzt zu haben. Was bedeutet das Motiv «Helfenwollen» für mich? Warum will ich anderen Menschen helfen? Aus der christlichen Verpflichtung zur Nächstenliebe? In der Nachfolge Christi, oder um beim Jüngsten Gericht zu denen zu gehören, die ins Paradies dürfen? Will ich helfen, weil ich mich damit selber stark fühlen kann? Weil ich mit dem Helfenkönnen meine eigenen Versagensängste kompensieren kann? Weil ich mit dem Helfen Macht über andere Menschen ausüben kann?

Jeder sich seiner Verantwortung bewusste Mensch verfolgt egoistische und altruistische Ziele, d.h., er will sich selbst und anderen Gutes tun. Dabei können sich beide Zielkategorien überschneiden oder sogar identisch werden, wie z.b. bei Maria Theresa in Kalkutta, die ihr Leben ganz nach ihrem Glauben ausgerichtet hat.

A. Schweitzer schrieb: «Und treu im Beruf sein will nicht heißen, äußerlich treu sein in der Verrichtung der Pflichten, sondern treu in allem, was wir auf Erden ausrichten können, treu in jenem höheren Sinne, daß wir wissen, über all unser Vermögen und Können sind wir selber nicht Herr, sondern es ist, wie unsere Gaben und unsere Gesundheit, ein Pfand, das uns gegeben ist, und damit wir hausen als solche, die wissen, es gehört nicht ihnen, sondern die Rechenschaft darüber ablegen müssen in ihrem Leben, was sie damit getan haben, daß wir unser Dasein führen, nicht als solche, die sagen: Das gehört nur uns, davon nehmen wir soviel, wie wir brauchen zu unserem Glück, zu dem, was uns frommt, sondern als solche, die da wissen und in dieser Erkenntnis immer reifer werden, daß das Kostbarste im Leben das ist, das wir nicht für uns selber leben, sondern für das, was geschehen muß für die Menschen und für die Wahrheit und für das Gute.» (Zit. n. U. Wickert, 1995, S. 556)

Wir sollten uns darum bemühen, ein Gleichgewicht anzustreben, d.h. darauf zu achten, dass wir gleichermaßen uns selbst wie anderen Menschen Gutes tun.

Eine sog. Salutogeneseforschung versucht seit einigen Jahren herauszuarbeiten, wodurch sich Menschen charakterisieren, die gesund bleiben, wenn andere krank werden (A. Antonovsky, 1997; F. Lamprecht, R. Johnen, 1997; J. Bengel, et al. 1998), und denen es gelingt, Schicksalsschläge, Krankheiten und Behinderungen insoweit erfolgreich zu bewältigen, dass sie die damit verbundenen Lebenserfahrungen für die eigene Entwicklung nutzen können.

Grundsätzlich können wir davon ausgehen, dass es nicht nur eine Gesundheit gibt, der ca. 30 000 Krankheiten (G. Gross, 1976) gegenüberstehen, sondern vielmehr unterschiedliche Gesundheiten. Schon Paracelsus sprach von einer «vieltausendfältigen Gesundheit», und A. Schopenhauer (1999) formuliert in seinen Aussagen über die «Kunst, glücklich zu sein»: «Es gibt so viele Gesundheiten auf dieser Welt, wie es Schönheiten gibt. Und wie jeder seine Art hat, schön zu sein, ist auch jeder gesund auf seine eigene Art und Weise. Jeder hat seine eigene Art, gesund zu sein, zu bleiben und auch wieder gesund zu werden» (S. 53). Gesundheit bedeutet für ein Kleinkind etwas anderes als für einen Jugendlichen, einen Erwachsenen oder einen älteren Menschen. Die Gesundheit einer Frau ist etwas anderes als die Gesundheit eines Mannes.

Ganz im Sinne des Zeitalters der Aufklärung veröffentlichte Christoph Wilhelm Hufeland 1796 sein richtungsweisendes Buch zur Makrobiotik, zur «Kunst, das menschliche Leben zu verlängern». Aufbauend auf den

Erkenntnissen der alten Medizin über die «sex res non naturalis» (d.h. den nicht zur Natur, sondern zur Kultur gehörigen Lebensumständen) und den Erfahrungsgrundsätzen einer gesunden Lebensordnung und Leibespflege, wie sie seit dem Mittelalter immer wieder formuliert wurde, suchte Hufeland nach einer umfassenden «Lebenskraft», deren Entwicklung und Förderung den Menschen helfen kann, ein hohes Lebensalter in Gesundheit zu erlangen.

Etwa um die gleiche Zeit befasste sich Arthur Schopenhauer mit der Eudämonik, der Kunst, glücklich zu leben. Zwischen 1822 und 1860 formulierte er 50 Lebensregeln, «die dazu dienen, das eigene Leben allem Widrigem zum Trotz glücklich führen zu können». Dabei stellt er fest: «Ein Mensch muss auch wissen, was er will und wissen, was er kann: erst so wird er Charakter zeigen und erst dann kann er Rechtes vollbringen» (S. 31). Er ist der Meinung, dass Charakter erworben werden muss durch Kenntnis der eigenen Individualität, bzw. dem Gesamt der Stärken und Schwächen: «Kenntnis der eigenen Gesinnung und seiner Fähigkeiten jeder Art ... ist in dieser Hinsicht der sicherste Weg, um zur möglichsten Zufriedenheit mit sich selbst zu gelangen» (S. 35). Und er fügt hinzu, dass «nichts wirksamer zu unserer Beruhigung ist, als das Betrachten des Geschehenen aus dem Gesichtspunkt der Notwendigkeit» (S. 35). Er kommt zu dem Ergebnis: «Haben wir wie unsere guten Eigenschaften und Stärken, so unsere Fehler und Schwächen ein für allemal deutlich erkannt, demgemäss uns unser Ziel gesteckt und über das Unerreichbare uns zufrieden gegeben, so entgehen wir dadurch am sichersten, soweit es unsere Individualität zulässt, dem bittersten aller Leiden, der Unzufriedenheit mit uns selbst» (S. 36).

Dem Misanthropen Schopenhauer, wie er sich selbst bezeichnete (zit. n. Weischedel, 1998), möchte ich den bekennenden Philanthropen Albert Schweitzer gegenüberstellen, der seine Lebenserfahrungen einmal in einem Bekenntnis zusammengefasst hat, das auf unserer Suche nach der Kunst, gesund zu leben, richtungsweisend sein kann.

«Ich will unter keinen Umständen ein Allerweltsmensch sein. Ich habe ein Recht darauf, aus dem Rahmen zu fallen – wenn ich es kann. Ich wünsche mir Chancen, nicht Sicherheiten. Ich will kein ausgehaltener Bürger sein, gedemütigt und abgestumpft, weil der Staat für mich sorgt. Ich will dem Risiko begegnen, mich nach etwas sehnen und es verwirklichen, Schiffbruch erleiden und Erfolg haben ... Ich habe gelernt, selbst für mich zu denken und zu handeln, der Welt grade ins Gesicht zu sehen und zu bekennen, dies ist mein Werk. Das alles ist gemeint, wenn ich sage: Ich bin ein freier Mensch» (A. Schweitzer, 1952).

Derartige Vorstellungen wurden von neueren Forschungsarbeiten aufgegriffen, die sich mit der Untersuchung von Persönlichkeitsmerkmalen, Einstellungen und Haltungen von Menschen befassen, denen es gelingt, ihrem Leben eine besondere Gestalt zu geben, die ihnen vorgegebenen

Chancen zu nutzen und Schicksalsschläge erfolgreich zu bewältigen. Insbesondere Gesundheitspsychologen haben hierzu ein breites Forschungsmaterial erarbeitet. An dieser Stelle soll vor allem das von R. Skynner und J. Cleese (1993) veröffentliche Buch «Life and how to survive it» hervorgehoben werden.

Die vielfältigen Ergebnisse von Forschungsarbeiten, die sich mit außergewöhnlich gesunden Menschen (exceptional healthy people) und Menschen beschäftigen, denen es gelingt, besonders erfolgreich Konflikte, Schicksalsschläge und Krankheiten zu bewältigen (extraordinary patients), habe ich versucht, in zehn Geboten einer Kunst, gesund zu leben, zusammenzufassen **(Tab. 12)**.

Der ärztliche Beruf gehört zu denen, die gefährdet sind, sich selbst in der Hilfe für andere zu verausgaben, letztlich «auszubrennen» (Burn-out-Syndrom) und zu scheitern (vorzeitiger Tod). Der von John Berger (1998) beschriebene Dr. Sassall ist ein Beispiel für einen Arzt, der bedingungslos bereit ist, seinen Patienten Gutes zu tun und es dabei versäumt, das Mögliche zu tun, sich selbst stark zu machen. Deshalb ist es vor allem für Ärzte wichtig, auf ihr inneres Gleichgewicht zu achten, wahrzunehmen,

Tabelle 12: Zehn Empfehlungen zur Kunst, gesund zu leben.

1. Gib Deinem Leben einen Sinn, denn erst dadurch wirst Du Deinem Menschsein gerecht.
2. Übernimm Verantwortung für die Nutzung der Dir gegebenen Lebenszeit.
3. Hilf Deinen Mitmenschen, ohne Bedingungen zu stellen, denn Menschen brauchen die wechselseitige Unterstützung.
4. Achte und pflege Deinen Körper, denn er ist die materielle Voraussetzung für Dein Leben.
5. Nutze Schwierigkeiten, Probleme und Konflikte, mit denen Du konfrontiert wirst, als Herausforderungen für neue Erfahrungen.
6. Lerne das, was Dir Deine Vorfahren mitgegeben haben, zu akzeptieren und zu nutzen.
7. Bemühe Dich darum, das kulturelle Erbe, die Erkenntnisse und Einsichten anderer Menschen für die eigene Lebensgestaltung zu nutzen.
8. Vertraue in die Kraft des Lebens.
9. Achte, schütze und erhalte die Natur in ihrer Artenvielfalt, denn auch Du bist ein Teil der Natur.
10. Nutze die Macht des Humors und des Lachens als Mittel zur Distanzierung und Relativierung der Bedrohungen des Lebens.

wenn sie sich überfordern und sich selbst rechtzeitig etwas Gutes zu tun, damit sie ihr Gleichgewicht zurückgewinnen. Was einem in Belastungssituationen gut tut, das muss man selbst herausfinden. Für den einen ist es die Arbeit im Garten, ein Waldlauf oder eine Wanderung, für den anderen ist es Musik hören oder ein Buch lesen, für Dritte schließlich das gesellige Zusammensein mit anderen Menschen.

Ärztliche Vorbilder können als Verhaltensmodelle dienen, von denen man Orientierungshilfen für die Gestaltung des eigenen Lebens gewinnen kann. Wichtig ist es, immer wieder in jeder Lebensphase die eigenen Lebensziele zu überdenken, zu überprüfen, wo man steht, was man erreicht hat und was man noch erreichen will. Das ist notwendig, um zu vermeiden, dass das Leben einem wie Sand durch die Finger rinnt, um dann plötzlich überrascht festzustellen: «Soviel Zeit ist schon vergangen! So alt bin ich schon geworden. Was habe ich mit meiner Zeit angefangen?»

Ein Leben in unserer Zeit und Gesellschaft bietet viele Chancen. Das Hauptproblem besteht darin, sich zu entscheiden. Viele Menschen vergeuden ihre Lebenszeit, weil sie sich nicht entscheiden können oder wollen. Sie halten sich ihre Optionen so lange offen, bis sie feststellen müssen, dass die Chancen vertan sind und keine Wahl mehr geblieben ist. Ein Medizinstudium und das Berufsleben von Ärzten bieten viele Möglichkeiten zur sinnvollen Gestaltung eines Lebens mit der Chance, später rückblickend das eigene Leben als gelungen bewerten zu können. Es liegt an jedem selber, inwieweit er seine Chancen nutzt.

Hermann Hesse (1974) lässt in seinem Buch über den Boddhisvarta den Siddhartha mehrfach feststellen:

«Jeder kann zaubern, der denken kann, der fasten kann, der warten kann.»

Damit fasst er seine Einsichten in die Kunst des Lebens zusammen. Mit dem Begriff des Zauberns meint er, die Schwierigkeiten des Lebens zu meistern. Mit den Begriffen Denken, Warten und Fasten benennt er die grundlegenden Fähigkeiten:

- das Wahrgenommene zu verstehen

- Triebe und Bedürfnisse zu überwinden

- geduldig zu sein in der Gewissheit positiver Erwartungen.

Der Psychoanalytiker und Autor des Buches «Die Kunst, zu lieben», Erich Fromm (1956), hat seine Lebenserfahrungen dahingehend zusammengefasst, dass Konzentration, Disziplin und Geduld die Voraussetzungen dafür seien, ein Leben gelingen zu lassen.

Bei näherer Betrachtung ist die Übereinstimmung der Erkenntnisse groß. Denken können heißt, sich konzentrieren können, fasten können heißt Disziplin haben und warten können heißt, geduldig sein.

Jeder kann zaubern, jeder kann seine Lebenschancen nutzen, wenn es ihm gelingt, die richtige Einstellung zu seinem Leben zu gewinnen.

Nach Tatarkiewicz (1984) kann man vier Formen des Glücks voneinander unterscheiden:

Was ist Glück?

1. Glück ist ein Geschenk der Götter, immer gefährdet und bedroht vom Neid (F. Schiller: Der Ring des Polykrates: «Er stand auf seines Daches Zinnen und blickte mit vergnügten Sinnen auf das beherrschte Samos hin. ‹Dies alles ist mir untertänig›, begann er zu Ägyptens König: ‹Gestehe, daß ich glücklich bin›.» Der so Angesprochene bestätigt Polykrates, daß er die Gunst der Götter erfahren hat, doch mahnt er ihn, den Neid zu fürchten).

2. Glück ist das Ergebnis, die Bilanz einer Lebensleistung, das Gelingen eines Lebenswerkes (dies ist die Position des aufgeklärten Menschen, der den Anspruch hat, sein Schicksal selbst in die Hand zu nehmen, sich selbstverwirklichen zu können).

3. Glück ist ein flüchtiges Gefühl von Vollkommenheit; früher oft als Glückseligkeit, beatitudo, bezeichnet (P. Handke: «Versuch über einen geglückten Tag» oder J.W. v. Goethe, der bekannte, in seinem 75jährigen Leben zusammengenommen nur vier Wochen glücklich gewesen zu sein). Kurzke, H. (1999)

4. Glück ist eine positive Einstellung zum Leben, Zufriedenheit mit dem Lebendigsein (Felicitas), eine Haltung, die für diejenigen charakteristisch ist, denen es gelingt, ihre Lebensaufgaben zu meistern (der «Hans im Glück» der Märchen).

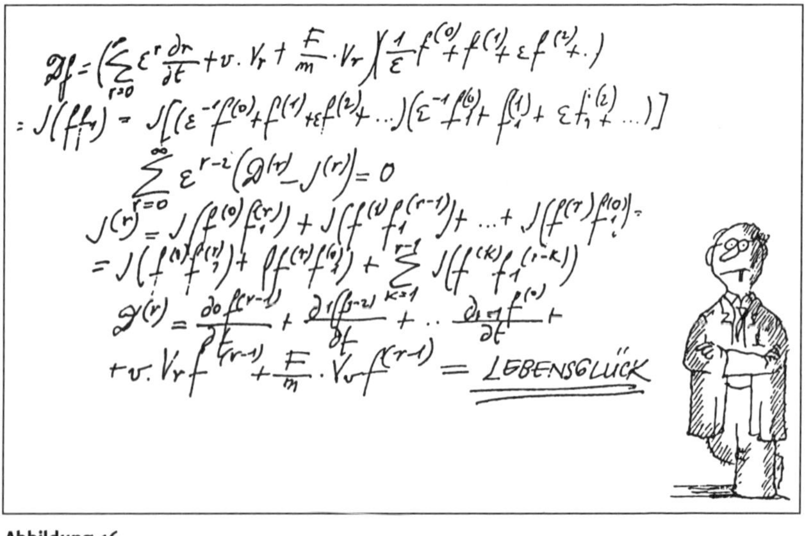

Abbildung 16

10. Lernen von Vorbildern

Menschliches Handeln ist nach der Definition von Max Weber (1982) zielorientiertes Handeln, das «seinem von dem oder den Handelnden gemeinten Sinn nach auf das Verhalten anderer bezogen wird und daran in seinem Ablauf orientiert ist». Werte und Normen beeinflussen dabei den Handelnden, seine Bedürfnisse, Interessen, Motivationen, Situationsbedeutungen und Ziele. Werte und Normen sind Maßstäbe, die auf das Handeln orientierend, ordnend und lenkend einwirken und Menschen fähig und bereit machen, als soziale Wesen, in Rücksicht auf andere Mitglieder der Gesellschaft, zu handeln und Entscheidungen zu treffen (D. Grieswelle; K. Weigelt, 1985). Normen liegen zumeist Werte zu Grunde. Während Werte unspezifisch, vage und recht allgemein formuliert sind und dem Verhalten eher eine ungefähre Richtung weisen, als dass sie konkrete Vorschriften enthielten, beziehen sich Normen auf bestimmte, konkrete und spezifische Handlungsabläufe.

Der Begriff der Tugend steht in engem Zusammenhang mit dem Wertebegriff und bezeichnet einen Habitus, eine Verhaltensdisposition, die durch Sozialisation und Erziehung vermittelt wird. Auch bei Leitbildern handelt es sich um Werte, d.h. um Vorstellungen über die Wichtigkeit von Handlungsformen, Mitteln und Zielen. Mit Leitfiguren bezeichnet man Personen die Leitideen verkörpern.

Orientierungen im Leben werden weniger durch die kognitive Vermittlung von Wissen, als durch die Praxis vorgelebten Lebens, durch Vorbilder ermöglicht. Karl Jaspers drückte es einmal so aus: «Ich misstraue rein logischen Erörterungen. Es kommt mir vor, als wenn mir jemand am Ufer Vorträge über das richtige Schwimmen hält, und ich möchte doch lieber ihn schwimmen sehen – und dann auch über die Methode hören und nachdenken.» (Zit. n. H. Sahner, 1996)

A. Bandura (1977) hat in seiner Social Learning Theory das Lernen am Modell als ein wesentliches Element erfolgreicher Lernprozesse beschrieben. In der primären Sozialisation lernen Kindern an den Vorbildern anderer Menschen, die sie in ihrem Verhalten zu imitieren versuchen. Das Nachmachen, das Nachspielen von sozialen Situationen im Rollenspiel hat eine wichtige Funktion bei der Verinnerlichung von Normen und Werten einer Gemeinschaft, Gesellschaft und Kultur. Ein Großteil des Modelllernens läuft unbewusst ab, indem Verhaltensmuster sozialer Positionen nachgespielt und übernommen werden. So lernen Kinder von Geschwistern, Spielkameraden und Mitschülern. Daneben gibt es die Bewunderung von Personen, die besonders erfolgreich oder besonders beliebt sind und die man in ihrer Selbstdarstellung und ihren Verhaltensweisen zu imitieren versucht.

Leitbilder entwickeln sich in Gemeinschaften, sozialen Gruppen und Gesellschaften. Persönlichkeiten können zu Vorbildern werden indem sie den geltenden Leitbildern in hohem Maße entsprechen und deshalb allgemeine Anerkennung und Wertschätzung genießen. Leit- und Vorbilder können in Erziehungsprozessen von Autoritäten vorgegeben oder selbst gewählt werden. In jedem Fall können sie dem Einzelnen helfen, Richtung und Inhalte für die eigene Entwicklung zu finden.

Während in früheren Gesellschaften das Lernen an Vorbildern als selbstverständlich angesehen wurde und keiner Probleme damit hatte, seine Vorbilder zu benennen, ist in unserer aufgeklärten Individualgesellschaft die Bereitschaft, Vorbilder anzuerkennen und sich nach ihrem Modell zu richten, geringer geworden. Befragungen bei Jugendlichen führen dann dazu, dass entweder keine Vorbilder genannt werden oder die angeführten Vorbilder sich auf die Merkmale Erfolg, Reichtum und hohes Ansehen reduzieren, ohne dass die Befragten Aussagen darüber machen können, durch welche Eigenschaften und Verhaltensweisen die genannten Personen zu ihren vorbildlichen Erfolgen gekommen sind.

Eine STERN-Jugend-Studie (1992) berichtet über die Ergebnisse einer Repräsentativbefragung von 1504 Jugendlichen im Alter zwischen 16 und 21 Jahren, die nach ihren Vorbildern befragt wurden. Die genannten Namen und deren Rangreihe bieten ein absurdes Bild und könnten als Anlass zu depressiver Kulturkritik genommen werden: Eddie Murphy vor Jesus, John Lennon und Marius M. Westernhagen vor Pablo Picasso, Tom Cruise, Arnold Schwarzenegger, Claudia Schiffer, Donald Duck vor Rita Süßmuth und Helmut Kohl, Boris Becker vor Karl Marx und wenn auch an letzter Stelle, so doch immer noch im Bewusstsein einer Teilgruppe deutscher Jugendlicher Adolf Hitler. Es ist davon auszugehen, dass derartige Rangreihen relativ beliebig von aktuellen Modetrends und Berichterstattungen in den öffentlichen Medien abhängig und von den Befragten mit wenig Inhalt verbunden sind. Mit einigem guten Willen kann man die ersten drei der Hitliste, Albert Einstein, Michael Gorbatschow und Mutter Theresa, durchaus positiv bewerten, repräsentieren sie doch den aufgeklärten Naturwissenschaftler, den couragierten Gesundheitspolitiker und die selbstlos sich um die Hilfe der Ärmsten der Armen engagierende Frau. Auffallend ist, dass in der Liste kein Arzt auftaucht, obwohl doch in der Repräsentativbefragungen zu Ansehen und Wertschätzung der verschiedenen Berufe der Arzt seit dem Zweiten Weltkrieg trotz aller Kritik in den öffentlichen Medien unangefochten an erster Stelle steht.

Der Arzt als soziale Institution hat ein hohes Ansehen. Ärzte als Berufsgruppe in unserer Gesellschaft oder einzelne Arztpersönlichkeiten als potentielle Vorbilder genießen demgegenüber eine sehr viel geringere gesellschaftliche Beachtung.

Die Entscheidung für persönliche Vorbilder, mit deren Lebenslauf, Lebenserfahrungen und Lebensweisen man sich beschäftigt, kann einem helfen zu erkennen, dass diese Menschen nicht nur Erfolge, sondern auch Misserfolge haben, man kann lernen, wie sie die Probleme und Schwierigkeiten ihres Lebens bewältigt haben und sich damit Mut machen, in dem Bemühen der eigenen erfolgsorientierten Lebensgestaltung.

Selbstverwirklichung setzt nicht nur voraus, sich selbst zu erforschen und kennen zu lernen, sondern auch sich selbst mit anderen Menschen zu vergleichen, die eigenen Stärken und Schwächen wahrzunehmen und sich darüber klar zu werden, wie und auf welche Weise man diese positiv entwickeln und den eigenen Ansprüchen entsprechend verbessern kann.

Derjenige, der ein Medizinstudium beginnt, muss erst einmal in die Rolle des Studenten an einer Medizinischen Fakultät hineinwachsen. Er muss lernen, was man von einem Studenten erwartet, wie man sich als Student zu verhalten hat und welche Verhaltensweisen die Chancen eines erfolgreichen Studiums erhöhen. Ein Medizinstudium ist nicht Selbstzweck, sondern soll nach den Vorgaben einer gesetzlichen Ausbildungsordnung und entsprechender Gegenstandskataloge zur Ausübung des Berufes Arzt qualifizieren. In diesem Zusammenhang ist es notwendig, dass sich angehende Ärzte ein Bild machen von dem, was man in unserer Gesellschaft von einem guten Arzt erwartet. Damit dieses Bild nicht entsprechend dem Beispiel von Karl Jaspers abstrakt und rein theoretisch bleibt, ist es notwendig, sich konkreter mit der Praxis ärztlichen Handelns und deren Implikationen zu befassen.

Dabei kann es hilfreich sein sich an Personen zu orientieren, die ihr Arztsein in einer besonders vorbildlichen Weise zu leben in der Lage waren oder sind. Dies insbesondere, um die hohen theoretischen Erwartungen, die in einer akademischen Ausbildung vorgestellt werden, bezogen auf die Möglichkeiten der Umsetzung im alltäglichen ärztlichen Handeln unter konkreten, gesellschaftlich vorgegebenen Arbeitsbedingungen nachvollziehen und verstehen zu können. Die Auseinandersetzung mit Vorbildern ermöglicht das Sammeln von Informationen über Verhaltensalternativen in schwierigen Situationen, bei Problemen und Konflikten während der Ausbildung oder in der ärztlichen Praxis.

In diesem Kapitel werden wir uns deshalb unter verschiedenen Gesichtspunkten mit Ärzten befassen, die angehenden Ärzten als Vorbilder dienen können zur Entwicklung eigener Einstellungen und Verhaltensweisen.

Am besten lernt man am lebenden Vorbild, an Menschen, die man in ihrem Verhalten wahrnehmen, die man zu ihren Verhaltensweisen, Vorstellungen und Werturteilen befragen kann. Im Rahmen eines Buches ist es nur möglich, sich auf Texte zu beziehen, in denen Ärzte beschrieben werden, die als Vorbilder gelten können.

Traditionell beschäftigt sich die Medizingeschichte mit großen Ärzten; mit Ärzten die durch ihre Arbeit wesentlich zur Entwicklung der Medizin beigetragen haben, indem sie neue Erkenntnisse zum besseren Verständnis von Gesundheit und Krankheit und deren Beeinflussung gewonnen oder neue Methoden zur medizinischen Forschung, Diagnose oder Beeinflussung von Gesundheits- und Krankheitsprozessen entwickelt haben. In diesem Zusammenhang soll noch einmal auf die von D. v. Engelhardt und F. Hartmann (1991) herausgegebenen «Klassiker der Medizin» verwiesen werden. Die Persönlichkeit und Lebensgeschichte dieser Ärzte sowie ihr Lebenswerk verstehen sich im Kontext ihrer jeweiligen historischen Lebenssituation und lassen sich nur rückblickend in einem historischen Entwicklungsprozess verorten. In der Regel werden Medizinstudenten weniger bereit sein sich auf die Originaltexte dieser Ärzte und der sie beschreibenden Zeitzeugen einzulassen, weshalb wir an dieser Stelle nicht weiter darauf eingehen wollen. Das, was man von derartigen Beschreibungen lernen kann, ist vor allem die Begeisterungsfähigkeit und Zielstrebigkeit derjenigen, die den Erkenntisfortschritt in der Medizin vorgebracht haben. Den unbändigen Willen nach dem Wissen- und Verstehen-Wollen und die Bereitschaft dafür Schwierigkeiten und Konflikte, Widerstände und vielfältige andere Frustrationen zu ertragen. Die Beschäftigung mit den Klassikern der Medizingeschichte macht deutlich, dass die erzielten Erfolge nur bedingt mit der Anerkennung unter Kollegen verbunden waren. Gleichermaßen wird deutlich, dass Ruhm und Anerkennung schnell verblassen und diejenigen, die in ihrer Zeit allgemein bekannt und berühmt waren, schon nach wenigen Generationen vergessen sind und nur wenige weiterhin zitiert werden, wobei auch bei diesen festzustellen ist, dass von ihrem Leben und Lebenswerk nur Weniges die Zeiten überdauert.

Wir werden uns deshalb ausführlich mit Ärzten befassen, bei deren Leben, Lebenserfahrungen und Lebenskonzepten ausführlichere und detailliertere Beschreibungen vorliegen, die es dem Leser ermöglichen können, die jeweilige Person kennenzulernen, sich mit ihr auseinanderzusetzen und festzustellen, ob diese für das eigene Leben ganzheitlich oder in Teilaspekten als Vorbild dienen kann.

10.1 Das Arztbild in den öffentlichen Medien

Betrachtet man die Darstellung von Ärzten in Tageszeitungen, Illustrierten, Rundfunk, Fernsehen und Filmen, dann entsteht ein in hohem Maße widerspruchsvolles Bild. Während in Tageszeitungen, Illustrierten (insbesondere Stern und Spiegel) und Fernsehmagazinen Ärzte in der Regel negativ dargestellt und in ihrem Verhalten kritisiert werden (Vertuschung von Kunstfehlern, persönliche Bereicherung auf Kosten der Krankenversicherungen etc.), werden in den Arzt- und Krankenhausserien Ärzte vor allem idealisiert. Die Fachhochschule Hamburg hat im Wintersemester 1997/98 die einschlägigen, im deutschen Fernsehen gesendeten Serien analysiert (Th. Rosenthal, R. Toellner, 1999). Dabei wurden 11 Arztserien und 19 Krankenhausserien registriert. Einschaltquoten bis zu 7 Mio. Zuschauer pro Folge sind keine Seltenheit. Die Quoten der Arztserien, registriert für die Woche vom 26. August bis 1. September 1997, waren:

- Rang 1: Für alle Fälle Stefanie (6,4 Mio. Zuschauer und 24 % Marktanteil)
- Rang 2: Frauenarzt Dr. Markus Märthin (3,8 Mio. und 17 %)
- Rang 3: Alpha-Team (3,7 Mio. und 22 %)
- Rang 4: Dr. Stefan Frank (3,7 Mio. und 13 %)
- Rang 5: Kurklinik Rosenau (3,4 Mio. und 14 %)
- Rang 6: Praxis Bülow-Bogen (2,9 Mio. und 14 %)
- Rang 7: Hallo, Onkel Doc! (2,7 Mio. und 12 %)

Bei der systematischen Analyse von 11 verschiedenen Serien mit 69 Folgen und einer Gesamtdauer von 62 Stunden konnten die Wissenschaftler feststellen, dass «das Krankenhauspersonal ... in den Serien so idealisiert dargestellt [wird], wie wir es uns immer wünschen, wenn wir selbst mal in der Klinik liegen: verständnisvolle Ärzte, aufmerksame Schwestern» (S. 54). Das äußere Erscheinungsbild der Ärztinnen wurde als «besonders attraktiv», «überaus modisch» und «recht dünn» eingestuft, wobei die Ärztinnen attraktiver erschienen als das weibliche Pflegepersonal. Bei der Kategorisierung der Hauptdarsteller ergab sich folgendes Bild: als selbstbewusst wurden 18 von 19 Ärzten und alle drei Ärztinnen eingeschätzt; «sachlich» und «intellektuell» erschienen 11 Ärzte und 10 wurden als «offensiv» charakterisiert. Interessant sind die dargestellten Krankheitsarten, bei denen die akuten und heilbaren Krankheiten eindeutig dominierten, gegenüber der Darstellung von chronischen und unheilbaren Krankheiten. Die Krankheitsursachen waren überwiegend «verhaltensbedingt» und «somatisch». Insgesamt «ist das ärztliche und pflegerische Personal allgemein hilfsbereit, geübt im Umgang mit Menschen, psychologisch einfühlsam, immer freundlich, im Beruflichen von umfassender Kompetenz und außerordentlich engagiert. Probleme werden manchmal auch in der Freizeit weiter bearbeitet» (S. 56).

Die Autoren kommen zu dem Ergebnis, dass ein starker Identifikationseffekt besteht, «der Aspekt des Helfens ist so in den Vordergrund gerückt, dass eine Identifikation mit den Ärzten und Schwestern leicht fällt, denn so hilfsbereit möchte eigentlich jeder sein» (S. 58).

Der medizinische und pflegerische Arbeitsalltag wird somit stark idealisiert und hat wenig mit der Realität zu tun, wie G. Düperthal in ihrer Analyse von Fernsehsendungen in der Zeitschrift Mabuse kritisch vermerkt (1999).

Inwieweit dieses idealisierte Bild vom Arzt die Erwartungen der Zuschauer beim nächsten Arztbesuch oder Krankenhausaufenthalt prägt, ist nicht bekannt. Auf alle Fälle ist davon auszugehen, dass mit derartigen Darstellungen ein Arztbild öffentlich verbreitet wird, das eine überhöhte Erwartungshaltung eher fördert, denn relativiert.

10.2 Arztromane

Bei Arztromanen können wir grundsätzlich unterscheiden zwischen Romanen, in denen Ärzte eine wesentliche Rolle spielen, in denen der Schriftsteller am Beispiel eines Arztes einen besonderen Menschen in seinem Schicksal darstellt, und Romanen, die von Ärzten geschrieben wurden, die neben ihrem Beruf oder anstelle ihres ärztlichen Berufes waren.

Der Literaturkritiker Marcel Reich-Ranicki (1987) hat in einem lesenswerten Aufsatz das Bild des Arztes in der Literaturgeschichte herausgearbeitet. Darin stellt er fest:

> «Von den Ärzten ist in der Literatur seit eh und je die Rede. Es gibt sie im Alten Testament und, noch häufiger, im Neuen. Viele Priester fungierten als Heilkundige, Jesus hat sich gelegentlich als Arzt verstanden und sogar so bezeichnet, Ärzte kommen bei Homer vor, bei Sophokles und bei Aristophanes. Von Ärzten hören wir im Nibelungen-Lied und erst recht in den großen Epen des Wolfram von Eschenbach und des Gottfried von Straßburg ... In unzähligen Schwänken, Farcen und Fastnachtspielen sowie in allerlei Epigrammen und Lehrgedichten wurden die Ärzte, kaum dass die Gutenberg-Presse erfunden war, als Nichtskönner und, schlimmer noch, als geldgierige Betrüger attackiert und verhöhnt ... und so blieb es lange Zeit: beinahe immer war der Medicus ein aufgeblasener Wichtigtuer, der seine Unfähigkeit und seine Verantwortungslosigkeit nur mit würdevollem Habitus und mit vielen, meist lateinischen oder griechischen Vokabeln zu verschleiern suchte. Erst mit der Entwicklung der Medizin im späten 18. Jahrhundert veränderte sich auch das Bild des Arztes in der Literatur» (S. 8, 9 u. 10).

Zwar finden sich in den Romanen und Theaterstücken immer noch geschwätzige Kurpfuscher, die ihre Patienten nur ausbeuten wollen, und eitle Pseudowissenschaftler, doch korrespondierend zu den Fortschritten der Medizin wird der Arzt auf der einen Seite als engagierter Wissenschaftler (Dr. Katzenbergers Badereisen von Jean Paul) oder immer häufiger als gütiger Freund seiner Patienten, als deren Vertrauter und intimer Berater dargestellt. Adalbert Stifter (1997) schildert in seiner Erzählung «Die Mappe meines Urgroßvater» einen edlen Arzt, der sich ganz und gar seinem Berufe widmet. Von da an stehen in der Literatur zwei Typen einander gegenüber: der skrupellose, unmenschliche verbrecherische Arzt, der ständig auf der Suche nach «interessanten Fällen» ist (man denke an Georg Büchners «Woyceck») auf der einen Seite und andererseits der Arzt, der gleichermaßen Humanität wie Fortschritt, der die Hoffnung auf eine «humane Humanmedizin» (Reich-Ranicki, S. 11) vertritt. Das Idealbild eines Arztes, der Moral, Unvernunft, moderne Naturwissenschaft und schlicht die Menschlichkeit miteinander verbindet, wird gezeichnet als eine Vertrauensperson, die sich auf rationale überprüfbare Einsichten stützt und deshalb eine hohe gesellschaftliche Anerkennung genießt. Der Arzt wird zum Vertreter der Aufklärung und des Fortschritts, fähig und berufen die Gesellschaft zu kritisieren und zu entlarven. In H. Ibsens (1890) Drama «Ein Volksfeind» deckt ein Badearzt auf, dass Industriewässer die Wasserleitung der ganzen Stadt verseuchen; in B. Shaws (1927) Komödie «Der Arzt am Scheideweg» wird die Frage nach der Vergleichbarkeit des Wertes von Menschenleben diskutiert; in A. Schnitzlers (1912) «Professor Bernhardi» geht es um die Frage, ob der Arzt einem Todkranken die Wahrheit sagen soll.

Im 20. Jahrhundert ändert sich die Situation insofern, als nach Reich-Ranicki alles Pathologische für die Literatur eine außerordentliche Anziehungskraft gewinnt.

«Gerade das Krankhafte soll das Wesen des Menschen verdeutlichen, grade das Anormale soll uns die Fragwürdigkeit dessen zeigen, was wir für normal zu halten gewohnt sind. Neurosen und auch Psychosen werden immer häufiger zu Gegenständen literarischer Darstellung, Sanatorien und Spitäler dienen als Schauplätze – von Thomas Manns *Zauberberg* (1991) bis zu Max Frischs *Stiller* (2001)» (S. 24).

Der Arzt als guter Arzt kann zum Helden werden, indem er im Chaos des Kranken den Überblick behält und trotz seines Wissens um die Grenzen seiner Möglichkeiten nicht resigniert (Hofrat Behrens).

Insbesondere die Lektüre dieser beiden Bücher ist angehenden Ärzten zu empfehlen, da beide Ärzte in ihren Schwächen und Stärken ein Leitbild für ärztliches Handeln abgeben können.

Abschließend kommt Reich-Ranicki in seiner Literaturgeschichte des Arztes zu dem Ergebnis:

«Der Arzt und der Schriftsteller – sie rebellieren gegen die Vergänglichkeit. Sie haben stets das gleiche Ziel vor Augen: die Verteidigung des Lebens. Und einen gemeinsamen Feind: den Tod. So darf man denn sagen, dass sie Geschwister sind – die Medizin und die Literatur» (S. 33).

In diesem Zusammenhang verwundert es nicht, dass viele Ärzte neben oder nach ihrer ärztlichen Berufstätigkeit als Schriftsteller gearbeitet haben: Arthur Schnitzler (der als erster in seiner, im Jahr 1900 erschienenen Novelle «Leutnant Gustl» (A. Schnitzler 1999) die Bedeutung des Unterbewusstseins herausgearbeitet hat), Alfred Döblin (der in seiner 1910 gedruckten Novelle «Die Ermordung einer Butterblume» Symptome und Folgen eines schizophrenen Schubes beschreibt), Gottfried Benn (insbesondere mit seinen Gedichten das Elend im Sektionssaal), Ernst Weiss und Hans Carossa. Der erfolglose Augenarzt Canon Doyle war als Schriftsteller der Sherlock Holmes Romane so erfolgreich, dass er von der Königin in den Adelsstand erhoben wurde; sein Dr. Watson unterstützt den englischen Meisterdedektiv mit gesundem Menschenverstand.

An Beispielen der zeitgenössischen Literatur sollen verschiedene vorbildliche Ärzte vorgestellt werden.

Dr. Bertrand Rieux

«Es ging ausschließlich darum, möglichst viele Menschen vor dem Sterben und der endgültigen Trennung zu bewahren. Dafür gab es nur ein einziges Mittel, das hieß: Die Pest bekämpfen. Diese Wahrheit war nicht bewundernswert, sie war nur folgerichtig» (S. 79).

Dr. Rieux hat nie gelebt, er ist die Erfindung von Albert Camus in seinem Roman «Die Pest», der im Jahr 1904 in der fiktiven Stadt Oran spielt. Der spätere Nobelpreisträger Albert Camus schildert das unvorstellbare Grauen einer Pestepidemie, das Verhalten der Bürger dieser Stadt und das des Arztes Dr. Rieux, der mit seinem Beispiel «auch in der Wirrnis unserer Tage Hoffnung gibt: Der Mensch ist fähig, zu überstehen und zu siegen, wenn er Mut und Willen, Kraft und Liebe hat».

Albert Camus benutzt die Figur des Doktor Rieux in seinem Roman «Die Pest», um deutlich zu machen, wie der Mensch in einer von Gott verlassenen, hoffnungslosen Welt durch sein verantwortungsbewusstes Handeln ein Zeichen setzen und seinem Menschsein gerecht werden kann.

Der Verlauf der ca. ein Jahr dauernden Pestepidemie wird anschaulich dargestellt. An der Person des Arztes Dr. Rieux zeigt Albert Camus, dass auch scheinbar unabwendbares Schicksal von Menschen gemeistert werden kann: durch Mut, Willenskraft und Nächstenliebe. «Alles, was der Mensch im Spiel der Pest und des Lebens gewinnen konnte, waren Erkenntnisse und Erinnerung» (S. 172).

Im Mittelpunkt des Buches steht ein Gespräch zwischen Dr. Rieux und Tarrou, der sich gemeldet hat, um beim Kampf gegen die Pest zu helfen.

«Und nun habe ich einen Plan, um einen freiwilligen Sanitätsdienst zu organisieren. Erlauben Sie mir, mich darum zu kümmern, und lassen wir die Verwaltung beiseite. Sie ist sowieso überlastet. Ich habe überall ein paar Freunde. Die werden den ersten Kern bilden. Und ich werde selbstverständlich auch mitmachen».

«Sie können sich vorstellen, dass ich natürlich mit Freuden Ja sage. Hilfe ist nötig, besonders in unserem Beruf. Ich übernehme es, Ihren Gedanken von der Präfektur gutheißen zu lassen ... Aber Sie wissen, dass diese Arbeit tödlich sein kann. Jedenfalls muss ich Sie darauf aufmerksam machen. Haben Sie es sich wohl überlegt?»

Tarrou schaute ihn mit seinen grauen, ruhigen Augen an (S. 75).

Etwas später fragt Tarrou: «Und doch glauben Sie, wie Paneloux, dass die Pest auch ihr Gutes hat, dass sie die Augen öffnet, dass sie zum Denken zwingt!»

Der Arzt schüttelte ungeduldig den Kopf.

«Wie alle Krankheiten auf dieser Erde. Aber was für die Übel dieser Welt gilt, das gilt auch für die Pest. Das kann ein paar wenigen dazu verhelfen, größer zu werden. Wer jedoch das Elend und den Schmerz sieht, die die Pest bringt, muss wahnsinnig, blind oder feige sein, um sich mit ihr abzufinden.»

Rieux hatte die Stimme kaum erhoben. Aber Tarrou machte eine Handbewegung, als wollte er ihn beruhigen ...

Tarrou nahm in seinem Sessel eine etwas bequemere Stellung ein und schob den Kopf ins Licht vor.

«Glauben Sie an Gott, Herr Doktor?»

Auch diese Frage war natürlich gestellt. Aber diesmal zögerte Rieux.

«Nein, aber was heißt das schon? Ich tappe im Dunkeln und versuche, dennoch klar zu sehen. Ich habe schon lange aufgehört, das originell zu finden.» ...

«Sehen Sie», sagte Tarrou, «weshalb zeigen Sie selbst so viel Aufopferung, wenn Sie doch nicht an Gott glauben? Ihre Antwort wird mir vielleicht helfen, die meine zu finden.»

Ohne aus dem Schatten herauszutreten, erwiderte Rieux, dass er schon geantwortet habe. Wenn er an einen allmächtigen Gott glaubte, würde er aufhören, die Menschen zu heilen, und diese Sorge ihm überlassen. Aber kein Mensch auf der ganzen Welt, nein, nicht einmal Paneloux (der Priester, JvT) glaube an einen solchen Gott, obwohl er daran zu glauben glaube, denn es gebe sich ihm ja niemand völlig hin, und er, Rieux, glaube, wenigstens in dieser Beziehung auf dem Weg zur Wahrheit zu sein, indem er gegen die Schöpfung, so wie sie sei, ankämpfe.

«Ah!», sagte Tarrou, «dies ist also das Bild, das Sie sich von Ihrem Beruf machen?»

«Ungefähr», antwortete der Arzt und trat wieder ins Licht.

Tarrou pfiff leise, und der Arzt schaute ihn an.

«Ja», sagte er, «Sie finden, dass Stolz dazu gehört. Aber ich habe nicht mehr Stolz, als notwendig ist, glauben Sie mir. Ich weiß weder, was meiner wartet, noch, was nach alldem kommen wird. Im Augenblick gibt es Kranke, die geheilt werden müssen. Nachher werden Sie nachdenken und ich auch. Aber dringlich ist nur, dass Sie geheilt werden. Ich verteidige Sie, so gut ich kann, das ist alles.»

«Gegen wen?»

Rieux kehrte sich zum Fenster. An einer dichten Dunkelheit des Horizonts erriet er in der Ferne das Meer. Er fühlte nur seine Müdigkeit und kämpfte gleichzeitig gegen den plötzlichen und unsinnigen Wunsch, sich diesem sonderbaren Menschen, in dem er doch den Bruder spürte, ein wenig mehr anzuvertrauen.

«Ich weiß es nicht, Tarrou, ich schwöre Ihnen, ich weiß es nicht. Als ich diesen Beruf ergriff, geschah es irgendwie ohne zu überlegen, weil ich einen brauchte, weil er so gut war wie alle anderen, einer von denen, die die jungen Leute ins Auge fassen ... Ich war damals noch jung, und mein Ekel glaubte, sich gegen die Weltordnung selber zu richten. Seither bin ich bescheidener geworden. Nur habe ich mich einfach immer noch nicht daran gewöhnt, Sterben zu sehen. Mehr weiß ich nicht. Aber schließlich ...»

Rieux hielt inne und setzte sich. Er hatte ein trockenes Gefühl im Mund.

«Schließlich?», sagte Tarrou sanft.

«Schließlich ...», begann der Arzt und wieder zögerte er und blickte Tarrou aufmerksam an, «ist es etwas, das ein Mann wie Sie verstehen kann, nicht wahr; aber da die Weltordnung durch den Tod bestimmt wird, ist es vielleicht besser für Gott, wenn man nicht an ihn glaubt und dafür mit aller Kraft gegen den Tod ankämpft, ohne die Augen zu dem Himmel zu erheben, wo er schweigt.»

«Ja», stimmte Tarrou zu, «ich verstehe. Nur werden Ihre Siege immer vorläufig bleiben, das ist alles».

Rieux»s Gesicht schien sich zu verdüstern.

«Immer», ich weiß. «Das ist kein Grund, den Kampf aufzugeben.»

«Nein, das ist kein Grund. Aber nun kann ich mir vorstellen, was die Pest für Sie bedeuten muss.»

«Ja», sagte Rieux, «eine endlose Niederlage» (S. 77).

Die Pest geht vorbei, und Dr. Rieux muss auch den Tod des ihm zum Freund gewordenen Tarrou hinnehmen. Zum Schluss stellt er fest: «Aber was heißt das schon, die Pest? Es ist das Leben, sonst nichts» (S. 181).

Dr. John Sassall

«Wie ein Künstler oder jemand, der daran glaubt, dass er durch seine Arbeit sein Leben rechtfertigt, ist Sassall – nach dem unzulänglichen Maßstab unserer Gesellschaft – glücklich» (S. 168).

John Berger und Jean Mohr haben mit der Geschichte des Landarztes Dr. John Sassall eines der eindrucksvollsten Büchern geschrieben, die je über einen guten Arzt veröffentlicht wurden. Der von John Berger außerordentlich sensibel formulierte Text wird ergänzt durch die Fotos von Jean Mohr, die den Arzt und seine Patienten in ihrem Lebensumfeld zeigen.

Eigentlich handelt es sich nicht um eine Biographie im direkten Sinne, vielmehr wird der Arzt Dr. Sassall indirekt durch die Beschreibung von Begegnungen mit seinen Patienten dargestellt. Dadurch wird auf der einen Seite deutlich, worunter die Menschen in einer kleinen ländlichen Gemeinde leiden, und andererseits, wie ein einfühlsamer, sozial engagierter Arzt ihnen und ihren Bedürfnissen gerecht werden kann.

Seine Entscheidung zum Arztberuf wird folgendermaßen beschrieben: «Tatsächlich hatte er sich im Alter von 15 Jahren dazu entschieden, Arzt und nicht Seemann zu werden» wofür der Besuch eines Hausarztes den Ausschlag gab: «Einmal kam ein Arzt mitten in der Nacht zu uns, und ich konnte sehen, dass auch er geschlafen hatte: sein Pyjama schaute unten aus der Hose heraus. Vor allem aber blieb mir in Erinnerung, dass er die Anweisungen gab und besonnen war, während alle anderen hilflos und aufgeregt waren» (S. 47).

Nachdem er den Arztberuf erlernt hatte, diente er als Chirurg in der Marine: «Das war die glücklichste Zeit in meinem Leben, als ich in der Ägäis Chirurgie praktizierte. Ich hatte es mit wirklicher Not zu tun und konnte im Großen und Ganzen viel bewirken» (S. 48). Nach dem Krieg heiratete er und wählte eine abgelegene Landpraxis als sein Arbeitsfeld. «Er war immer überarbeitet und stolz darauf. Meist war er mit Hausbesuchen beschäftigt. ... Selten nur hielt er sich in der Praxis auf. Er sah sich selbst als eine Art mobiles Ein-Mann-Krankenhaus. Er unternahm Blinddarm- und Bruchoperationen auf dem Küchentisch und brachte Kinder im Wohnwagen zur Welt. Man könnte fast sagen, dass er auf Unfälle lauerte. Er hatte nur mit Notfällen oder schweren Krankheiten Geduld» (S. 49).

Jede Woche liest er gründlich die drei wichtigsten medizinischen Zeitschriften und von Zeit zu Zeit besucht er Fortbildungsseminare in Krankenhäusern. Er achtet darauf, gut informiert zu bleiben. Seine Befriedigung zieht er jedoch hauptsächlich aus Fällen, bei denen keine bekannte Erklärung passen will, weil sie von der individuellen Persönlichkeitsentwicklung eines Patienten geprägt sind. «Er ist als guter Arzt anerkannt. Die Organisation seiner Praxis, sein medizinisches Angebot und seine diagnostischen und therapeutischen Fähigkeiten werden vielleicht etwas unterbewertet. Seinen Patienten mag ihr Glück nicht bewusst sein, was auf gewisse Weise unvermeintlich ist ... Sie würden sagen, dass er offen ist und nicht arbeitsscheu, dass man mit ihm gut reden kann und dass er sich nicht abseits hält, dass er freundlich, verständnisvoll, ein guter Zuhörer, sehr gründlich und immer gewillt ist, zu kommen wenn nötig. Sie würden außerdem sagen, dass er launisch und schwer verständlich wird, wenn es um eines seiner theoretischen Gebiete wie Sexualität geht, dass er ungewöhnlich ist und fähig, Dinge um der bloßen Provokation willen zu tun» (S. 57).

Der Patient steht bei ihm im Mittelpunkt: «Er versucht, jeden Patienten zu erkennen und ihm ein Spiegelbild anzubieten – nicht zur moralischen Besserung, sondern als Beispiel, in dem der Patient sich selbst erkennen kann ... Er wirkt positiv auf ihn – er heilt ihn oder lindert zumindest sein Leiden» (S. 71).

«Ich will natürlich nicht unterstellen, dass Sassall eine historisch mit Paracelsus vergleichbare Gestalt ist. Ich nehme allerdings an, dass er in einer ähnlichen Tradition von Berufung steht. Es gibt Ärzte, die gleichen

Handwerkern, und solche, die Politiker, Laborforscher, Messner der Barmherzigkeit, Geschäftsleute, Hypnotiseure und anderes sind. Es gibt jedoch auch jene, die – wie gewisse Seeleute – alles erfahren wollen, was überhaupt möglich ist, die von Wissensdurst getrieben werden. Doch «Wissensdurst» ist ein zu schwacher Begriff und «Forschergeist» zu verbraucht. Sie werden getrieben vom Wissen-Müssen. Der Patient ist ihr Substrat. Für sie ist allerdings, mehr als für jeden anderen Arzt der anderen Kategorien, der Patient in seiner Ganzheit unantastbar» (S. 74).

Dr. Bruno Sachs
«Im Leben leidet man anders als in medizinischen Fachbüchern.»

M. Winckler, 1955 in Algier geboren, ist in einer Arztfamilie aufgewachsen, Medizin studiert und hatte von 1983–1994 in einer kleinen Gemeinde in Frankreich eine Praxis für Allgemeinmedizin. 1997 veröffentlichte er einen Roman über seine Erfahrungen als Arzt unter dem Titel «Dr. Bruno Sachs», der in kurzer Zeit über 500 000 Mal verkauft, verfilmt und mit einem prestigeträchtigen französischen Literaturpreis ausgezeichnet wurde.

In einer Kritik schreibt F. Gohrin (1999) über «Die ansteckende Menschlichkeit des Doktor Sachs» ...

> «Da ist einer, der beklagt sich über die Krankengymnastik, die Du ihm empfohlen hast. Da gibt es die ‹ohlalameinGott›, die Du so nennst, weil sie in ihrer Litanei aus Jammern und Klagen immer wieder in diesen Ausruf ausbricht. Derjenige, der Dich um ein schmerzstillendes Gel bittet, ‹weil ... eh ... wie soll ich sagen, meine Frau, die hat es nun einmal sehr gern. Nein, nicht das schmerzstillende Gel. Kurz, wir treiben es zwei, manchmal drei Mal am Tag, und da gibt es natürlich Male, wo das schrecklich reibt›.
>
> Da ist diejenige, die sich nicht entschließen kann, Dich aufzusuchen, und wenn sie sich dann aufrafft, schreckt sie vor der großen Anzahl von Patienten in Deinem Wartezimmer zurück (‹wieder mal Glück gehabt›, sagt sie dann). Da ist der, der sich bei Dir bedankt, weil Du seiner Frau in der Endphase 15 Tage der Hoffnung geschenkt hast, 15 Tage, die für ihn unvergeßlich bleiben werden. Dann ist da die, die nie etwas hat, aber dringend jemanden zum Reden braucht, und die Dir das Leben mit einem verheirateten Mann erzählt und die heult wie ein Schoßhund und sich dafür entschuldigt, ohne etwas dagegen tun zu können. Und das Gegenüber all dieser Leute, dieser so unterschiedlichen und doch so ähnlichen, so wehrlosen und in ein und demselben Schmerz vereinten Leute, das bist Du: Bruno Sachs, etwa 36 Jahre alt ... Ein Arzt, wie viele andere auch» (S. 26).

Die Faszination des Buches liegt in der Perspektive der Darstellung. «Das Ich des Arztes, das in das Du des Patienten verwandelt wurde, der innerlich mit seinem Arzt spricht und dessen Tätigkeit beschreibt» (S. 55). (M. Contat, in: Le Monde)

Ein Beispiel dafür ist die Beschreibung einer Patient-Arzt-Kommunikation in der Sprechstunde aus der Perspektive eines 70jährigen Mannes, der erfolgreich einen Schlaganfall überleben konnte.

«Die Tür geht auf.

‹Ich stehe zu Ihrer Verfügung.›

Ich erhebe mich, meine Mütze in der Hand. Ich suche auf dem niedrigen Tisch meine Brieftasche mit dem Ausweis für den Quickwert, den Krankenzettel und das Rezept zusammen, die ich mitgebracht habe. Du streckst mir die Hand entgegen.

‹Guten Tag, Monsieur Guenot.›

‹Guten Morgen, Monsieur ... aeh, Herr Doktor.›

Du lässt mich vor Dir eintreten. Während die Verbindungstür durch den Druck des automatischen Türschnappers zuschlägt, schließt Du die Tür zur Praxis, indem Du sie fest zudrückst.

‹Wie geht's?›

‹Gut, ich komme wegen meiner Prothrombine, wie jeden Monat ...›

‹Mmhja.›

Du setzt Dich an Deinen Schreibtisch, Du neigst Dich zu den Kästen mit den Krankendaten hinüber. Du richtest Dich wieder auf und hältst einen braunen Umschlag in der Hand.

Ich hole aus meinem Heft das Ergebnis der letzten Blutprobe, ich lege es auf den Tisch und meine Mütze auf den Sessel.

‹Seit dem letzten Mal ist es weniger geworden ...›

‹Ach ja? Mal sehen ... 31%. Das letzte Mal hatten Sie 34, das ist das gleiche. Wenn Ihr Prothrombinspiegel zwischen 25 und 35% liegt, ist das bestens.›

Während Du meine Krankenakte liest, habe ich meine Jacke und meine Weste ausgezogen und meinen Gürtel aufgemacht.

‹Gut, na, dann werden Sie mich wohl untersuchen müssen. Soll ich mich ausziehen?›

‹Ja, bitte.›

Ich ziehe meine Hose aus, ich hänge sie über den Stuhl. Ich ziehe auch mein Unterhemd aus.

‹Soll ich auch die Socken ausziehen?›

‹Wenn Sie wollen.›

‹Soll ich mich hinlegen?›

‹Ja, bitte.›

Du drehst Dich auf Deinem Sessel auf Rollen. Du stehst auf, Du nimmst den Stuhl, der unter dem Fenster steht, und Du ziehst ihn an die Liege heran.

‹Na, was gibt's Neues seit dem letzten Mal?›

‹Oh, nicht viel, ich hatte eine leichte Erkältung, aber mit dem Hustensaft, den Sie mir immer verschreiben, ist sie weggegangen. Ich habe fast keinen mehr. Sie müssen mir wieder welchen aufschreiben, wenn es Ihnen nichts ausmacht. Ist das schon bald, dass man sich wegen der Grippe impfen lassen muss?›

‹Ja, diesen Monat. Aber Sie haben noch Zeit.›
Das drückt. Du lässt langsam Luft ab. Das pfeift.
‹Hundertvierzig zu achtzig, das ist gut.›
‹Ach, das letzte Mal hatte ich hundertdreißig!›
‹Das kommt aufs Gleiche heraus. Das variiert ein wenig, von einem Mal zum andern, aber es kommt aufs Gleiche heraus.›
Du erkundigst Dich auch nach meinem Schlaf, meinem Appetit, meiner Verdauung, meiner Frau.
‹Es hält sich ...›
Du fragst mich, ob ich die Behandlung gut vertrage, und ich gebe Dir zur Antwort, ja, ich vertrage sie gut, zum Glück hat Dich meine Frau vor vier Jahren gerufen, als es mir gar nicht gut ging, denn sie haben mir im Krankenhaus gesagt, wenn Du mich nicht behandelt hättest, wäre ich draufgegangen, also bin ich noch einmal davongekommen ... » (S. 56).

In einem Interview zu seinem Buch wird M. Winckler gefragt: «Ihr Roman ist sehr kritisch, was die gegenwärtige Berufspraxis der Ärzte angeht. Was werfen Sie ihren Kollegen vor?» Und er antwortet: «Sie haben vergessen, dass man es in einem Heilberuf zunächst mit Individuen zu tun hat, nicht mit Körpern ... Das ist die Idee, die ich hoffentlich vermitteln konnte, eine überaus einfache Idee, die aber in der medizinischen Ausbildung in Frankreich total verschwiegen und unkenntlich gemacht wird: Der Mensch im weißen Kittel ist genauso ein Mensch wie der Patient. Er hat Hämorrhoiden wie der andere, er hat Zahnweh und sexuelle Probleme wie der andere, so trivial ist das. Aus diesem Grunde müsste der Arzt der Person gegenüber, die sich an ihn wendet, denselben Respekt haben, wie er ihn für sich selbst erwartet. Aber zu viele verstecken sich hinter Rezepten oder sie sagen: ‹Ihnen fehlt nichts›, was völlig inakzeptabel ist. Für viele ist die Medizin befriedigend, weil sie eine Machtposition verleiht. Sobald man sich ohnmächtig fühlt, wird man wieder wie jeder andere. Und das ertragen viele Ärzte nicht. Ich persönlich bin überzeugt, dass man in einem Heilberuf nicht gut sein kann, wenn man keine Achtung vor den Menschen hat» (S. 19).

Dr. Seraphim Schindelweiß

«Humor verschafft uns Halt, wenn die Drehung der Erde uns schwindlig macht.»

Dieser Roman kann all denen zur Lektüre empfohlen werden, die bereit sind, sich auf schwäbischen Humor einzulassen. Der Autor Dr. med. Gerhard Vescovi hat als Radiologe gearbeitet und war u.a. Schriftleiter des Ärzteblattes Baden-Württemberg, Mitbegründer des Bundesverbandes Deutscher Schriftsteller-Ärzte und Vize-Präsident der Weltorganisation. In seinem Roman gibt er vor, die im Nachlass gefundenen Aufzeichnungen des Landarztes Dr. Seraphim Schindelweiß redigiert und herausgegeben zu haben, der im Landstrich zwischen den Städten Böblingen, Sindelfingen, Calw und Herrenberg seinem Beruf nachgegangen sein soll. Das Buch beginnt mit der Schilderung des Begräbnisses und dem Nachruf im Ärzteblatt.

«‹Er entspross einer drei Generationen umfassenden Arzt-Familie, studierte in Tübingen, Berlin und Würzburg Medizin und vier Semester Philosophie, ehe er nach Assistentenjahren bei Messerscharf in der Chirurgie, bei Klopfmann in der Inneren und bei Beckenbauer in der Geburtshilfe in Eyltingen die Landarztpraxis seines Vaters übernahm. Selbstlos und unermüdlich hat er mehr als 20 Jahre lang bis zu seinem allzu frühen Tod in treuer Pflichterfüllung seines ärztlichen Berufes gewirkt und sich viele dankbare Patienten unter der Bevölkerung geschaffen ...› Dererlei schon Dutzend Mal geräuchertes Vokabular, wie es in seinem Nachruf im Ärzteblatt und in der Kreiszeitung zu lesen war, hätte ihn, so wie ich ihn kannte, zu giftigem Spott gereizt und vermag auch nicht annähernd seine Person darzustellen».

Stattdessen beschreibt ihn der Autor: «vor meinen Augen geht ein hochgewachsener, sehr schlanker, dunkelhaariger Mann mit Arzttasche durch Gartenwege und Höfe, verschwindet in Haustüren, kommt aus Haustüren, grüßt Gott und Leute, fragt nach dem Ergehen und hat's immer eilig ... Seraphim Schindelweiß war in seinem innersten Wesen eher von jener milden Melancholie geprägt, die sich nach Büchern und Einsamkeit sehnt und sich nach außen hinter derben Sprüchen verborgen und auf Distanz zu halten weiß ... Ein leidenschaftliches Verhältnis zur Literatur hatte ihn zu vertiefter Kenntnis der europäischen, insbesondere der französischen Literatur verholfen ... Aber diese höheren geistigen und musischen Interessen distanzierten Dr. Schindelweiß nicht im Geringsten von den einfachen Menschen im Dorf, deren gesundheitliches Befinden ihm anvertraut war. Das Gespräch mit den Bauern und Arbeitern bedeutete ihm ein wesentliches Element seines Lebens. Ständig versuchte er dabei, menschliche Eigenart und Ursprünglichkeit zu entdecken. Verstiegene Feingebildete und hochgeschraubte Intellektuelle, die sich vorwiegend unter den Computeringenieuren in der Bungalow-Siedlung ihr Ghetto geschaffen hatten und wegen der Gefahr geistiger Verkümmerung auf dem Land besorgt waren, pflegte er als ‹Gehirnpöbel mit Prometheus-Knall› zu apostrophieren. Entzückt über natürliche Menschlichkeit war er dagegen beispielsweise, als das weichherzige Armale von der Schafgasse, deren Mann ein notorischer Säufer war, gestand: ‹Wenn mei Mann im Rausch heimkommt und mi windelweich schlägt, isch mirs hinterher immer so seelisch zumut.› Jahrelang lachen konnte er, als die Fichters Adolfine, mit einer Beule am Kopf erschien und schluchzend erzählte, sie habe von ihrem Heiner schließlich nur verlangt, es müsse alles nach ihrem Kopf gehen und da hätte er ihr im Zorn die Suppenschüssel an den Schädel geworfen» (S. 19).

«Dr. Schindelweiß wurde in den folgenden Jahren bis zu seinem jähen Herztod zunehmend asketisch, zugleich auch ein wenig hektisch. Als ahnte er seinen frühen Tod, arbeitete er in seinen freien Stunden druckvoll an seinen Aufzeichnungen über seine Erlebnisse und Gedanken als Landarzt. Sein größtes Anliegen dabei war es, den Humor und die Heiterkeit über die bedrängten düsteren Seiten des Lebens triumphieren zu lassen, ohne diese zu verdrängen» (S. 27).

Er berichtet das Vermächtnis seines Vaters, der ebenfalls Landarzt gewesen war: «Glaub mir's: Du bist als Arzt nur damit beschäftigt, die Folgen der Dummheit und menschlicher Schwäche, sprich chronischer Sünde zu behandeln. Heilen kannst Du leider kaum, denn die Trägheit der Menschen, ihr Hang zur Bequemlichkeit, stehen der kausalen Behandlung entgegen. Sie erleben nur Symptome, und deshalb wollen sie auch in erster Linie die lästigen Symptome der Krankheiten beseitigt haben ... der Arzt hat nur die Wahl, Ironiker oder Revolutionär zu sein. Wir Landärzte entwickeln uns zum Arrangement und damit zum Ironiker. Wir entwöhnen uns, ungehalten zu sein, weil wir gehalten sind, inmitten vieler Unvernunft und etablierter Dummheit und Willensschwäche die am Leben zu halten, die den Geist nicht aufgeben brauchen, wenn sie sterben» (S. 37).

Ebenso wie sein Vater lässt er sich so sehr auf seinen Beruf ein, dass der Beruf sein ganzes Leben ausfüllt.

«Zu viele Patienten sind es schon, die mich zum Komplizen ihres Lebens gemacht haben. Ich bin verstrickt in ihre Sorgen und Anliegen aller Art. Wo ansetzen mit dem Rückzug auf Rationalisierung? Meine Tag und Nacht uneingeschränkt gewährte Dienstbereitschaft, von nur wenig Urlaub unterbrochen, hat ein Gewohnheitsrecht geschaffen, an das ich mich gebunden fühle. Der Oberlehrer hat mir mit seinem derben Schüttelreimlob
ob Husten, Fieber, Windelscheiß
bei Tag und Nacht kommt Schindelweiß
eine schöne Suppe eingebrockt. Mein Image ist festgelegt. Um es zu halten, muss ich bei der gegenüber früher vervierfachten Patientenzahl Herkulesarbeit leisten. Und dabei steh ich mit nun fast 50 Jahren am Beginn des physiologischen Leistungsknicks. Der Herzinfarkt lässt schon durch Boten grüßen. Mein Ermüdungsstumpfsinn lässt mich gleichgültig den Forderungen des Finanzamtes Folge leisten. Ich hatte nie ein inneres Verhältnis zum Ertrag meiner Arbeit» (S. 38).

Bezogen auf die Anerkennung seines Arbeitseinsatzes bei seinen Patienten stellt er fest «und der Arzt konstatiert bei seinen reichhaltigen Beobachtungen, dass das früher noch aus der religiösen Grundhaltung des Puritanismus abgeleitete Arbeitsethos in neuerer Zeit eine materialistische Abflachung erfahren hat, die mit der Loslösung der Arbeit von ihrem religiösen Unterbau in unseren Tagen ihren Schicksalsbezug auf ein vordergründiges Sicherheitsbedürfnis verlagert hat» (S. 47).

In den Aufzeichnungen werden am Beispiel von Fällen der Arbeitsalltag und seine Kuriositäten anschaulich beschrieben. Geschichten über Rezepte, Nachtbesuche und Hausbesuche, über die Dorfkurtisane und das Altenheim im alten Schloss, über das Sterben und die Leichenschau. Der Autor konstatiert:

«Die ganze Geschichte wirft wieder einmal die Problematik unserer naturwissenschaftlich festgelegten Medizin und der Rolle des Arztes als Vermittler naturwissenschaftlich-medizinischen Wissens an den Kranken einerseits und seiner Funktion als weit über das naturwissenschaftliche Denken hinausreichenden Lebensberater andererseits auf. Wer sich als Arzt auf seine engere Wissenschaft beschränkt, verordnet eben ein ‹Mittel› und hält sich aus den menschlichen Entscheidungen des Patienten heraus. So wäre es einfacher und weniger belastend für den Arzt. Wenn aber das Helfen und Heilen die Maxime ärztlichen Handelns bedeutet, so erfordert ein solcher Fall, wie viele andere, ein weitreichendes persönliches Engagement ... Soziologische Bezüge vieler gesundheitlicher Störungen sind den Ärzten zwar von Alters her bekannt. Erst jetzt aber im Studium der Entwicklung zur modernen Industriegesellschaft beginnt die Medizin, sich der Beachtung und Erforschung der sozialen Zusammenhänge von Krankheiten systematisch zu widmen. Die Wissenschaft hinkt also auch manchmal hinter der täglichen Praxis hinterher. Sie hat bisher das soziale Engagement dem Gewissen des Arztes überlassen» (S. 52).

Nach vielen humorvollen Geschichten endet das Buch mit der Feststellung «Dr. Schindelweiß hatte zwar in seinem strengen ärztlichen Dienst beileibe nicht ‹alle Freuden des Lebens› genossen, sich aber trotzdem seines Lebens gefreut und das Lachen anderer und sein eigenes Lächeln so kultiviert, dass ihn die Wärme des Humors in der Kälte dieser Welt nie frieren ließ» (S. 205).

Last but not least ist die Lektüre der Romane von Noah Gordon (1990, 1992, 1997), der in einer Trilogie («Der Medicus», «Der Schamane», «Die Erben des Medicus») kenntnisreich und detailliert die Geschichte einer Arztfamilie erzählt, beginnen mit einer anschaulichen Darstellung der Ausbildung und Berufstätigkeit eines Baders und späteren Arztes im 11. Jahrhundert. Die in diesen Romanen dargestellten Ärzte können über die Zeiten hinweg mit ihrer Berufseinstellung auch für Ärzte in unserer Zeit als Vorbild dienen, denn sie konnten «immer die Leiden der Menschen fühlen».

Als weiteres, leicht zu lesendes Buch kann der Roman «Die Ärzte» des Professors für Literatur in Oxford Erich Segal (1988) empfohlen werden, der mit seinem Bestseller «Love Story» berühmt geworden ist. Der Roman wird im Klappentext anschaulich beschrieben: «Ihre Triumphe und Tragödien liegen nahe beieinander. Wir halten sie für allwissend, aber sie sind doch nur Menschen. Sie wollen heilen und müssen erst selbst durchs Feuer. Der Beruf, den sie gewählt haben, wird manche von ihnen zerbrechen, andere wird er dazu zwingen, sich ihren verborgensten Geheimnissen, Träumen und Ängsten zu stellen. Von dieser Feuerprobe, der gnadenlosen Ausbildung an der Harvard Medical School, über ihre Assistenzzeit bis zu ihren Affären und Lieben, zu ihren Siegen und Niederlagen malt Segal lebensnah und packend das Bild einer Gruppe junger Mediziner».

G. Vescovi, der Autor des Dr. Schindelweiß, war lange Zeit Vizepräsident des Bundesverbandes Deutscher Schriftstellerärzte, deren derzeit 197 Mitglieder sich jährlich treffen, um ihre Werke vorzutragen.

G. Vescovi schrieb zum 25jährigen Jubiläum des Bundesverbandes zu den Zielen: «Es gibt Ärzte, die nicht nur Rezepte schreiben, sondern auch Geschichten und Romane. Sie sind neben ihrem ärztlichen Beruf also auch mehr oder weniger literarisch tätig, und man bezeichnet sie im Zusammenhang von Haupt- und Nebenberuf als ‹Arzt-Schriftsteller› oder (gem. der Bezeichnung der internationalen Vereinigung ‹Union Mondiale des Ecrivains Médicins - UMEM›) als ‹Schriftstellerärzte›».

Bei den Jahresveranstaltungen wird ein Preis verliehen. In der Mitgliederzeitschrift werden vorwiegend Gedichte veröffentlicht. Regelmäßig werden Anthologien «aus dem dichterischen, schriftstellerischen und malerischen Schaffen der Ärzteschaft» veröffentlicht.

1967 publizierte der Internist D. Kerner eine Lebensbeschreibung von Arzt-Dichtern (u.a. von F. Rabelais, F. Schiller, J. Kerner, G. Büchner, A. Tschechow, A. Schnitzler und G. Benn). In seiner Einleitung schrieb er: «Der Arzt sucht und findet hinter diesem Vermächtnis der Werte aber noch den Kollegen, den Amtsbruder, welcher einst mit der gleichen Wißbegier die Rätsel der Natur, die Krankheiten des Leibes und der Seele zu ergründen versuchte ...» (S. 6).

10.3 Arzt-Biographien

Johann Wolfgang von Goethe sah in jeder Selbstbiographie, wie bedeutend oder unbedeutend sie auch immer sein mochte, eine Bereicherung unseres Wissens vom Menschen. Nach den Aufzeichnungen des Historikers Johannes Müller fordert er 1807, dass eine Autobiographie sich nicht in Andeutungen für Wissende erschöpfe, sondern ein Leben im Zusammenhang mit den Ereignissen schildere, die darauf gewirkt haben. Die autobiographische Literatur vermag durch die ihr innewohnende Bildhaftigkeit, durch ihre emotionale Wirkung, durch die Intimität der Selbstäußerung bisweilen stärkere Denkanstöße auszulösen als wissenschaftliche Darlegungen. Dabei muss die Subjektivität der Aussage, die selbstbiographischen Schilderungen immer eigen ist, in Kauf genommen werden. Doch das wird mehr als aufgewogen durch die persönlich mitgeteilte Lebenserfahrung und die darauf aufbauenden Erkenntnisse und Einsichten der Autoren.

Es lohnt sich also, Autobiographien von Ärzten zu lesen, um Einsichten zu bekommen, wie die Ausübung des ärztlichen Berufes ein Leben bestimmt, aber auch, wie engagierte Ärzte ihren Beruf selbstbewusst ausüben und gestalten können.

Die Biographien berichten über das Leben von Menschen mit verschiedenartigen Voraussetzungen, Eigenschaften und Lebenserfahrungen. Trotzdem finden sich auffallende Gemeinsamkeiten. Natürlich handelt es sich um erfolgreiche und bekannte Ärzte, sonst wäre die Chance gering gewesen, für die Veröffentlichung der Biographie einen Verlag zu finden. Die Ärzte können am Ende ihres Lebens mit einem gewissen Stolz auf ihr Lebenswerk zurückblicken. Wir können aus der Lektüre lernen, was für Haltungen und Verhaltensweisen zu diesem Erfolg beigetragen haben.

Die hier vorgestellten Ärzte haben das Leben als Herausforderung verstanden und sich bemüht, ihrem Leben einen Sinn zu geben. Sie haben Aufgaben gefunden und angenommen, für die sie engagiert und mit ganzem Herzen gearbeitet haben. Sie waren sensibel und verletzlich, aber haben sich durch Neid, Missgunst und Anfeindungen nicht beirren lassen. Auch wenn ihnen Selbstzweifel nicht erspart blieben, sind sie ihren Weg gegangen und sind ihren Überzeugungen gefolgt. Dabei ging es ihnen nicht um Eigennutz, sondern um ihre Mitmenschen, für deren Wohl sie gearbeitet und gekämpft haben.

Was sind die Motive, eine Biographie, die eigene Lebensgeschichte aufzuschreiben? Simone de Beauvoir hat kurz vor ihrem 50. Lebensjahr damit begonnen, ihre Lebenserfahrungen schriftstellerisch zu verarbeiten. Entstanden sind vier umfangreiche autobiographische Bücher (1958: Memoiren einer Tochter aus gutem Hause, 1960: In den besten Jahren, 1963: Der Lauf der Dinge und 1972: Alles in allem). Handlungsleitend war die Frage: «Mein Leben, mir zugleich vertraut und fremd, bestimmt über mich; ich selbst befinde mich außerhalb davon. Worin besteht nun in Wirklichkeit dieses seltsame Phänomen?» (zit. nach Bair, D. 1990, S. 573). Die Frage nach der eigenen Identität, deren Bedingtheit und Bedingungen. Ein Versuch der Ordnung und Bilanzierung der eigenen Lebensgeschichte als Versuch, sich seiner selbst sicherer zu werden.

Deshalb können Autobiographien so spannend sein, wenn sie den Leser teilhaben lassen am Prozess des Suchens, Ordnens und Bewertens, statt ihn mit Ergebnissen zu konfrontieren, die letztlich mehr verstellen als Einblicke eröffnen. Autobiographien sind Rechenschaftsberichte, die – wenn sie veröffentlicht werden – immer in einem Spannungsfeld stehen zwischen Selbsterforschung und Außendarstellung, zwischen schutzloser Öffnung und Rechtfertigung, zwischen Intimität und deren Verweigerung.

Biographen können versuchen, sich in den von ihnen beschriebenen Menschen hineinzufühlen, ihn zu verstehen und aus dem Verständnis heraus die verfügbaren Fakten seiner Lebensgeschichte zu ordnen und zu interpretieren. Ihr Problem ist die Selektivität der ihnen zur Verfügung stehenden Informationen und das Bemühen, diese in einen logischen, überzeugenden Erklärungszusammenhang zu bringen.

Während Autobiographien und Tagebücher ihren Reiz bekommen durch die immer wieder erkennbaren Widersprüche und Gebrochenheiten, können Biographen überzeugen durch lückenlose Indizienbeweise, an deren Ende ein überzeugendes Urteil steht.

Aus der großen Zahl autobiographischer Veröffentlichungen kann an dieser Stelle nur eine exemplarische Auswahl vorgestellt werden, vor allem mit dem Ziel, zur Eigenlektüre anzuregen. Die Auswahl erfolgte unter dem Gesichtspunkt, Beispiele für das Gelingen der Ausübung des ärztlichen Berufes zu geben, die für angehende Ärzte als Vorbild dienen können. Jedem einzelnen Bericht ist ein Zitat vorangestellt, das den jeweiligen Arzt in seiner Vorbildlichkeit in besonderer Weise charakterisieren kann.

Die Reihenfolge folgt keiner besonderen Systematik. Alle ausgewählten Ärzte sind Zeitgenossen, bzw. frühestens in der 2. Hälfte des 20. Jahrhunderts gestorben.

Mit den Darstellungen wird kein Anspruch erhoben, die jeweilige Persönlichkeit umfassend in ihrer Biographie und ihren Leistungen darzustellen. Vielmehr geht es darum, vorwiegend anhand von Zitaten, dazu anzuregen, sich die jeweilige Biographie im Buchhandel oder in Bibliotheken zu besorgen und sich ein eigenes Bild zu machen.

Axel Munthe (1857 - 1949)

«Du kannst kein guter Arzt sein ohne Mitleid.»

A. Munthe hat im Alter von 70 Jahren – auf ein erfolgreiches Arztleben zurückblickend – einen autobiographischen Roman mit dem Titel «The story of San Michele» geschrieben, das in 40 Sprachen übersetzt und kürzlich in der deutschen Ausgabe zum 17. Mal aufgelegt wurde (1999).

Ein gut geschriebener, anregender Bericht über ein erlebnisreiches, langes und erfülltes Leben. D. Kerner (1967) schreibt über den Philosoph, Kosmopolit, Tierfreund ... Schriftsteller, und nicht zuletzt berühmten Arzt (er war u. a. Leibarzt des schwedischen Königshauses):

> «Axel Munthe besaß sämtliche Eigenschaften, die einem Arzt zum durchschlagenden Erfolg verhelfen können, nämlich ein relativ gediegenes Wissen, eine natürliche Begabung für die Heilkunst, ferner die Fähigkeit, dieselbe mit dem Schleier des Geheimnisses zu umgeben, was der Vertrauensbildung auf Seiten des Patienten vom Irrationalen her sehr entgegenkam» (S. 136).

Er zitiert: «Sein ganzes Wesen strahlte jene seltsame Macht aus, die wohl die beste Erklärung für seinen Ruhm als hervorragender Arzt bildet»

(J. Oliv). A. Munthe behandelte als Modearzt der Reichen in Paris und Rom gleichermaßen ohne Bezahlung seine Patienten in den Armenvierteln; er engagierte sich persönlich bei einem Erdbeben auf Ibiza, der Typhusepidemie auf Capri und der Choleraepidemie in Neapel. Darüber hinaus hat er sich mit wissenschaftlichen Fragen befasst (z.B. bei einem der ersten Versuche mit dem Behring-Serum gegen Diphterie). Sein Lebensbericht greift die Faust-Metapher auf, wenn er im 1. Kapitel als junger 18jähriger Medizinstudent dem Teufel seine Seele vermacht (weil er davon träumt, auf Capri sein Haus von San Michele zu bauen), und im letzten Kapitel, am Ende seines Lebens, im alten Turm über «den Schlaftrunk der Ewigkeit», die «Gottes-Mutter» und Thanatos philosophiert.

In seinem Lebensbericht setzt er sich selbstkritisch mit dem, was er getan und nicht getan hat, auseinander.

«Ich war kein guter Arzt, mein Studium war zu hastig, meine Ausbildung im Krankenhaus zu kurz gewesen, aber zweifellos war ich ein erfolgreicher Arzt. Was ist das Geheimnis des Erfolges? Vertrauen erwecken. Was ist Vertrauen? Wo entsteht es, im Kopf oder im Herzen? Entstammt es den höheren Schichten unseres Bewußtseins, oder ist es ein Baum der Erkenntnis des Guten und Bösen, dessen Wurzeln in die Tiefe unseres Seins hinabreichen? Auf welchen Wegen teilt sich das Vertrauen anderen mit? Wird es sichtbar im Auge, wird es vernehmbar im gesprochenen Wort? Ich weiß es nicht, weiß nur, es kann nicht aus Büchern erworben werden und nicht am Krankenbett. Es ist ein magisches Kleinod, durch Geburtsrecht dem einen gewährt, dem anderen versagt ... Ich entdeckte bald, daß mir diese unschätzbare Gabe ohne eigenen Verdienst beschert war. Ich entdeckte das noch rechtzeitig, denn ich war im Begriff, eingebildet und recht selbstzufrieden zu werden. So aber begriff ich, wie wenig ich wußte, und wandte mich mehr und mehr an Mutter Natur, die alte weise Pflegerin, um Rat und Hilfe. Schließlich hätte noch ein guter Arzt aus mir werden können, wäre ich bei der Hospitalarbeit und meinen armen Patienten geblieben. Aber dazu verlor ich alle Aussicht, denn nun wurde ich ein Modearzt. Wenn Ihr einem solchen begegnet, beobachtet vorsichtig aus sicherer Entfernung, eh Ihr Euch in seine Hände begebt. Er kann ein guter Arzt sein, aber in vielen Fällen ist er es nicht. Erstens ist er meist viel zu beschäftigt, um Eure langen Berichte geduldig anzuhören. Zweitens wird er fast immer zum Snob, wenn er es nicht von Natur aus ist» (S. 42).

Ein Freund fragte ihn: «Wenn Du mir doch das Geheimnis Deiner Erfolge und meiner Mißerfolge erklären könntest.» Und A. Munthe antwortete: «Vor allem ist es Glückssache ... Aber wir sind auch im Temperament verschieden; während ich Fortuna am Schopf packe, bleibst Du mit den Händen in der Tasche sitzen und läßt die Göttin vorbeifliegen. Ich bin überzeugt, daß Du vom menschlichen Körper in Gesundheit und Krankheit mehr weißt als ich; aber vielleicht weiß ich mehr von der Menschenseele, wenn Du auch doppelt so alt bist wie ich ... Du versuchst immer, Deinen Patienten zu erklären, was Du Dir nicht einmal selbst erklären kannst. Du vergißt, daß alles eine Frage des Glaubens und nicht des Wissens ist ... Sage ihnen, sie müßten dies oder das tun, dies oder jenes

Mittel nehmen, um geheilt zu werden, und wenn sie Dir nicht gehorchen wollten, müßten sie zu jemand anderem gehen ...» (S. 131).
Vom Glück verwöhnt, waren seine Nerven Misserfolgen nicht gewachsen (S. 220). Er hatte zeit seines Lebens an vielen Krankheiten zu leiden: TBC, Asthma, Schlaflosigkeit und schließlich eine Augenkrankheit, die fast zur völligen Erblindung führte. Mit großer Einfühlsamkeit erzählt A. Munthe in seinem Lebensbericht über Erfahrungen mit Patienten und Kollegen. So berichtet er über ein Gespräch mit Doktor Norström, der ihn zu überreden versuchte, seine Honorare von säumigen Patienten einzutreiben. «Unser Beruf», sagte ich, «sei ein heiliges Amt wie das des Priesters, wenn nicht noch heiliger, bei dem übermäßiges Geldverdienen verboten sein müßte. Ärzte sollten vom Staat bezahlt werden, gut bezahlt, wie in England die Richter. Diejenigen, denen das nicht paßte, sollten doch den Beruf aufgeben und an die Börse gehen oder einen Laden aufmachen» (S. 197), und fragt: «Warum gibt der Staat tausend Mal mehr Geld aus, um die Kunst des Tötens zu lehren als die des Heilens?» (S. 198)

Hermine Heusler-Edenhuizen (1872–1955)

«In der Beständigkeit liegt das Geheimnis des Erfolges»

Frau Dr. med. Hermine Edenhuizen war die erste in Deutschland ausgebildete Fachärztin für Frauenheilkunde und Geburtshilfe. Ihr Lebensweg ist beispielhaft dafür, wie schwierig es noch Anfang des 19. Jahrhunderts für Frauen war, nicht nur das Abitur zu machen, sondern auch noch Medizin zu studieren und dann diesen Beruf auch erfolgreich ausüben zu wollen.
Hermine Heusler-Edenhuizen beschreibt ihren Weg von der ostfriesischen Kindheit einer höheren Tochter im Kaiserreich zu einer der bekanntesten Ärztinnen in Deutschland. Sie war Gründungsvorsitzende des Deutschen Ärztinnenbundes, führend im bereits damals heftigen Kampf gegen den § 218. Sie war eine einfühlsame Frauenärztin, der entscheidende Erfolge gegen das Kindbettfieber gelangen.
Ihre anschaulich geschriebenen Lebenserinnerungen vermitteln das Bild einer Frau, die sich durch Schwierigkeiten und Probleme nicht irritieren lässt und – unterstützt durch ihren Mann – ihr berufliches und privates Leben miteinander verbinden und nachfolgenden Ärztinnengenerationen ein Vorbild geben kann.
Als Tochter eines ostfriesischen Landarztes hatte sie zusammen mit ihren sechs Geschwistern eine schwere Jugend, als im Alter von 12 Jahren ihre Mutter starb und ihr Vater den Verlust nur schwer ertragen konnte. Im Alter von 15 Jahren erkrankte sie an einer schweren Blinddarment-

zündung, die sich über ein Jahr hinzog und die sie nur durch ihre ungewöhnlich kräftige Konstitution bewältigen konnte. Durch Zufall erfuhr sie im Alter von 21 Jahren von den von der Frauenkämpferin Helene Lange in Berlin organisierten Gymnasialkursen für Frauen. Trotz anfänglichem Widerstand des Vaters gab dieser schließlich sein Einverständnis: «Ich lasse Dich gehen, aber schweren Herzens. Du sollst mir nie in Deinem Leben einen Vorwurf machen, aber ich tue es!» (S. 41). Nach bestandenem Abitur wollte sie Medizin studieren, was allerdings auf einige Schwierigkeiten stieß, da im Jahr 1898 Frauen noch nicht immatrikuliert wurden. Bestenfalls wurden sie als Gasthörerinnen geduldet, die jeden Dozenten persönlich um Erlaubnis bitten mussten, seine Vorlesung hören zu dürfen. Dies stieß oft genug auf Widerstand und Ablehnung. Auch von Seiten der Kommilitonen wurden die ersten Studentinnen keineswegs freudig begrüßt, sondern mehr oder weniger abgelehnt, mit Spott und Witzen diskriminiert:

> «Wir armen zwei Einzelgänger unter den 300 Männern, hochmütig! Wir mischten uns ja nur mit Grausen unter sie, die bei unserem Eintritt in den Vorlesungsraum als Äußerung ihrer Missbilligung regelmäßig mit den Füßen scharrten und dazu pfiffen. Zum ersten Kolleg kamen wir so früh, dass möglichst noch kein Student anwesend war. Aber bei den folgenden war es nicht zu vermeiden, dass wir eintraten, wenn das Auditorium halb oder ganz gefüllt war. Ein Platzgedränge wie heute gab es damals glücklicherweise nicht, sonst hätte man uns sicher mit Brachialgewalt ganz hinausgedrängt. Wir hatten im Gegenteil jeder seinen bestimmten Platz, den wir mit unseren Visitenkarten kennzeichneten. Unter Scharren und Tuscheln mussten wir uns den Weg bahnen. Den jungen Herren wurde dieser Tumult das ganze Semester hindurch nicht langweilig. Sie erlaubten sich im Gegenteil noch einen Extraspaß, indem sie taktlos Witze auf unsere Visitenkarten schrieben» (S. 51).

Später im Studium versuchten es die Kommilitonen mit «Minnebriefen» und «Den-Hof-Machen».

> «Ein andermal ließ sich ein ganz hartnäckiger Verehrer nicht abhalten, uns nach Hause zu begleiten. Unterwegs fing er vorsichtig an, gegen das Frauenstudium zu sprechen mit dem üblichen Hinweis, dass die Frau ins Haus gehöre, um schließlich mit dem Anspruch zu enden. ‹Wir werden sie ja doch alle wegheiraten!›. Außer einer gründlichen sofortigen Abfertigung von Frieda Busch musste es dieser nicht sehr fleißige Jüngling erleben, dass er 5 Jahre später als verbummelter Student bei mir als Assistenzärztin der Bonner Universitäts-Frauenklinik seine Examensarbeit zu absolvieren hatte. Er hatte dann alle Gedanken an ‹Wegheiraten› verloren und bat mich höflich um Hilfe» (S. 61).

Im April 1903 besteht sie ihr Staatsexamen mit der Note 1. Allerdings trug das wenig zur Korrektur von Vorurteilen bei. In der Öffentlichkeit hieß es jetzt: «Das sind Ausnahmen! Es gibt wohl ab und zu eine Frau, die solche Leistungen vollbringt, aber der Durchschnitt der Frauen ist dazu nicht imstande» (S. 70).

Ende des Jahres promoviert Hermine Edenhuizen summa cum laude an der Bonner Universität. Nach verschiedenen klinischen Tätigkeiten erhält sie 1906 das Angebot, als Volontarärztin an der Bonner Universitäts-Frauenklinik. Schon nach drei Wochen bietet ihr der Klinikleiter eine Assistentenstelle als Leiterin der geburtshilflichen Abteilung an.

«Zuerst traute ich meinen Ohren nicht. Eine Frau, etatmäßige Assistentin in Deutschland! Das war mehr, als ich mir mit kühnster Phantasie hätte ausmalen können. Dann aber meldete sich gleich das noch nicht ganz abreagierte Minderwertigkeitsgefühl: Werde ich es schaffen können? Und wieder kam das Verantwortungsgefühl für die Sache, das mir sagte: «Du musst es wagen!» So nahm ich an. Aber – ich hatte durchaus keine Erfahrung, war ja hergekommen, um zu lernen und sollte nun gleich die ganze Abteilung leiten, sollte Studenten anleiten und die Arbeit der Hebammen überwachen. Das war ja paradox! Mir grauste! – Ich musste mich wohl vor Sorge krumm gehalten haben, denn plötzlich redete mich der sehr nette Oberarzt, Prof. Reiffenscheid, an und fragte, was mich bedrücke. Da habe ich ihm meine Bedenken dargelegt und meine Angst, der Aufgabe nicht gewachsen zu sein. Der Oberarzt aber meinte, ich solle zunächst nur anfangen. Es sei alles nicht so schlimm, wie es aussehe, und wenn ich nicht weiter käme, sei er ja noch immer da, der mich jederzeit beraten würde. Und so entwickelte es sich» (S. 81).

1912 heiratete sie den Arzt Dr. med. Otto Heusler, mit dem sie eine 30-jährige Ehe mit zwei Kindern in wechselseitiger Toleranz und Unterstützung führen kann. Nach dem Abschluss ihrer Weiterbildung will sie sich als Frauenärztin niederlassen, muss sich aber erst einmal wieder mit den Widerständen ihrer ärztlichen Kollegen auseinandersetzen. «Zunächst einmal beschlossen die Ärztekammern, die Frauen nicht zu den Krankenkassen zuzulassen, denn in der kassenärztlichen Tätigkeit sah man dazumal ein Sprungbrett zu der bequemeren und einkömmlicheren Privatpraxis. Merkwürdigerweise bekamen die Ärztinnen aber trotzdem Zulauf, und zwar gerade aus Privatkreisen. Diesen Erfolgen sah man mit Unbehagen zu und schrieb Artikel gegen sie in Ärzteblättern und gelegentlich auch in öffentlichen Zeitschriften: Die Frau sei dem ärztlichen Beruf weder körperlich noch seelisch gewachsen, man müsse warnen. Dann kamen Hinweise auf die Abhängigkeit der Frau von ihren Sexualorganen. Zur Zeit der Menstruation sei die Frau nicht ganz zurechnungsfähig, schrieb ein Frauenarzt, darum müsse man Vorsicht walten lassen, sie zu Geburten heranzuziehen und ihr Operationen anzuvertrauen. Derselbe Frauenarzt aber pflegte keine Rücksicht zu nehmen auf die Menstruation seiner Hebammen und Ordensschwestern, denen wahrscheinlich keine kleine Verantwortung aufgebürdet ist!» (S. 108). 1910 gründet sie eine kleine Poliklinik in Berlin am Alexanderplatz, die schnell großen Zulauf erhielt.

Trotzdem stieß sie immer wieder auf Vorbehalte:

«Operation? – ‹Sie machen doch keine großen Operationen?› Wie oft bin ich das gefragt worden, sogar von Patientinnen, denen ich bei schweren Entbindungen erfolgreich geholfen hatte und die auch dankbar waren. Vor Operationen hatten und haben die Menschen einen merkwürdigen Respekt. Sie können gewöhnlich gar nicht angeben, was ihnen daran so stark imponiert. Die einen meinen, es gehöre besonders viel Körperkraft dazu, die anderen denken an ein Übermaß von Nervenkraft, und alle bewegen sich in etwas mystischen Vorstellungen von dieser Tätigkeit, vor der sie selbst Angst haben. Was jeder Chirurg besitzen muss, das ist Initiative, und die ist bei Frauen und bei Männern in gleicher Weise eine angeborene Eigenschaft, wobei sich von selbst ergibt, dass Frauen ohne Initiative weder studieren noch andere selbständige Arbeiten übernehmen, geschweige denn, Chirurgin werden. Wenn ich weiterhin klar zu machen versuche, dass es sich bei dem Operieren um eine erlernbare Technik handle, verbunden mit guten Kenntnissen und Erfahrungen, dann kamen die Zweifelnden mit dem Einwand der hohen Verantwortung. Als ob die Verantwortung des Operateurs eine größere ist als die des Geburtshelfers und die des Internisten! Verantwortung hat jeder Arzt. Sie ist seine Last, wenn er gewissenhaft ist. Unter ihr habe ich zeitweise regelrecht gelitten, doppelt gelitten, weil ich mir bewusst war, dass ich sie nicht nur für meine Patientinnen trug, sondern gleichzeitig auch für alle nach mir kommenden Fachkolleginnen; denn jeder Fehler, den ich als eine der ersten machte, würde weniger meiner Person zur Last gelegt werden als allgemein der ‹Frau als Chirurgin›. In dieser Art haben wir Ersten quasi als Schild gedient für die jetzige Generation, die von unseren inneren und äußeren Kämpfen schon fast nichts mehr weiß» (S. 111).

Hermine Heusler-Edenhuizen ist aber nicht nur Ärztin, sondern engagiert sich für Frauenfragen (z.B. §218) im Allgemeinen und für die Rechte von Ärztinnen im Besonderen. 1924 gründet sie den Bund Deutscher Ärztinnen, zu deren Vorsitzende sie gewählt wird.

Im Schlusswort ihrer Lebenserinnerungen stellt sie fest:

«Überdenke ich mein ganzes Leben, dann habe ich als Kind und junger Mensch ungewöhnlich viel Schweres erleben müssen, was sich in der melancholischen Umgebung und bei der ererbten Erregbarkeit stark auswirkte. Ich hatte aber zwei Persönlichkeiten zur Seite, die mich stützten. Das war der Vater, der mit seiner Strenge Haltung lehrte, und die Märchentante, die alles mit Milde verklärte und aus dem Erlebten eine innere Welt zu schaffen suchte. ... Mein früh erwachter Tatendrang und Opposition gegen Ungerechtigkeit und Unterdrückung wurde nicht gepflegt, aber auch nicht bekämpft. So konnte ich, als ich reif dazu war, mit unbeschnittener Kraft in den Kampf eintreten. Ein großes Glück ließ mich dabei Helene Lange als Führerin und Beschützerin finden und Frieda Busch als Arbeitskameradin. Unter Helene Langes ständiger Fürsorge haben wir beide 10 Jahre lang Seite an Seite miteinander gearbeitet, wobei mir die seelische Gleichmäßigkeit von Frieda Busch eine große psychische Stütze war. Am Ziel angelangt, fand ich schicksalhaft und immer wieder begleitet von schwersten seelischen Erschütterungen in meinem Mann den Lebenskameraden, der in selten guter Ergänzung mir half, die psychisch bedingten Schwierigkeiten im Beruf und Leben zu überwinden. So habe ich oftmals das Gefühl gehabt, als sei bei meinem Kampf eine Hand über mir gewesen, die mich führte. Es war aber wohl das starke Gesetz in mir, dem ich folgen musste, und das mich die Menschen finden ließ, die mir helfen konnten» (S. 157).

Auch wenn es heutzutage Frauen offenkundig viel leichter haben, den ärztlichen Beruf zu erlernen, so kann die Persönlichkeit von Frau Hermine Heusler-Edenhuizen jungen Studentinnen auch heute noch in vielem ein Vorbild sein zur erfolgreichen Überwindung von Schwierigkeiten in der Verbindung von beruflicher und privater Lebensgestaltung.

Ferdinand Sauerbruch (1875–1951)

«Die ‹Persönlichkeit des Arztes› ist nicht mehr das Wichtigste am Arztsein – welch ein Verlust für unseren Stand.»

Der Ritterkreuzträger, Generalarzt, Staatsrat, Geheimrat, Prof. Dr. med., Dr. med. h.c. und Direktor der Chirurgischen Universitätsklinik Berlin war ein weltweit gefragter, erfolgreicher Operateur, der in die Geschichte nicht nur der Chirurgie, sondern auch der Medizin eingegangen ist, mit der Entwicklung der Unterdruckkammer zu Operationen an der Lunge, der Paravertebralen Thorakoplastik, einer Handprothese (der Sauerbruch-Hand) und der «Umkipp-Plastik». Seine Autobiographie wurde über fünfzigtausend Mal verkauft, ein über ihn 1954 gedrehter Film war ein großer Erfolg und trotzdem ist er 50 Jahre nach seinem Tod bei den nachgewachsenen Generationen weitgehend unbekannt. Dabei kann das Leben dieses großen Chirurgen und insbesondere seine Autobiographie auch heute noch angehenden Ärzten als Vorbild dienen.

Er hat es im Leben nicht immer leicht gehabt und früh gelernt, sich durchzusetzen zu müssen. Dabei konnte er – wie viele erfolgreiche Menschen – mit der bedingungslosen Unterstützung seiner Eltern rechnen. Hierzu ein Beispiel aus seiner Schulzeit. Ein Lehrer fühlte sich durch das Verhalten des Schülers Sauerbruch brüskiert und verspottet:

> «Er schrieb meiner Mutter einen Brief. Er gab ihr den Rat, mich von der Schule zu nehmen. Im Abitur werde ich sicherlich durchfallen. Mich auf der Schule zu lassen sei vertane Zeit und vertanes Geld. Ein Handwerk zu erlernen, das sei für mich das einzig Richtige. Er schrieb weiter, ich benähme mich in einem ungewöhnlichen Maße unverständig und töricht. Meine Geistesgaben würden niemals ausreichen, um mir ein Auskommen in einem geistigen Beruf zu sichern.
>
> Meine gute Mutter war bis dahin überzeugt gewesen, dass jede Meinungsäußerung eines Lehrers im Wort aus den Evangelien gleichzusetzen war.
>
> Ich war zu Hause, als der Brief eintraf. Natürlich wurde mir ungemütlich zumute, als meine Mutter mit ihrem feinen Messerchen das Kuvert aufschnitt. Während sie las, verfärbte sie sich. Schweigend stand sie auf, schweigend zog sie sich an, und schweigend verließ sie das Haus.
>
> Sie ging zum Lehrer und machte diesem Mann eine fürchterliche Szene. Sie berichtete mir, als sie wieder zurückgekommen war. Dem Lehrer hatte sie gesagt:

‹Wat sind sie denn nun schon Großes geworden? Ich werde Ihnen mal etwa sagen. Mein Jöngken ist klüger als sie! und aus dem wird mal mehr als aus Ihnen! Guten Tag.›

Mich packte das blanke Entsetzen. Dass ich, nach diesem Naturereignis glücklich durch das Abitur kommen sollte, war eine Unmöglichkeit. Für meine damaligen Verhältnisse vollbrachte ich am nächsten Morgen eine wahre Heldentat. Ich ließ mich beim Direktor melden und bat ihn um Entschuldigung. Das Ganze sei mir schrecklich, beteuerte ich.

Der Direktor gehörte zu jenen Lehrern, die mich gerne mochten. Etwas unsicher sah er mich an und sagte dann: ‹Machen Sie sich keine Sorgen, ich werde Ihnen helfen›. Ein halbes Jahr später bestand ich dann zu meinem Erstaunen das Abitur» (S. 27).

Mit 20 Jahren, gleich nach dem Abitur, begann er das Studium im Marburg. «Das Jahr in Marburg war das Nichtssagendste in meinem Leben. Ich studierte brav und fleißig Naturwissenschaften und fand in dem Stoff keine Schwierigkeiten. Ich muss gestehen, dass das Studium mich nicht sehr fesselte; denn, gab ich mich mit den Pflanzen ab, so sagte ich mir unablässig, das man sich doch eigentlich mit den Menschen befassen sollte; trieb ich Physik oder Chemie, so beschäftigte mich immerzu die Frage, wie diese Erkenntnisse den Menschen helfen könnten. Hier in Marburg fand ich mein eigentliches Interessengebiet. Das war der Mensch. Nur die Wissenschaft in ihrer Beziehung zum Menschen und zum Menschlichen regte mich an» (S. 30).

Da er in der Schule nicht Griechisch gelernt hatte, musste er nach gut bestandenem Physikum das Graecum nachholen, wobei er durchfiel und mit großer Mühe die Prüfung nachholen musste. Dann aber begann das eigentliche Medizinstudium und begeistert schreibt er:

«Den Ariadnefaden, der mich durch das Labyrinth des Daseins leiten sollte, hatte ich endlich in der Hand. Ich habe es nie bedauert, mich der Heilkunst verschrieben zu haben, aber als junger Bursche an der Universität in Leipzig war ich völlig verzaubert; der Schweizer Arzt Geheimrat His dozierte über Anatomie. Am Ende der Tage, wenn es die anderen Studenten zum Bier und sonstigen Dingen trieb, hockte ich noch in der Anatomie und studierte das Skelett und die Muskulatur des menschlichen Körpers. Ich war fasziniert von der Ordnung des menschlichen Gebeins und Kraftquellen, die es bewegten».

Der Anatomieprofessor sprach ihn an mit den Worten: «‹Ich beobachte sie schon seit einiger Zeit, Sauerbruch, da sitzen sie immer hier ganz allein herum und präparieren. Interessiert Sie Anatomie wirklich so sehr?› Völlig der Wahrheit entsprechend bejahte ich die Frage des Anatomen und erzählte ihm von meiner Begeisterung für alles, was mit dem Menschen zusammenhängt ... Am Ende der Unterhaltung hatte ich die Gewissheit, das große Los gewonnen zu haben, denn His bot mir an: ein Zimmer in seiner Klinik, womit auch ‹freie Verpflegung› verbunden war. Das war fantastisch! Die Befreiung aus peinlichen materiellen Nöten. Aus nagenden Sorgen heraus wurde ich in den Himmel völliger Sorglosigkeit versetzt. Ich dankte es dem Geheimrat damit, dass ich ein besessener Schüler wurde» (S. 40). Das war charakteristisch für ihn, er hatte früh gelernt nie aufzugeben. Die erste von ihm für Tierversuche entwickelte Unterdruckkammer versagte, als er sie seinem Chef vorführen wollte, wobei das Versuchstier starb. Es kam zu einem Streit mit dem Chef und er musste die Klinik verlassen. Er suchte sich eine andere Klinik um die Versuche weiterzuführen und konnte seinen ehemaligen Chef überzeugen, sich das Experiment noch einmal anzusehen, und diesmal gelang es. Sauerbruch wurde wieder in die Klinik des damals weltberühmten Geheimrates von Mikulicz aufgenommen, der sein großes Vorbild wurde und selber die erste Operation in der Unterdruckkammer an einem Patienten durchführte, die wiederum misslang. Nach einer akribischen Untersuchung der möglichen Fehler wurde eine zweite Operation angesetzt, die diesmal gelang und die Grundlage bildete für eine Chirurgenkarriere, die weltweite Beachtung und Anerkennung fand. Als Assistenzarzt arbeitete er in Breslau, Marburg, Zürich, München und schließlich in der Landeshauptstadt Berlin. Über seine Zeit in Breslau schreibt er: «Mein Leben spielte sich in der Klinik ab. Ich hatte mir in der Stadt ein Zimmer gemietet, dass sich im wesentlichen nicht von der «Bude» eines Studenten unterschied. Dort schlief ich nur des Nachts bis ich später in der Klinik selber ein Zimmer erhielt und überhaupt nicht mehr aus dem Haus kam. An die Stadt habe ich aus jener Zeit kaum eine Erinnerung. Die Klinik war alles für mich; ich erschien am frühen Morgen und verließ sie in der späten Nacht. Für uns Ärzte gab es einen Aufenthaltsraum, das ‹Casino›. Das begann insofern eine Rolle in meinem Leben zu spielen, als ich unsere Unterhaltungen, unsere Gespräche, unsere Überlegungen um das Medizinische und um das Chirurgische vor allem dort abspielten. Von den Operationen noch stark beeindruckt, kamen die Kollegen im Casino zusammen. Der Verlauf der vielen verschiedenen Eingriffe wurde diskutiert, man unterhielt sich angeregt über die einzelnen Fälle, theoretisierte heftig, man lebte mit einem Wort in einer Chirurgenwelt, in die das Draußen kaum eindrang» (S. 68). Sauerbruch entwickelte sich nicht nur zum exzellenten Operateur, sondern hatte sein ganzes Leben hindurch den Anspruch, seinen Patienten ein guter Arzt zu sein.

In seiner Autobiographie finden sich viele Hinweise für sein Verständnis des ärztlichen Berufes: «Unter den 2 Milliarden Menschen auf der Welt gibt es keine Uniformität, jeder unterscheidet sich von jedem, keiner steht im Lehrbuch, jeder ist ein Sonderfall. Dies zeigt sich vor allem bei uns Chirurgen, die wir in unseren Operationssälen immer wieder absolut einmalige Beobachtungen machen können» (S. 403). Sein Verständnis des Chirurgen beschränkt sich nicht auf das Operieren. So stellt er fest, «dass sich das Wirken des Arztes, der als Chirurg arbeitet, keineswegs auf das blutige Handwerk beschränkt. Im Gegenteil haben Chirurgen sich eingehend um die Ursachen oder, sagen wir besser, die seelische Kulisse des Krankheitsgeschehens bemüht, die sich so oft der klinischen Untersuchung entzieht. Ausgerechnet Chirurgen waren frühzeitig Anhänger der Lehre von der seelischen Bedingtheit zahlreicher körperlichen Krankheiten. Man nennt die Lehre heute ‹psychosomatische Medizin›» (S. 340). Die diesbezügliche Haltung belegte er anschaulich an dem Worttext einer von ihm gehaltenen Vorlesung über die Basedowsche Krankheit (S. 341 ff.).

Seine Einstellung zur Spannung zwischen ärztlicher Kunst und naturwissenschaftlicher Medizin wird in folgendem Zitat deutlich: «Ich habe es oft gesagt: die Medizin ist eine Naturwissenschaft; aber das Arzttum ist keine Naturwissenschaft, sondern das Arzttum ist das Letzte und Schönste und Größte an Beziehungen von Mensch zu Mensch. Das Arzttum ist das Königliche; die Naturwissenschaften sind die Minister dieses Königs, die dienen müssen und nicht herrschen dürfen, und in dieser glücklichen Vereinbarung zwischen Arzttum und Wissenschaft, in dieser künstlerischen Vereinigung in der Person des Arztes entsteht das, was wir wieder brauchen: der große Arzt, der Verständnis für alles Gewaltige an Wundern, Schönem und Großem hat, was uns im Leben und im kranken Leben klinisch, ärztlich und menschlich begegnet» (S. 456). Und weiter: «In jeder Kultur finden sich 2 Grundideen: die gewaltige Arbeits- und Schaffensenergie, der verstandesmäßige Trieb nach Erkenntnis, und daneben das dem Gefühl entstammende Verlagen sozialen Verstehens, dienender Menschenliebe und hilfreicher Betätigung. Die Doppelnatur macht auch das Wesen der Heilkunde aus und in ihr liegt der Schlüssel zu ihrer Größe und das Verständnis für ihre allgemeine Bedeutung» (S. 638). Und: «Der Chirurg vor allen Dingen, muss empfinden, dass sein Fach, das ja wie kaum ein anderes auf nüchternen, klaren Vorstellungen beruht, eine erhebliche Ergänzung notwendig hat, wenn es zur Kunst werden soll» (S. 637). Kritisch stellt er fest: «Operieren ist so leicht geworden! – Darin liegt auch eine große Verführung, der die modernen Chirurgen erliegen können, wenn zum Können nicht das Erkennen tritt. Operieren ist vielleicht nicht leichter geworden, aber viel gefahrloser als selbst zu der Zeit, da ich begann. Und deshalb besteht immer die Möglichkeit, dass man sich leichter, leichtfertiger als früher dazu entschließt» (S. 336).

In seiner Münchner Klinik wurde er von Röntgen als Patient konsultiert. «Mit Röntgen unterhielt ich mich über seine Erfindung. Ich war böse auf die Strahlen, die uns Ärzte dazu verleiten, die hohe Kunst der Diagnose zu vernachlässigen und sie einem Foto zu überlassen. ‹Ein Röntgenbild›, sagte ich ‹soll die Bestätigung einer klinischen Krankheitsdiagnose sein, nicht ihr Ausgangspunkt. Mit den Sinnen, seinen Händen und seinem Kopf muss der Arzt die Diagnose machen, nicht mit einem toten Mechanismus!›» (S. 413).

Er war ein autoritärer Chef, rauh, aber herzlich und humorvoll und erwartete von seinen Assistenzärzten uneingeschränkten Einsatz für die Klinik und ihre Patienten: «Ich habe es nie gerne gesehen, wenn meine jungen Assistenten sich verlobten oder gar verheirateten. Ich war immer der Meinung ... dass die jungen Ärzte mit ihrer Klinik verheiratet waren. So galt in meiner Klinik in München das ungeschriebene Gesetz des Zölibats, das nicht ungestraft durchbrochen werden durfte. Dabei war nicht an Priestertum, sondern an Zeit und Arbeit gedacht» (S. 412). Eine derartige bedingungslose Forderung von Arbeitseinsatz und Arbeitsleistung musste Widerstand und Kritik auslösen, die ihn aber nicht von seiner Haltung abbringen konnte. Sein eigener großer Einsatz und seine Menschlichkeit, auch im Zugeben von Fehlern, hat nicht nur zu einer breiten nationalen und internationalen Anerkennung geführt, sondern auch zur Entwicklung einer ‹Sauerbruch-Schule›, aus der in der Folge eine Vielzahl großer, berühmter Chirurgen hervorgegangen ist. Spontan und wie selbstverständlich hat er sich immer für leidende Menschen und für Gerechtigkeit eingesetzt, u. a. als sein Kollege August Bier öffentlich wegen seiner positiven Bewertung der Homöopathie kritisiert wurde. Sauerbruch meldete sich zu Wort und stellte fest: «Die Schulmedizin mit ihrer ablehnenden Haltung gegenüber der Homöopathie übersieht sehr viel Gutes, was die Homöopathie als Arzneikunst enthält ... man sollte gerade in naturwissenschaftlich denkenden Kreisen Verständnis und Dankbarkeit für große Ideen und auch für große Persönlichkeiten haben, wenn sie sich auch im Einzelnen irrten ... erleichtert wird diese Auffassung, wenn man denkt, wie viele Irrtümer auch unsere Schulmedizin in sich birgt, die erst später entdeckt wurden, und wie viele sie noch trägt, die erst eine spätere Zeit erkennen wird» (S. 461).

Albert Schweitzer (1875–1965)

«Ich bin ganz erschüttert, dass mir so ein herrlicher Beruf bestimmt ist; das macht, dass ich innerlich unangefochten meinen Weg gehe.»

A. Schweitzer ist auch heute noch den meisten Medizinstudenten bekannt und einer der wenigen, die bei der Frage nach ärztlichen Vorbildern genannt werden.

Albert Schweitzer wurde 1875 im Elsass geboren, begann 1883 ein Studium der Theologie und Philosophie, das er sechs Jahre später mit einer über 300 Druckseiten umfassenden Dissertation über Kant abschloss. Drei Jahre später habilitierte er sich an der Evangelisch-Theologischen Fakultät in Straßburg. Nebenbei hatte er sich zu einem hervorragenden Orgelspieler entwickelt. Nachdem er in einem Vortrag von der unzureichenden Gesundheitsversorgung der Schwarzen in Afrika erfährt, entschließt er sich, seinem Leben eine neue Richtung zu geben. Er schreibt seinen Eltern und seinen nächsten Bekannten einen Brief, in dem er ihnen seinen Entschluss mitteilt, im kommenden Wintersemester mit dem Medizinstudium anzufangen, um später als Arzt nach Äquatorial-Afrika zu gehen. Sein Hauptmotiv war, dass er das ihm bisher erfahrene Lebensglück nicht als etwas Selbstverständliches hinnehmen dürfe, sondern etwas dafür geben müsse. Schon während seines Theologiestudiums hatte er immer wieder an die gedacht, die bedingt durch materielle Umstände oder Gesundheitsstörungen nicht das Glück hatten, «studieren zu dürfen und in Wissenschaft und Kunst etwas leisten zu können».

Das Bedürfnis, Wesentliches beizutragen, um das Leid anderer Menschen zu mindern, eine Aufgabe zu haben, die dem eigenen Leben Sinn und Ziel gibt, brachte A. Schweitzer dazu, sich im Alter von 30 Jahren für seinen zukünftigen Lebensweg zu entscheiden. Arzt wollte er werden, «um ohne irgendein Reden wirken zu können». In der kürzest möglichen Zeit absolviert er sein Medizinstudium und schreibt quasi nebenbei noch ein grundlegendes, vielbeachtetes Buch über Johann Sebastian Bach, mit dem er sich im Geist verbunden fühlte: «Was mir Bach ist? – ein Tröster. Er gibt mir den Glauben, dass in der Kunst wie im Leben das wahrhaft Wahre nicht ignoriert und nicht unterdrückt werden kann, auch keiner Menschenhilfe bedarf, sondern sich durch seine eigene Kraft durchsetzt, wenn seine Zeit gekommen. Dieses Glaubens bedürfen wir, um zu leben. Er hatte ihn. So schuf er in kleinen, engen Verhältnissen, ohne zu ermüden und zu verzagen, ohne die Welt zu rufen, dass sie von seinen Werken Kenntnis nehme, ohne etwas zu tun, sie der Zukunft zu erhalten, einzig bemüht, das Wahre zu schaffen» (zit. n. H. Steffahn, 1979).

Nach seiner Approbation und Promotion bricht er auf zu seinem ersten Afrikaaufenthalt in Lambarene im Kongo, um dort ein Krankenhaus zur Versorgung der Eingeborenen aufzubauen. Als Folge des Ersten Weltkriegs wird er als Deutscher von den Franzosen gefangen genommen und in Bordeaux interniert. Er bekommt eine Dysenterie, eine Darmoperation, und ein Jahr später wird eine zweite Operation notwendig. Schweitzer setzt seine philosophischen Arbeiten fort, gibt Orgelkonzerte und sammelt Geld für das Krankenhaus in Lambarene. Sein weiteres Leben war bestimmt durch insgesamt 13 Arbeitsaufenthalte in Lambarene und zwischenzeitliche internationale Aktivitäten zum Sammeln von Unterstützungsgeldern sowie zur Erarbeitung philosophischer Veröffentlichungen. Neben vielen anderen Ehrungen erhält er im Alter von 78 Jahren den Friedensnobelpreis. Im 90. Lebensjahr lassen die Kräfte immer mehr nach. Trotzdem schreibt er in seinem letzten Brief, dass es ihm gesundheitlich gut ginge.

Ein wahrhaft gelungenes Leben, nicht ohne Leid und Schwierigkeiten, Anfechtungen, Probleme, ein Leben voller Arbeit und selbstgewählter Aufgaben, ein Leben, dem seine Mitmenschen Achtung und Respekt nicht vorenthalten konnten, so dass Albert Schweitzer schreiben konnte: «Ich bin ganz erschüttert, dass mir ein so herrlicher Beruf bestimmt ist; das macht, dass ich innerlich unangefochten meinen Weg gehe.» Seinen Mitmenschen riet er: «Tut die Augen auf und suchet, wo ein Mensch oder einem Menschen gewidmetes Werk ein bisschen Zeit, ein bisschen Freundlichkeit, ein bisschen Teilnahme, ein bisschen Gesellschaft, ein bisschen Arbeit eines Menschen braucht. Vielleicht ist es ein Einsamer oder ein Verbitterter oder ein Kranker oder ein Ungeschickter, dem du etwas sein kannst... Suche, ob sich nicht eine Anlage für Dein Menschtum findet, lass Dich nicht abschrecken, wenn Du warten oder experimentieren musst, auch auf Enttäuschungen sei gefasst, aber lass dir ... ein Amt, in dem Du Dich als Mensch an Menschen ausgibst, nicht entgehen. Es ist Dir eines bestimmt, wenn Du es nur richtig willst».

Albert Schweitzer hat den Arztberuf erlernt, um den kranken Menschen in Afrika helfen zu können. Seine diesbezüglichen Motive hat er folgendermaßen beschrieben:

«Vielfach wird die Notwendigkeit, den Eingeborenen der Kolonien ärztliche Hilfe zu bringen, damit begründet, dass es gelte, das Menschenmaterial zu erhalten, ohne welches die Kolonien wertlos würden. In Wirklichkeit aber handelt es sich um vielmehr als um eine wirtschaftliche Frage. Es ist undenkbar, dass wir Kulturvölker den uns durch die Wissenschaft zuteil gewordenen Reichtum in Mitteln gegen Krankheit, Schmerz und Tod für uns behalten. Wenn irgendwelches ethische Denken unter uns ist, so können wir nicht anders, als ihn auch denen zugutekommen lassen, die in der Ferne noch größerer körperlicher Not unterworfen sind als wir. Neben den von den Regierungen entsandten Ärzten, die immer nur hinreichen werden, einen Teil der zu tuenden Arbeit zu bewältigen, müssen auch andere hinausgehen, die von der menschlichen Gesellschaft als solcher beauftragt sind. Wer unter uns durch das, was er erlebt hat, wissend geworden ist über Schmerz und Angst, muss mithelfen, dass denen draußen in leiblicher Not Hilfe zuteil werde, wie sie ihm widerfuhr. Er gehört nicht mehr ganz sich selber an, sondern ist Bruder all derer geworden, die leiden. Der ‹Brüderschaft der vom Schmerz Gezeichneten› liegt das ärztliche Humanitätswerk in den Kolonien offen. Als ihre Beauftragten sollen Ärzte unter den Elenden in der Ferne vollbringen, was im Namen der wahren Kultur vollbracht werden muss. Im Vertrauen auf die elementare Wahrheit, die dem Gedanken der ‹Brüderschaft der vom Schmerz Gezeichneten› innewohnt, habe ich das Spital zu Lambarene zu gründen gewagt» (S. 145).

Wenn auch manche der Formulierungen unserem heutigen Sprachgefühl nicht mehr entsprechen, so ist die Aussage doch eindeutig und überzeugend; mag denjenigen, die unter den derzeitigen Medizinstudenten daran denken, in den Dritte-Welt-Ländern ihren Arztberuf auszuüben, Mut machen, dem Vorbild Albert Schweitzers zu folgen.

Karl Jaspers (1883–1969)

«Ich arbeite, ich tue sonst nichts.»

Karl Jaspers ist das Beispiel für jemanden, der denkbar ungünstige Voraussetzungen hatte. Er war sein Leben lang krank und musste dem in seiner Lebensgestaltung Rechnung tragen. Kurz nach Abschluss seiner Gymnasialzeit wurde die Krankheit diagnostiziert: Bronchiektasen in der Lunge, in früheren Jahren angegriffene Nieren, durch zunehmendes Emphysem Herzinsuffizienz. Die ärztliche Empfehlung war der Verzicht auf jegliche physische Anstrengung und damit auf ein normales Leben, regelmäßige Entleerung des Auswurfs (bis zu 40 cm^3) in kleinen Mengen stündlich in größeren zwei- bis dreimal täglich. Wurde sie unterlassen, stellte sich bald Fieber ein, Schüttelfrost, Blutspucken, aktue Lungenerkrankung. Auch bei einer sehr regelmäßigen Lebensführung war die voraussichtliche Lebenserwartung nicht sehr hoch (H. Saner, 1996, S. 18). Aufgrund dieser Diagnose änderte Jaspers seine Lebensplanung, gab sein Jurastudium auf und entschloss sich, Medizin zu studieren. Sein Plan, den er seinem Vater brieflich mitteilte, war:

> «Ich mache nach der vorgeschriebenen Semesterzahl mein Staatsexamen. Glaube ich dann noch, wie jetzt, die Fähigkeit zu haben, gehe ich zur Psychiatrie und Psychologie über, dann würde ich zunächst Arzt in einer Irrenanstalt oder Assistent bei einem Universitätspsychiater. Schließlich würde ich vielleicht die akademische Laufbahn ergreifen, nach dem Vorbild Kraepelins in Heidelberg ... die Philosophie ... würde durch die Medizin und Naturwissenschaften bei mir nur noch mehr belebt werden. Sie würde mich hoffentlich vor Einseitigkeit, dem üblen naturwissenschaftlichen Hochmut bewahren. Sie würde dem Leben überhaupt Gehalt geben».

Gesagt, getan. Jaspers studierte Medizin in Berlin, Göttingen und Heidelberg und nutzte die Semesterferien zu eigenen Studien. Die Vorgabe war, dass die Krankheit keine langen Arbeitszeiten zuließ: «Also Vorlesungen nur in geringem Ausmaß hören; durch passend verteiltes Schwänzen sich frisch halten. Die notwendigen Scheine sich mit Geschick erjagen ... dafür die wirklich guten Bücher selber lesen; aber auf die Lektüre wiederum nicht zu viel Zeit verwenden. Das Schwergewicht, wo immer möglich, auf die eigene Anschauung legen. Aus ihr heraus naturwissenschaftlich und medizinische denken lernen. Das Studium soll so zu einer sehenden und einer denkenden Versenkung in die Natur werden, die den Weg zum Menschen freilegt. Denn mein Gebiet ist der Mensch, zu nichts anderem hätte ich dauernd Fähigkeit und Lust» (S. 22). H. Saner schreibt weiter in seiner Biographie: «Obwohl Jaspers täglich höchstens 7 Stunden arbeiten konnte und auch noch einen Teil dieser Zeit für Dichtung und Philosophie freihielt, wurde er durch das rationelle, kontinuierliche, von Anschauung durchdrungene Lernen ein Student, der in den praktischen

Übungen gelegentlich seine Lehrer in Erstaunen setzte. Als er im Physikum ... den Rückenmarkbau darstellen sollte, schilderte er vorerst die Methoden, durch die man die Anschauung gewinnt und sezierte dann den Bau» (S. 23).

«Das gleichmäßige Arbeiten vollzog sich in diesen Jahren auf dem Hintergrund der großen Variationsbreite der Stimmungen. Das Bewusstsein, endlich eine Sache zu haben erfüllte ihn mit einer beschwingten Munterkeit; die Erfahrung des Krankseins, durch das er immer wieder versagte, trieb ihn in schwere Krisen... Die Krankheit isolierte ihn. Er hatte das Bedürfnis des seelischen Anschlusses, aber das Gefühl der Unterlegenheit im Leben einerseits, der Überlegenheit in der Freiheit andererseits... Er war zur Einsamkeit verdammt, zum Verzicht auf das durchschnittliche Glück genötigt. – Was tun? Wer dieses Dasein wählt, muss dem Schmerz seine richtige Stelle anweisen und dann versuchen aus der verkrüppelt aufgewachsenen Pflanze soviel (zu) machen als irgend möglich ist. Ein Mediziner ließ sich daraus machen. Jaspers bestand die Examen mit Leichtigkeit, ohne je für sie zu pauken» (S. 24).

Dem Studenten war klar, «dass ich Mediziner werden musste, um im Laufe der Zeit so leben zu lernen, wie es meinem Körper zuträglich ist». Am Ende seines Studiums lernt Jaspers seine spätere Frau kennen, die, ohne es je als ein Opfer zu empfinden, ihr Dasein für die Erhaltung des seinen einsetzte. Sie war für ihn «der Arm in der Welt», sie vermittelte Sicherheit und ermöglichte ein Leben, dessen ganze Bewegtheit im Geist lag.

Schon als junger Mann notierte er sich die Grundsätze für sein geistiges Leben, an die er sich bis ins hohe Alter gehalten hat. «Erstens: Sehr regelmäßige Lebensführung. Um zehn Uhr im Bett liegen. Sieben bis acht Uhr aufstehen. Zu bestimmter Zeit essen. Nachtisch, Ruhe und bequemes Liegen, aber kein Schlaf. Zweitens: Genaue und bewusste Einteilung der geistigen Arbeit. Drittens: Vorsichtiges Verhalten bei allen körperlichen Störungen. Viertens: Im Falle man mich veranlassen will, etwas zu tun, was meiner Lebensordnung widerspricht ... muss ich mir eventuell ohne Zagen die Verachtung ... geschehen lassen» (zit. nach H. Saner, S. 115). Die Art der Arbeit wurde durch die Krankheit bestimmt: «In der geistigen Tätigkeit ... liegt doch die einzige Wirkungsmöglichkeit für mich» – und «Mein Dasein machte es notwendig, in der winzigen Erfahrung die Vertretung umfassender Ereignisse, im Kleinen den Spiegel des Großen zu sehen».

Als Ergebnis dieser Lebensgestaltung konnte Karl Jaspers trotz des lebenslangen Leidens an seiner Krankheit ein Alter von 82 Jahren erreichen, in seinem Arbeitsleben ein über ihn hinausreichendes Werk schaffen, bei alledem in den letzten Lebensmonaten «fast nur noch Opfer – ausgeliefert den Erniedrigungen der letzten Krankheiten», feststellen: «Aber ich lebe immer noch gerne». Die entscheidende Grundlage für diese Lebensführung war die verlässliche, anregende und von Liebe getragene Beziehung zu seiner Ehefrau. Und so stellt H. Saner abschließend in seiner Biographie fest: «Dass er bei den kärglichen, physischen Gaben der Natur produktiv blieb bis ins hohe Alter, seelisch gesund, in der lebenslangen

Krankheit heiter und ohne Hypochondrie, obwohl die tägliche Therapie ihn an den Rand des Ekels führte, menschenfreundlich wurde und weltoffen war, obwohl die Schwäche des Körpers ihn von der Gesellschaft fernhielt, eine gesunde Vernunft, obwohl er das Dasein einer Ausnahme führen musste: all das war ihr gemeinsames Werk, nicht bloß eine Leistung der Lebensklugheit, sondern mit eine Leistung der Philosophie» (S. 121).

Karl Jaspers hat mit seinem Lebenswerk gezeigt, dass es auch bei äußerst ungünstigen, schwierigen Voraussetzungen gelingen kann, seinem Leben eine Gestalt zu geben.

Krankheit als Chance für die Konzentration auf das Wesentliche, für den Anfang einer neuen Lebensphase ist ein Phänomen, das sich an vielen durch ihre Lebensleistungen berühmten Menschen belegen lässt. Franz von Assisi und Ignatius von Loyola haben im Anschluss an schwere körperliche Krankheiten ihr weltliches Leben aufgegeben und eine neue Identität als Bettelmönche begonnen. Der Schweizer Psychoanalytiker C.G. Jung erlitt im Lebensalter von 69 Jahren, kurz nach dem er an die Universität Basel als Professor für Medizinische Psychologie berufen worden war, einen Unfall, bei dem er sich den Fuß brach. Kurz darauf hatte er einen Herzinfarkt, worauf er in unmittelbare Lebensgefahr geriet. Jahre später schreibt er in seinen Erinnerungen «Nach der Krankheit begann eine fruchtbare Zeit der Arbeit für mich. Viele meiner Hauptwerke sind erst danach entstanden. Die Erkenntnis – oder die Anschauung vom Ende aller Dinge – gaben mir den Mut zu neuen Formulierungen. Ich versuchte, nicht mehr meine eigene Meinung durchzusetzen, sondern vertraute mich dem Strom der Gedanken an. So kam ein Problem nach dem anderen an mich heran und reifte zur Gestaltung. Es war aber noch ein anderes, das ich mir aus der Krankheit ergab. Ich könnte es formulieren als ein Ja-Sagen zum Sein – ein unbedingtes «Ja» zu dem was ist, ohne subjektive Einwände. Die Bedingungen des Daseins annehmen, so wie ich sie sehe – so wie ich sie verstehe. Mein eigenes Wesen akzeptieren, so wie ich eben bin. Zur Beginn der Krankheit hatte ich das Gefühl einen Irrtum in meiner Einstellung begangen zu haben und darum für den Unfall gewissermaßen selbst verantwortlich zu sein. Aber, wenn man die Individuationswege geht, wenn man das Leben lebt, muss man auch den Irrtum in Kauf nehmen, sonst wäre das Leben nicht vollständig. Es gibt nicht die Garantie – in keinem Augenblick –, nicht in einen Irrtum zu geraten und in eine tödliche Gefahr. Man meint vielleicht, es gebe einen sicheren Weg, aber das wäre der Weg der Toten. Dann geschieht nichts mehr oder auf keinen Fall das Richtige. Der den sicheren Weg geht, ist so gut wie tot. Erst nach der Krankheit verstand ich, wie wichtig das Ja-Sagen zum eigenen Schicksal ist» (A. Jaffé, 1979).

Janusz Korczak (1887–1942)

«Sie irren sich, nicht jeder ist ein Schuft.»

Janusz Korczak war ein Mann, der dazwischen steht; eigentlich hieß er Henryk Goldszmit, er hat Medizin studiert und kurze Zeit erfolgreich als Arzt praktiziert, bekannt geworden ist er als Schriftsteller, fast 30 Jahre seines Lebens hat er als Leiter und Pädagoge in einem Waisenhaus in Warschau gearbeitet, um im Zusammenhang mit der «Endlösung der Judenfrage» durch die Nationalsozialisten mit seinen Kindern ins KZ zu gehen und dort zu sterben.

Sein Biograph Wolfgang Pelzer (1987) schildert ihn als konsequenten und engagierten Kämpfer für die Humanität, insbesondere für das «Recht der Kinder auf Achtung» (S. 72). Programmatisch stellt er fest: «Das Kind wird nicht erst Mensch, es ist schon einer» (S. 58). Korczak kämpfte gegen Unduldsamkeit und Verständnislosigkeit der Erwachsenen, mit denen er es zu tun hatte. «Ein Erwachsener sagt zu einem Kind: ‹Du darfst nicht, du kannst es nicht› – und hat es gleich vergessen. Er weiß nicht einmal, was für Schmerz er bereitet» (S. 98). Seiner Meinung nach hat ein Kind das Recht auf Risiken, die es eingehen muss, um das Leben gewinnen zu können. Er kämpfte für «das Recht des Kindes auf den heutigen Tag» (S. 52). Mit seinen Waisenkindern versuchte er, die Ideen der Reformpädagogik im Hinblick auf die Selbstverwirklichung des Kindes in der Gemeinschaft und den Schutz des Lebens als höchstes Gut umzusetzen und zu fördern. Korczak studierte von 1898 bis 1904 an der Universität Warschau Medizin und schloss seine Ausbildung mit der Approbation ab. Schon während der Studienjahre begann er mit intensiver und dauerhafter Sozialarbeit. «Ihn empört das sichtbare Elend der verwahrlosten Kinder aus den unterpriviligisierten Schichten.» Er tritt dem Warschauer Wohltätigkeitsverein bei und finanziert sein Studium als Publizist. Schon während des Studiums arbeitet er ärztlich in einer Kinderklinik. Rückblickend nennt er als «Lehrmeister in der Medizin» Professoren der Anatomie und Bakteriologie, der Zoologie, Psychiatrie und Pädiatrie. Als «Lehrmeister im Krankenhaus» nennt er den «ironischen Nihilisten K., den jovialen K., den tiefsinnigen G., den glänzenden Diagnostiker E., den Chirurgen S. und die aufopfernde Krankenpflegerin L. Nach dem Studium arbeitet er in einer Kinderklinik und erwirbt sich bald den Ruf eines eigenwilligen Arztes. Die Menschen in seinem Stadtviertel sehen in ihm mehr einen unprofessionellen Philosophen, einen Lebensberater, der plaudern kann, leicht versteht und gut zuhört, einen Arzt, der mehr kann und tut, als Medizin zu verschreiben» (S. 32).

Es war eine «Zeit des Erfolges und des sozialen Aufstiegs, auf den Korczak offensichtlich stolz war. Er hatte es geschafft: ein gutes Einkommen, eine Wohnung, Ansehen und wo er hinkam, wusste man: Dr. Goldszmit ist der Dichter, der sich Janusz Korczak nennt.» (S. 33).

Diese Stellung gab Korczak auf, als er die Leitung eines neugegründeten Warschauer Waisenhauses übernahm. Über die Motive dieser Entscheidung ist viel spekuliert worden. Warum tat er das? Warum ausgerechnet die Leitung eines Waisenhauses, was ihn – unter anderem – in empfindliche finanzielle Abhängigkeit brachte? Man kann Parallelen zu Albert Schweitzer ziehen, der ebenfalls eine blendende Karriere aufgab, um denen zu helfen, die seiner Meinung nach seiner Hilfe mehr bedürftig waren. Er selbst schreibt dazu «reich an Illusionen, arm an Erfahrung, sentimental und jung, glaubte ich, vieles schaffen zu können, weil ich viel erreichen wollte» (S. 37). Mit all seiner Kraft stürzt er sich in die pädagogischen Aufgaben, arbeitet 16 Stunden am Tag ohne Pause und Feiertage. Ferien gab es nicht.

«Es ist schwer, geboren zu werden und leben zu lernen» (S. 55) schrieb Korczak in sein Tagebuch. Eben dabei wollte er helfen. «Erziehung war für ihn Lebenspraxis, und das heißt nicht, irgendwelche Normen und Grundsätze zu befolgen, sondern im alltäglichen Umgang mit Kindern zusammen zu leben, in behutsamer Aufmerksamkeit für ihre täglichen Belange» (S. 55). In diesem Sinne verfasste er eine «Magna Charta Libertatis, ein Grundgesetz für das Kind».

Als Jude lebt er schließlich zusammen mit seinen Kindern im Warschauer Ghetto. In jedem Hause wohnten durchschnittlich 400 Menschen, jeder Raum diente etwa 13 Menschen als Wohnstätte (S. 122). Er kämpft mit öffentlichen Aufrufen für seine Kinder. «Außergewöhnliche Bedingungen erfordern außergewöhnliche Anstrengungen des Denkens, des Fühlens, des Willens und der Tat. Das Waisenhaus hat mit Würde tragische Wochen überstanden. Sieben Einschläge. Zwei Versuche, es auszurauben. Es ist nicht an der Zeit, sich darüber auszulassen. Es ist überstanden. Gott hat gerettet. Wir gehen zugrunde, weil es keine sofortige Hilfe gibt» (S. 123). Doch sein ganzer Kampf bleibt letztlich ohne Erfolg.

«Am 8. August mussten auch seine Waisenkinder zum sog. Umschlagplatz am Danziger Bahnhof. Von dort ging es in den Tod. Das wusste jeder. Zum letzten Mal gingen die 200 Kinder in geschlossener Ordnung aus dem Waisenhaus ins Ghetto durch die Straßen von Warschau. Korczak und seine Mitarbeiterin Frau Stephania Wilczyńska ... liefen voran. Ich weiß nicht genau, wie lange der gespenstische Zug gedauert hat und wie lange sie warten mussten, bis die Waggons gekommen waren. Nachdem die Schiebetüren dann hinter ihnen geschlossen waren, haben wir nichts mehr in Erfahrung bringen können, nur, dass alle in Treblinka umgebracht wurden. ... Als die Kinder schon einwaggoniert waren, erfuhr der deutsche Platzkommandant, dass der hagere, alte Mann mit dem kurzen Bart, der die Kinder begleitete, Janusz Korczak hieß. Es fand dann folgendes Gespräch statt: ‹Sie haben den Bankrott des kleinen Jack geschrieben?›.

‹Ja.›

‹Ein gutes Buch. Ich habe es gelesen, als ich noch klein war. Steigen Sie aus.›
‹Und die Kinder...?›
‹Die Kinder fahren. Aber Sie können hier bleiben.›
‹Sie irren sich›, erwiderte Korczak, ‹nicht jeder ist ein Schuft›, und er schlug die Waggontür hinter sich zu» (S. 137).

Hans Selye (1907–1982)

«Es ist mir gelungen, mein ganzes Leben hindurch glücklich, und wie ich hoffe, produktiv zu sein, obwohl immer wieder viele Schwierigkeiten zu überwinden waren.»

H. Selye hat mit seinen Forschungsarbeiten die Stresstheorie entwickelt und damit einen medizinischen Begriff, mit dem die meisten Menschen in den entwickelten Industriegesellschaften ihr Lebensgefühl beschreiben. H. Selye (1994) hat im Alter von 71 Jahren seine Lebenserfahrungen unter dem Titel «Stress – mein Leben, Erinnerungen eines Forschers» aufgeschrieben. Ein Buch, das gut geschrieben ist und die Person von H. Selye, seine Einstellung und Lebenserfahrungen anschaulich darstellt. Ein autobiographischer Essay, der Lebenseinsichten vermittelt, die als Orientierungen für die eigene Lebensgestaltung genutzt werden können. Ein Wissenschaftler mit Leib und Seele, der sein Leben lang in hohem Maße engagiert sich seiner Arbeit hingegeben hat. Was das heißt, wird am besten deutlich durch seine Beschreibung eines typischen Tages in seinem Leben:

«Ich wählte aufs Geratewohl den 26. Januar 1963 und kam zu folgender Aufstellung:

4.30 Uhr morgens: Ich kehre zum Teil ins Bewusstsein zurück. 30 Minuten Unterhaltung über Kalziphylaxie zwischen meinem bewussten und meinem unbewussten Selbst.

4.50 Uhr morgens: Vollständige Rückkehr zum Bewusstsein. Ruckartige Trennung vom Bett. Übungen (Expander, Aufsitzen, Trimm-dich-Fahrrad). Rasieren. Eiskaltes Bad. Ich gebe meiner Frau und meinen Kindern einen Abschiedskuss (sie murmeln alle unverständliche Laute, ohne das Bewusstsein zu erlangen). Ich bereite mir in der Küche das Frühstück zu und esse.

6.00 Uhr morgens: Ich humple zwei Straßenblocks weit durch dicken Schnee bis zur Garage und fahre mit dem Auto ins Institut (mir ist gerade eingefallen, dass heute mein Geburtstag ist. Der 56.!).

6.20 Uhr morgens: 2 Minuten Unterhaltung (über Politik, das Wetter) mit dem Nachtwächter in der Pförtnerloge. Ich gehe in mein Büro. Ich zünde meine erste Pfeife an.

6.30 Uhr morgens: Ich diktiere auf Tonband die Rohfassung für mein beabsichtigtes Buch Mast Cells.

8.30 Uhr morgens: Mrs. Staub, die Chefsekretärin, kommt herein – sie strahlt wie gewöhnlich Energie aus –, um über den Tagesplan zu sprechen: Korrekturlesen eines Manuskripts; Organisation einer Vortragsreise in Europa; Korrespondenz; Vorbereitung des Personenregisters für Mast Cells; Schecks ausschreiben für Autoreparaturen und Schulgeld der Kinder.

8.40 Uhr morgens: Ich diktiere für Mast Cells.

9.00 Uhr morgens: Lärm auf dem Korridor; das gesamte Personal kommt an. Miss St. Aubin bringt mir die (geöffnete) Post. Sie hat bereits alle Briefe aussortiert, die durch hektographierte Formbriefe (an Patienten, die nicht wissen, dass ich nicht mehr praktiziere, High-School-Schüler, denen ich mit Aufsätzen über Stress helfen soll, und Erfinder, die Krebskuren verkaufen wollen) oder durch andere Mitglieder des Personals beantwortet werden (Verwaltungsbeamter, Bibliothekar, Sachbearbeiter für Stipendien, Redaktionssekretärinnen, Assistent, der für graduierte Studenten zuständig ist, Einkäufer). Wie immer beantworte ich sofort meine eigene persönliche und wissenschaftliche Korrespondenz, allerdings so weit wie möglich nur durch Bezugnahme auf früher vorbereitete Musterbriefe (Annahme oder Ablehnung von Einladungen zu Vorträgen, Verabredungen zu Besuchen in unserem Institut usw.).

9.30 Uhr morgens: Runde durch die Labors. Für mich ist dies der wichtigste Teil des Tages. Meine Assistenten und ich gehen durch alle Labors, um die Fortschritte bei den Experimenten und vor allem das klinische Verhalten der Versuchstiere zu beobachten und über die mögliche Notwendigkeit zu Änderungen in der Behandlung zu diskutieren.

10.30 Uhr morgens: Autopsiekonferenz. Das gesamte graduierte Personal versammelt sich im Autopsieraum. Um Zeit zu sparen, sind die Tiere bereits teilweise für die Autopsie vorbereitet worden (jede Gruppe macht ein Protokoll; wenn vergleichsweise unzugängliche Teile untersucht werden müssen, sind sie bereits zum Teil zerlegt worden usw.). Assistiert von den Chefs der beiden Hauptlaboreinheiten (Dr. Tiulio Gabbiani, 7. Stock; Dr. Beatrice Tuchweber, 8. Stock), führe ich alle Autopsien mit Präparierlupe und Scheinwerfer durch und weise die anderen auf die interessanten Details hin. Objektträger mit instruktiven Proben von früheren Autopsien werden an drei Mikroskopen im Autopsieraum zur Diskussion gestellt. Letzte Überprüfung der Pläne für alle Experimente, die heute begonnen werden.

Diskussion von zwei bemerkenswerten Aufsätzen über Stress, auf die Mitglieder des Personals in der letzten Zeit aufmerksam geworden waren.

Erwägung der Qualifikationen eines italienischen und eines indischen Arztes, die sich um Aufnahme als ‹Fellows› beworben haben. (Ich wünschte, die Leute würden mir nicht über die Schulter schauen, wenn ich während der Autopsiekonferenzen vertrauliche Eintragungen in mein Notizbuch mache. Mittlerweile ist das Personal so international, dass ich im russischen Alphabet ungarisch schreiben muss, um meine Aufzeichnungen geheimzuhalten, und das ist sehr schwierig.)

12.15 Uhr mittags: Zurück ins Büro zu einer kurzen Diskussion mit Mr. Mercier, dem Institutsadministrator (über die Einstellung einer neuen Hilfsbibliothekarin, strukturelle Veränderungen in der Chirurgie, den Ankauf einer ultravioletten Lampe, Erhöhungen verschiedener Gehälter).

12.30 Uhr mittags: Da es ein sonniger Tag ist, ziehe ich mich zum Mittagessen (Erbsensuppe, Aufschnitt, Kaffee, Weintrauben) nach ‹Florida› zurück, d.h., ich esse dort, während ich mich sonne (bis zur Taille entblößt, den übrigen Teil meines Körpers gegen die bittere Kälte sorgsam in eine Heizdecke gehüllt). Nach dem Essen lese ich (in gloriosem Sonnenschein) das gestrige (weniger gloriose) Diktat zu Mast Cells.

1.15 Uhr mittags: Zurück ins Büro für eine Zigarre (Upmann's) und für die Lektüre von René Veilleux' Doktorarbeit über La Réaktion Anaphylactoide Calcificante.

3.15 Uhr nachmittags: Studium der histologischen Ergebnisse des Tages in meinem Büro. Auswahl einiger instruktiver Objektträger für die morgige Autopsiekonferenz. Ich suche sechs repräsentative Objektträger zur Illustration von Punkten in einem Aufsatz über Kalziphylaxie aus, den ich gestern diktiert habe. Ich markiere bestimmte Regionen von Objektträgern zum Fotografieren (durch Miss Barath) und diktiere am Mikroskop den dazugehörigen Text. Andere Objektträger werden für eine zusätzliche, besondere Färbung an Mr. Nielsen geschickt.

6.00 Uhr abends: Mrs. Staub kommt herein, um über Telefonanrufe, Botschaften und die Sekretariatsarbeit des Tages zu berichten. Sie bringt die Abschrift von meinen Tonbändern.

6.15 Uhr abends: Ich lese die eben erhaltene Abschrift.

6.40 Uhr abends: Ich fahre heim.

6.55 Uhr abends: 15 Minuten Training über dem Trimm-dich-Fahrrad, während die Kinder über ihre Schule und über ihr Spiel berichten.

7.10 Uhr abends: Abendessen. Während der Suppe und dem Hauptgericht spielen wir ‹Geographie› (ich sage die Namen von Städten, die Kinder müssen herausbekommen, in welchem Land sie liegen). Wieder hat Michel Schwierigkeiten mit Tegucigalpa! Marie schreibt die Punkte auf. Jeannot, der die meisten Punkte hat, heimst allen Ruhm und die für den Gewinner bestimmten zehn Cent ein. Nach den Hausregeln muss dieses Spiel aufhören, wenn das Dessert serviert wird, um Mommy zu Wort kommen zu lassen. Mommy spricht.

7.40 Uhr abends: Wir ziehen uns ins Schlafzimmer zurück, um die täglichen Preise zu verteilen: bester Bericht über Schule und Spiel (zehn Cent), erster Preis in ‹Geographie› (zehn Cent), Trostpreise für die anderen (Süßigkeiten). Wir zeichnen phantastische, unwahrscheinlich aussehende Tiere.

8.00 Uhr abends: Die Kinder gehen in ihre Schlafzimmer. Ich lese in Der Leopard von Lampedusa.

9.30 Uhr abends: Das Licht wird ausgeknipst. Weitere 15 Minuten halb unbewusstes Treiben in der Welt der Kalziphylaxie. Dann Schlaf ... Schlaf ... Schlaf ...

15 Jahre später befolge ich im Wesentlichen noch die gleiche Routine, aber mit einer anderen Besetzung. Da ich etwas fauler geworden bin, stehe ich jetzt manchmal erst um 5.00 Uhr morgens oder auch um 5.30 Uhr auf. Ich befördere meine alten, steifen Knochen mit einem plötzlichen Schwung aus dem Bett; auf andere Weise würde ich es nie schaffen. Wenn das Wetter es erlaubt, mache ich 15 Minuten lang kraftvolles Training, indem ich mit dem Fahrrad die Hügel des McGill-Campus hinauf- und hinunterfahre.» (S. 224–227).

Er war mit Leib und Seele Arzt und konnte am Ende seines Beruflebens feststellen: «Ich hätte niemals einen anderen Beruf als den des Mediziners wählen können. Es war Liebe auf den ersten Blick, die sich vor mehr als einem halben Jahrhundert entzündet hat, und nichts hat sich seitdem verändert» (S. 51).

H. Selye hat den Begriff Stress erfunden und ist nach der Meinung einer amerikanischen medizinischen Zeitschrift «für den Stress das, was Albert Einstein für die Kernspaltung ist». Er ist 1907 in Wien geboren und 1982 in Kanada gestorben. Mit der Veröffentlichung seiner Biographie verband er die Hoffnung, dass «dieses Buch dem Leser eine allgemeine Vorstellung davon gibt, wie ein Wissenschaftler funktioniert – und zwar glücklich funktioniert – selbst nach vielen persönlichen Tragödien und 50 Jahren der Forschung in Labors und Kliniken». Er schrieb in seinem Vorwort: «Wenn dieses Buch dazu beiträgt, dass andere die Elemente einer Lebensphilosophie entdecken – eines neuen Verhaltenscodes, der sie ihr Leben lang so glücklich machen wird, wie ich es mit 71 bin – dann werde ich das Gefühl haben, dass der Zweck erfüllt ist».

Er hat offenkundig ein arbeitsintensives Leben gelebt, in dem aber gleichermaßen die Beziehungen zu anderen Menschen wichtig waren. Er bezeichnet sich selbst als Altruisten. Er beschreibt als Maxime seines Lebens, als Lebenscredo: «Ich versuche das Wohlwollen und die Dankbarkeit anderer und vor allem Selbstachtung anzuhäufen und zwar durch die Achtung und Liebe anderer» (S. 146), und fährt fort: «Wenn mir dies gelingt, kann ich unverwundbar werden, selbst wenn ich weder Reichtümer noch Macht besitze, denn niemand wird etwas gewinnen, wenn er mich angreift, dafür wird vielleicht jemand davon profitieren, dass ich bei ihm bin».

H. Selye war davon überzeugt, dass Menschen Ideale brauchen, um daran ihr Verhalten im Augenblick zu orientieren, und stellt fest: «Ein großer Teil unserer Jugend hat kein endgültiges Ziel. Die jungen Leute versuchen, dem Leben durch alle möglichen verzweifelten, krampfhaften Bemühungen zu entfliehen, weil sie nicht mehr wissen, wohin sie eigentlich wollen» (S. 147).

Er ist skeptisch gegenüber der Grundregel, die sich in vielen Religionen findet und im Christentum auf die Formel gebracht wurde: «Liebe deinen Nächsten wie Dich selbst.» Er hält diese Forderung für ein unrealistisches Motto, weil Liebe auf Befehl nicht möglich ist. «Man kann auf Befehl auf dem Schlachtfeld sterben. Man kann große Opfer für einen Verwandten bringen, weil man die moralische Verpflichtung fühlt, dies zu tun; aber jemanden wirklich zu lieben, hängt davon ab, dass die andere Person sich als liebenswert erweist» (S. 140).

Stattdessen hält er es für besser, sich darum zu bemühen, sich die Liebe anderer als wertvolles Kapitel zu unserem eigenen Besten zu verdienen. Sein Lebenscredo ist dementsprechend: «Verdiene die Liebe Deines Nächsten.» Unter diesem Motte hat Selye sein Leben gelebt und – wie er rückblickend feststellt – gut und erfolgreich gelebt. Bilanzierend stellt er fest:

«Das Wichtigste, was ich vielleicht gelernt habe, ist Selbstvertrauen; heutzutage vertrete ich nicht mehr so viel Zeit damit, anderen und mir selbst gegenüber mein Vorgehen zu rechtfertigen. Es ist für einen objektiven, jungen Menschen schwierig Selbstvertrauen zu haben, wenn ihm noch die Beweise dafür fehlen, dass er auf dem richtigen Weg ist. Deshalb empfiehlt er: «Sie sollten aufrichtig versuchen, sich ein edles Ziel im Leben zu verschaffen, ein Ziel, das Ihre Anstrengungen lohnt, ein Ziel, das Ihnen maximale Befriedigung gibt. Das ist nicht immer leicht. Sie müssen oft äußerst ehrlich mit sich sein; Sie müssen daran denken, nur das zu wählen, was Sie wirklich tun möchten, nicht was Ihre Eltern, Freunde, Nachbarn, Lehrer oder Pfarrer Ihnen praktisch eingebläut haben. Dies zu erreichen, ist von größter Wichtigkeit, denn es hilft Ihnen, einige der größten Frustrationen im Leben zu vermeiden, die die Hauptquellen von Disstress sind.

Danach müssen Sie hart darum kämpfen, ihr Ziel zu erreichen. Doch halten Sie sich immer innerhalb der Grenzen Ihrer Fähigkeit ... jedes Mal, wenn Sie das Opfer einer ... enttäuschenden Erfahrung in Ihrem Arbeitsbereich sind, prüfen Sie sorgfältig, ob es sich wirklich für Sie lohnt, Ihren Standpunkt ... zu verteidigen, wenn nicht, ignorieren Sie die Reibung einfach oder brechen, wenn es notwendig ist, Ihre Beziehung zu dem Übeltäter ab; wenn das Ziel wichtig ist, kämpfen Sie mit aller Kraft. Nachdem der Kampf vorüber ist, kehren Sie, ob Sie ihn nun gewonnen oder verloren haben, in Ihre Abgeschiedenheit zurück, atmen Sie ruhig, entspannen Sie Ihre Muskeln, entfernen Sie aus Ihrem Geist und Körper alle Überbleibsel des Kampfes, nehmen Sie Ihr normales Lebenstempo wieder an» (S. 136).

In seinem Buch «The stress of life» (Stress – mein Leben) hat er diese Gedanken in einem Vers zusammengefasst, den er gewöhnlich an Studenten und andere Besucher seines Institutes verteilte:

Fight for your highest
attainable aim
but do not put up
resistance in vain.

(Kämpfe für das höchste Dir erreichbare Ziel, doch leiste keinen Widerstand, wenn dieser Kampf vergeblich ist); Lebenseinstellungen, die offenkundig nicht nur zum Erfolg führen, sondern auch zu großer sozialer Akzeptanz. Am Ende seines Lebens war Selye ein international hoch geehrter Wissenschaftler, der ein umfassendes wissenschaftliches Werk hinterlassen konnte. Stolz konnte er feststellen: «Es ist mir gelungen, mein ganzes Leben hindurch glücklich und wie ich hoffe produktiv zu sein, obwohl immer viele Schwierigkeiten zu überwinden waren» (S. 308).

«Ein guter Arzt muss Begeisterung mitbringen, eine moralische Affinität zu den Gefühlen seiner Patienten; um ihnen zu helfen, muss er imstande sein, zu fühlen, was sie fühlen» (H. Selye 1984).

Ein Wissenschaftler muss genügend Selbstvertrauen haben, um nach den Sternen zu greifen. Daneben genügen Bescheidenheit, um ohne Enttäuschung zu erkennen, dass er die Sterne nie erreichen wird. «Ich bin der Meinung, dass Bescheidenheit eine zweitrangige Tugend ist, eine letzte Zuflucht für die Selbstachtung».

Gottfried Lindner (geb. 1916)

«Arbeitsüberlastung und stete Verfügbarkeit werden für jemanden, der den ärztlichen Beruf liebt, tausendfach kompensiert durch die Befriedigung, welche die Erfüllung dieser Aufgaben ihm schenkt.»

G. Lindner ist ein Chirurg und Landarzt, dessen Leben keine öffentliche Beachtung gefunden hat und dessen Lebensbericht in einem der Verlage erschienen ist, in denen jeder Mann und jede Frau ihre Texte gegen Bezahlung veröffentlichen können.

1996, im Alter von 80 Jahren, veröffentlichte der Facharzt für Chirurgie, Gynäkologie und Geburtshilfe, Dr. Gottfried Lindner, unter dem Titel «Arzt zwischen Pflicht und Neigung» seinen Lebensbericht; die Biographie von einem «Arzt aus Leidenschaft» (S. 8), der hofft, mit seinen Erinnerungen «von denen recht verstanden zu werden, denen der ärztliche Beruf nicht Status, sondern Berufung, nicht Macht, sondern Verantwortung, nicht Handwerk, sondern Dienst am Menschen ist» (S. 9).

Dr. G. Lindner hat bis zuletzt gearbeitet und konnte auf 55 Berufsjahre zurückblicken. Nach dem Medizinstudium in Königsberg, Marburg und Leipzig von 1936 bis 1942 wurde er zum Militärdienst eingezogen. Nach dem Krieg eröffnete er in der Sowjetischen Besatzungszone eine Landarztpraxis, in der er 5 Jahre erfolgreich bis an die Grenze seiner physischen Kräfte arbeitet. 1950 muss er wegen einer dadurch verursachten Krankheit seine Praxis aufgeben und wechselt als Chirurg in ein Akut-Krankenhaus mit 85 chirurgischen Betten. 1960 flieht er aus der DDR und lässt all seinen Besitz zurück. Nach einer kurzen, einjährigen Episode als Oberarzt in einer chirurgischen Klinik wechselt er in den Vertrauensärztlichen Dienst der LVA Hannover. Neben dieser Tätigkeit hat er eine Privatpraxis, arbeitet als Gutachter für Sozialgerichte und den Haftpflichtverband der Deutschen Industrie sowie als Betriebsarzt. Diese Tätigkeiten führt er weit über die Altersgrenze hinaus durch.

Ein Leben, das vor allem durch die berufliche Arbeit geprägt war und sich «nicht in die Fesseln eines 8-Stunden-Tages oder einer 5-Tage-Woche pressen» (S. 113) ließ. Am Ende seines Berufslebens kann Dr. Lindner feststellen «Arbeitsüberlastung und stete Verfügbarkeit werden für jemanden, der den ärztlichen Beruf liebt, tausendfach kompensiert durch die Befriedigung, welche die Erfüllung seiner Aufgaben ihm schenkt» (S. 113).

Dr. Lindner berichtet vor allem über sein Arbeitsleben. Auf seine Familie geht er nur insofern ein, als er mitteilt, 52 Jahre lang verheiratet zu sein und eine Tochter zu haben. Er stellt fest:

> «All dies ist jedoch für einen Arzt aus Leidenschaft nur möglich und durchführbar, wenn er verständnisvolle Partner und Mitarbeiter zur Seite hat, die bei Tag und Nacht, wochentags und an den Sonntagen mit zur Stelle sind und nicht auf die Uhr schauen und nach 8 Stunden Tätigkeit den Betrieb verlassen. Es ist heute nach den über 50 Jahren mein Verlangen und meine Pflicht, meiner lieben Frau Dank zu sagen

für ihre Mithilfe und für ihre mir entgegengebrachte Geduld, ohne die ich nicht das zu leisten in der Lage gewesen wäre. Sie musste durch meinen Beruf, für den ich ganz und gar lebte, auf viele Annehmlichkeiten und viel Schönes im Leben verzichten. Und sie tat es, ohne mir diesbezüglich Vorhaltungen zu machen» (S. 8).

Bedenkenswert sind auch seine Aussagen über den «Sinn und Wert der Krankenhausfamulaturen in den Semesterferien ... bis auf einige Wochen im Winter, wo ich zumeist mit den Schneeschuhen auf langer Tour war, habe ich alle Semesterferien im Krankenhaus Plauen mit 1100 Betten verbracht. Vorteil war, dass ich im Krankenhaus wohnen durfte, wobei ich rund um die Uhr mit im Einsatz sein musste. (Den Verpflegungssatz musste ich selbst zahlen!) Der Tag auf der Station begann frühzeitig, da ich für die Station das kleine Labor freiwillig selbst durchführte, um auch diesbezüglich zu lernen. Der Chef der chirurgischen Klinik hat sich meiner in besonderer Weise angenommen, da ich immer der einzige Famulus in der Abteilung war. Ich durfte fast täglich bei ihm im Operationssaal als zweiter Assistent arbeiten (Haken halten) und ... durfte an den täglichen Röntgenbesprechungen teilnehmen. Die Folge war, dass ich mich bis zum heutigen Tag für das Gebiet der Radiologie sehr interessiere. ... Alles in allem waren die Semesterferien-Famulaturen für mich sehr lehrreich, und ich ging dann stets mit einem erweiterten Wissen in das nächste Semester. In den Famulaturen in den letzten klinischen Semestern wurde jeweils der Pflichtassistent der Station in Urlaub geschickt, so dass meine Aufgaben dort an Umfang zunahmen».

Die Lebenserinnerungen berichten von einem Menschen, der ganz und gar für seinen Beruf gelebt hat. Die dafür notwendige seelische Gesundheit gewinnt er aus «Menschlichkeit und Güte». Er schreibt: «Um mit bedingungslosem Einsatz rund um die Uhr Arzt sein zu können, ohne dabei selbst Schaden zu nehmen, muss man die Menschen lieben. Diese Liebe ist der Garant dafür, auf viele Annehmlichkeiten des Lebens verzichten zu können, ohne zu klagen und ohne unwillig zu sein» (S. 8). Ein in hohem Maße toleranter Mensch, der seine Kraft auch aus dem Glauben schöpfen konnte. Als einen seiner Lebensgrundsätze nennt er «Beginne niemals aufzuhören und höre niemals auf, zu beginnen!» (S. 77). Obwohl er im Dienst an seinen Patienten seine Gesundheit nie geschont und in einigen Lebensphasen bis an die Grenzen belastet hat (so dass er aus Überarbeitung krank wurde), so hat er doch ein hohes Lebensalter erreicht. Am Ende seines Lebens kann er zufrieden zurückblicken und sein Lebenswerk als gelungen bewerten. Der letzte Satz in seinen Lebenserinnerungen lautet «Der Chirurg beendet sein Lebenswerk in Dankbarkeit mit einem Amen» (S. 114).

«Wenn ich an den Wert der Famulaturen für den Werdegang des Medizinstudiums denke, und wenn ich mich erinnere, mit welcher Freude ich diese Monate verlebte, so kann ich nur jedem Medizinstudenten empfehlen, so viel wie möglich Semesterferien für derartige lehrreiche Tätigkeiten zu verwenden» (S. 21/22).

Paul Lüth (1921–1986)

«Dankbarkeit durchzieht ... diese Seiten, jenes eigentümliche, seltene Gefühl, das vielleicht mit dem Glück identisch ist.»

Leider ist auch dieses Buch in unserer schnelllebigen Zeit inzwischen im Buchhandel nicht mehr verfügbar und nur über Bibliotheken oder das Antiquariat zu erwerben, und das, obwohl die Lektüre angehenden Ärzten ein gutes Bild über die Praxis eines Hausarztes auf dem Land vermitteln kann.

Der Autor lehrte als Medizinsoziologe an der Universität Mainz und entschloss sich, seine theoretischen Überlegungen zur Verbesserung der ärztlichen Praxis selber in die Tat umzusetzen und sich in Hessen als Landarzt niederzulassen. Die von ihm veröffentlichten redigierten Tagebuchaufzeichnungen umfassen den Zeitraum vom 21. März 1963 bis zum 24. September 1982. Der Autor schreibt keine trockenen Arbeitsberichte, vielmehr schildert er mit belletristischem Anspruch anschaulich Episoden aus seinem Arbeitsalltag:

«1. Mai 1963: Dennoch – kein leichter Entschluss, aufs Land zu gehen! Alles zieht in die Stadt, man schwimmt gegen den Strom. Die kleinen Häuser, aus den Schornsteinen verwehter Rauch und die schmalen Straßen, die nirgendwo hinführen. Welche Krankheiten gibt es hier? Lohnt es, den alten Hufeland aufzuschlagen? Manches, was mir vorgetragen wird, kleidet sich in die Sprache der Zeit Hufelands. Die ‹Krisen› scheinen noch eine Rolle zu spielen: Am 7. Tag, so weiß man, ist die Krise bei der Lungenentzündung. Mir ist schon immer aufgefallen, dass es keine wissenschaftliche Arbeit über die Sprache der Kranken gibt. Wenn sie von Krisen sprechen, was sagen sie dann eigentlich? Irgendwann, vor sehr langer Zeit, haben Ärzte es ihnen beigebracht, an Krisen zu denken» (S. 17).

«6. Juli 1963: Erster Eindruck: Die Menschen auf dem Land sind auch nervös. In diesem Punkt gibt es keinen Unterschied zur Stadt. Woher stammt diese überraschende Gemeinsamkeit? Nach meiner Beobachtung ist es derselbe Grund: die Arbeit. Nach wie vor wird auf dem Land hart gearbeitet. Die Maschinen haben nur scheinbar Erleichterung gebracht. Der Mann arbeitete am Tag in der Fabrik in der Stadt, am späten Nachmittag im eigenen kleinen ländlichen Betrieb, den er nicht aufgeben kann. Manchmal arbeiten auch die Frauen den Tag über oder wenigstens halbtags, dann hängt alles an der Großmutter. Ohne Großfamilie würde alles zusammenbrechen» (S. 27).

P. Lüth hört sich bei anderen Landärzten um und kommt zu dem Ergebnis, dass man diese in drei große Gruppen einteilen kann:

«Die erste Kategorie umfasst Ärzte, die sich ihre erlernte naturwissenschaftlichklinische Medizin für die Landarztzwecke zurechtgestutzt haben, was soviel heißt wie: vereinfacht und um praktische Psycho- und Soziologie erweitert, welche letztere sie allerdings weder als Psychologie noch als Soziologie, sondern als Menschenkenntnis oder ‹Lebenserfahrung› verstehen.

Gruppe 2 fasst diejenigen zusammen, die sog. außerschulische Heilmethoden oder sogar diagnostische Verfahren den Schulkenntnissen hinzuaddieren. Sie sind weit verbreitet – der bekannte Gynäkologe, der gern Sepia D3 verordnete, oder der Chirurg, der selten etwas verordnete, jedoch ab und zu Phytolacca decandra aufschrieb. Dabei gab er wechselnde Indikationen an. Ich las später einmal nach, weil mich der seltsame Name nicht losließ, und fand, dass er die wirkliche Indikation offenbar gar nicht gekannt hat.

Die 3. Gruppe stellen schließlich jene, die bewusst und unerschrocken auf außerschulisches Vorgehen setzen und die Schulmedizin nur als Beigabe verwenden und dann, wenn nichts anderes mehr hilft» (S. 39).

«24. Mai 1964: Die Kassenärztliche Vereinigung schickt die Anerkennung der Praxis als Landpraxis. Ich weiß nicht, ob es viele Vorteile bringt. Was ist ein Landarzt? Jemand, der lebt und arbeitet, gekettet an das Telefon. Denn all die Vergünstigungen der Stadt, der kursierende Mittwoch-Nachmittagsdienst, der Abend- und Nachtdienst, der Wochenend- und Feiertagsdienst, fallen fort. Will man endlich mal zum Friseur, muss man die Praxis verlassen, und für so kurze Unterbrechungen kann man keinen Vertreter bestellen. Die Haare werden bei schlechtem Gewissen geschnitten. Und der Vertreter bei längerer Abwesenheit ist entsetzt, dass man Tag und Nacht Dienst hat, er verwünscht den Entschluss, diese Vertretung angenommen zu haben, und sagt vorsichtshalber für das nächste Mal schon ab (manchem gefällt es dann doch, und er nimmt die Absage wieder zurück)» (S. 43).

«4. Oktober 1969: Merkwürdiger Beruf, Krankheiten zu behandeln, und schon in diesem Wort ist das Verhängnis fixiert. Man soll unablässig etwas tun, handeln. Die Leute sagen: ‹Sie müssen etwas machen, so können wir es nicht lassen›, oder auch: ‹Wir müssen etwas machen.› Eigentlich müssten wir nachdenken und erst dann entscheiden, ob und was wir machen. Aber wären die Leute nicht schockiert, wenn ihnen das zugemutet würde? Sie sind ja alle auf die ‹Heilung› durch eine Spritze, eine Tablette eingestellt – nichts soll sich länger hinziehen, sofort muss die erwünschte Wirkung eintreten. Handelt es sich um Heilung?» (S. 119).

Paul Lüth war ein kritischer Arzt und Wissenschaftler, dessen Bücher in seiner Zeit breite Diskussionen auslösen konnten. Insbesondere hat er auf die «sprachlose Medizin» hingewiesen, das Phänomen, dass sich viele Ärzte hinter ihren Labor- und Untersuchungsbefunden verstecken, statt auf ihre Patienten und deren Probleme eingehen zu können.

In seinen Tagebüchern berichtet er über einen Vortrag auf Einladung der Fachschaft Medizin der Universität Göttingen zum «Selbstverständnis des praktischen Arztes in der Industriegesellschaft». Er zitiert aus seinem Vortrag:

«Wenn Ärzte von ihrem Beruf sprechen ..., treten sie ein in die Welt des schönen Scheins. Wer eben noch unterm Konkurrenzdruck der betriebsamen Kollegen stöhnte oder über die Privilegierung einer anderen Arztgruppe sich beklagte – etwa der Praktiker über die Internisten –, weiß plötzlich um die ‹Einheit des Ärztestandes›. Wer eben noch mit Streik drohte, weil man ihm seine Honorare beschnitt, erklärt nun unverdrossen, der ärztliche Beruf sei kein Beruf, sondern eine Berufung. Wer von der Unzulänglichkeit der ärztlichen Ausbildung für die Praxis sich überzeugte, meinte doch andererseits, zum Arzt werde man nicht ausgebildet, sondern geboren. Die feierliche Sprache, in die er plötzlich verfällt, lässt nachdenklich werden. Was soll sie besagen? Handelt es sich ‹um ein Symptom fortschreitender Halbbildung, wie erfunden für solche, die sich als geschichtlich verurteilt oder wenigstens absinkend empfinden, aber vor ihresgleichen und sich selber als inwendige Elite sich gerieren›, also um eine Variante des ‹Jargons der Eigentlichkeit›? Oder ist es einfach Verlegenheit und vielleicht auch Zeugnisse des inzwischen erfolgten Verlustes der Realität und der mühseligen Anstrengung, dies zu verbergen?» (S. 129).

Der Text vermittelt ein Bild der kritischen Diskussionen an den Universitäten der sechziger und siebziger Jahre, die heute schon Geschichte geworden sind und doch prägend waren für diejenigen, die derzeit an den Universitäten das Sagen haben.

Am 27. November 1974 schreibt er über den Tod im Krankenhaus:

«Sterben ohne ärztliche Hilfe, das musste einmal die Regel sein. Ein Arzt stand nur Reichen zur Verfügung, großen Herren, Königen. Im Übrigen starb man ohne Arzt.

Aber man starb nicht allein, die Familie war zugegen, hielt die Hand – etwas, woran Sterbenden, auch wenn sie keine weitere Kommunikation wünschen, so viel liegt. Jemand soll sie halten, einfach nur berühren, die Hand drücken: Du bist nicht allein.

Heute vollzieht sich das Sterben im Krankenhaus, auf der Intensivstation – und wenn irgendein Ort dafür ungeeignet ist, so die Intensivstation. Das Intimste geschieht, der Abschied aus der raumzeitlichen Dimension, aber nur Apparatesummen, der Oszillograph flackert, eine Schwester blickt routinemäßig, wieweit es ist. Nichts zum Zudecken, denn der Körper muss ja an jeder Stelle leicht zugänglich sein. Grelles Licht, Lärm, lautes Türeschlagen. Keine Zuwendung» (S. 158).

«26. Januar 1977: Die Medizin in ihrem apparativen Elfenbeinturm dünkt sich über all das erhaben, sie versteht Heilen als Reparieren. Und sie macht sich auch nichts daraus, dass ihre Anordnungen widersprüchlich sind. Ich nehme das Beispiel der Diät beim Zwölffingerdarmgeschwür: nach B. Ascher schwarzer Kaffee, rohe Eier, Schinken, Bitterstoffe; nach Bircher-Benner pflanzliche Rohkost; nach Kalk Schonkost; nach Mollengracht Beibehaltung des gewohnten Küchenzettels. Für den vernünftigen Menschen erscheint jeder Vorschlag schädlich, und alle widersprechen einander. Dennoch kann man mit ihnen heilen; es muss allerdings der Appell hinzukommen: Du musst Dein Leben ändern» (S. 209).

Im Rahmen seiner Lehrveranstaltungen diskutiert er mit jungen Ärzten und Studenten die Frage, wie medizinische Verbrechen zustande kommen können: «Es hängt also davon ab, wie wir Verbrechen definieren. ... Verstehen wir darunter einfach, dass jemandem ein Schaden zugefügt wird. Der Schaden kann physisch sein und auch psychisch. Beziehen wir auch das Psychische ein, geht es noch leichter. Die Praxis der Ärzte bedarf der Ausweitung. Bei neuen Patienten misst man den Blutdruck. Was immer auch gemessen wird, man macht ein ernstes Gesicht und hm, hm – nichts wirkt nachhaltiger als ein solches hm, hm – und bestellt den Betreffenden für die nächste Woche wieder mit den Worten: wir wollen auf Ihren Blutdruck achten. War der Blutdruck noch nicht hoch, so steigt er jetzt. Ein Blutdruck-Neurotiker ist geboren, und irgendwann schlägt die Abweichung aus dem psychischen in den physischen Bereich um, schon handelt es sich um einen organischen, arteriellen Hochdruck. Der Patient würde ein solches Vorgehen wohl als Verbrechen einstufen, nur weiß er nichts davon, erfährt es auch nie. Der Arzt wird es sicherlich nicht als ein Verbrechen ansehen. Für ihn ist es ein *ziviles corriger la fortune*, nicht mehr». Die Frage kommt, ob man die Bedingungen der Berufsausbildung so ändern könnte, dass derartige Abweichungen nicht möglich sind. «Nicht grundsätzlich ..., denn das Moment der Inhumanität ist tief in der Medizin selber enthalten. Indem wir gezwungen sind, zu abstrahieren, um Wissenschaft zu begründen, verraten wir den konkreten Menschen. Wir sehen in Herrn Meyer nicht mehr eine Persönlichkeit mit ihrer eigenen Geschichte, sondern einen Fall von ... Was auch immer: Wir sehen in ihm einen Abschnitt aus dem Lehrbuch. Und dann kommt das Entscheidende, wir behandeln ihn so, wie es in dem Lehrbuch abstrakt, für alle gültig, festgehalten ist. Individualisieren ist schwer möglich, man hat es ja immer so gemacht, den Einzelnen dem Gesetz zu unterwerfen, dem Gesetz der Wissenschaft, der Klinik ...». «Das Absehen von der Person ist der Beginn des Verbrechens?» «In gewisser Weise ist es so ... Wenn es auch extrem klingt, aber tatsächlich handeln und behandeln wir ja an dem kranken Menschen, der der Mittelpunkt sein sollte, vorbei. Wenn wir ihn als Krankheitsbild, als Kategorie, als irgendetwas pauschal zu Traktierendes nehmen» (S. 212).

Einen Tag nach Weihnachten des Jahres 1979 schreibt er in sein Tagebuch:

«Wer einen Beruf ausübt, gleichviel welchen, fragt sich irgendwann einmal, was er eigentlich macht. Ihm wird klar, dass er seine Arbeit für andere verrichtet, dass er jedoch auch selbst daran wächst. Irgendetwas fällt ihm auf, das nicht in das Regelschema passt, in dem sich seine Arbeit abspielt. Da ist etwa die Beobachtung, dass viele Menschen in eine Arztpraxis, d.h. zu mir, kommen und dabei Beschwerden angeben, die mich selbst niemals dazu veranlassen würden, einen Arzt aufzusuchen ... Jeder Arzt stellt das fest, wenn er eine Zeit lang praktisch tätig war. Er hat es schon länger gemerkt, jedoch immer mit Begriffen wie ‹undifferenzierte Gesundheitsstörungen›, womöglich ‹Klagsamkeit› o.ä. abgetan. Nun wird ihm plötzlich deutlich, dass die Patienten durchaus einen ernsten Grund haben, dass sie ihn aber nicht vorbringen. Es genügt, wenn sie überhaupt mit jemandem sprechen, von dem sie annehmen, er verstehe von verschiedenen Dingen mehr als sie selbst. Sie sprechen mit dem Arzt also über etwas, das gar nicht der wahre Beratungsanlass ist, sondern nur vorgeschoben wird, um überhaupt mit ihm innerhalb des auferlegten Verhaltensmusters sprechen zu können. Da ich Arzt bin, bringen sie etwas vor, das ihrer Meinung nach rechtfertigt, einen Arzt zu konsultieren. Es ist dann durchaus nicht erforderlich, dass der durchschaut und der eigentliche Grund doch noch aufgedeckt wird. Es genügt diesen Patienten offensichtlich in vielen Fällen, dass sie wegen ihres projizierten oder angenommenen Leidens beraten werden. Die Beratung selbst ist es, die wirkt – the message ist the message. ... Dabei hat diese Beratung, die ganz und gar indirekten Charakter hat, nichts zu tun mit Psychotherapie im Wortsinne, nicht einmal mit allgemeiner Gesprächstherapie – sofern es möglich ist, eine emotional so besetzte Interaktion wie die zwischen Patient und Arzt völlig des Psychologischen zu entkleiden. Was wirklich geschieht, ist vielleicht als eine Art Transfundierung von Lebenserfahrung zu beschreiben. Der Mensch beginnt da, wo von einer Rollenhaftigkeit nichts mehr zu bemerken ist. Erst wenn ich nicht mehr ‹der Arzt› wäre, dem ein bestimmtes Rollenverhalten unausweichlich vorgeschrieben ist, würde ich selber glauben, etwas geben zu können. Aber täusche ich mich nicht? Vielleicht verliere ich für eine Minute in diesem Beratungsgespräch die ‹Charaktermaske› meiner Rolle für den Patienten, und es findet keine Konsultation, sondern eine Begegnung statt – nur weiß ich es nicht. Diese Minuten suche ich. Und die Menschen kommen, krank oder weniger krank – denn wer ist schon gesund? –, um diese Minute zu finden, würde ich sie erkennen, wäre das Verhältnis gestört, ich wäre befangen, wüsste nicht, wie ich einer solchen Situation gerecht werden soll – es ist meine Stärke, dass ich diese suchenden Patienten nicht erkenne. Ich muss unwissend sein, sonst kann ich ihnen nichts geben. Ob sie es spüren, dass ich ihre wirklichen Gründe nicht kenne? Auch sie sind ja ihrer Rollenmerkmale ledig, orientieren sich nicht mehr an Merkmalen des Status und der Position, und so berührt es sie nicht.

Wir sind so stolz auf unsere Wissenschaft, auf all die exakten Angaben und Messungen. Sicherlich ist das nötig, wenn vielleicht auch nicht so ausschließlich, wie wir glauben, wenn wir in der Klinik arbeiten ... Der Arzt muss wissen, was er wirkt, der naive Heiler weiß es nicht. Arztsein bedeutet ein Prozess, an dessen Anfang die unreflektierte Sicherheit steht, der schöne Glaube an die Kurven und Messwerte, ein Glaube, der in der Praxis irgendwann zerbricht. Doch die ärztliche Arbeit geht weiter, und schließlich stellt sich eine neue Sicherheit ein, die um die Relativitäten und Relationen weiß.» (S. 234)

Wir könnten noch viele Stellen zitieren, hoffen aber, hinreichend dazu motiviert zu haben, dieses Buch selber zu lesen, auch wenn es nicht leicht zu besorgen ist.

Horst Eberhard Richter (geb. 1923)

«Selbstfindung und Mitmenschlichkeit gehören zusammen.»

H.E. Richter ist einer der führenden Psychotherapeuten der Nachkriegszeit, dessen Bücher Bestseller wurden und der vor allem durch seine in den öffentlichen Medien engagiert vertretenen Positionen zur Psychiatriereform und zu den Gefahren der atomaren Rüstung bekannt geworden ist.

Der Arzt, Psychoanalytiker und für das Gemeinwohl engagierte Wissenschaftler H.E. Richter hat die Entwicklung der psychosozialen Medizin nach dem Zweiten Weltkrieg in Deutschland maßgeblich beeinflusst. Seine 1987 im Alter von 63 Jahren unter dem Titel «Die Chance des Gewissens» veröffentlichten Erinnerungen und Assoziationen berichten über seine erfolgreichen Arbeiten in verschiedenen für die Entwicklung im Gesundheitssystem wichtigen Bereichen.

1923 geboren, wurde er nach dem Abitur zum Kriegsdienst eingezogen. Durch Krankheit bedingt wird er in den Sanitätsdienst übernommen und kann mit dem Medizinstudium beginnen.

«Mit Eifer warf ich mich auf das medizinische Studium, nebenher alle Möglichkeiten nutzend, philosophische und psychologische Veranstaltungen zu besuchen. In der vorklinischen Medizin stopfte ich brav das für die Prüfungen nötige Sachwissen in mich hinein. Ich fragte nicht danach, woher die Leichen kamen, die wir in der Anatomie präparierten, woher der Anatomiediener die Schädel besorgte, die wir ihm für Geld oder Lebensmittelmarken abkauften, um uns alle Knochenecken, -kanten und -höhlungen in Ruhe einprägen zu können. Der Druck fortlaufender Kontrollen und Zwischenprüfungen ließ uns zu Schülern regredieren, die gefügig alles auswendig lernten, was es am verdinglichten Menschen an Knochen, Muskeln, Nerven, Gefäßen, Säften, physikalischen und chemischen Prozessen gibt. Anfängliche Gefühle von Unbehagen, bisweilen von regelrechter Übelkeit beim Herumschneiden an toten Menschen und beim Experimentieren an lebenden Fröschen, vergingen nach und nach. Es gehörte sich eben, solche Anwandlungen zu überwinden... Zynismus half, peinliche Gefühle zu unterdrücken... Die meisten... vorklinischen Lehrer erlebte ich... als Muster an Sachlichkeit, ganz darin aufgehend, den Bau, die Zusammensetzung, das Funktionieren der Maschine Organismus zu analysieren... Diese Haltung der vollkommenen Objektivität und Abstraktion erfuhr ich als plausible Voraussetzung für eine erfolgreiche Bearbeitung der morphologischen, biochemischen und biophysikalischen Probleme» (S. 39/40).

In seiner Autobiographie sieht Horst Eberhard Richter in dieser Ausbildung die Grundlagen für das, was er als männliches Arztstereotyp bezeichnet.

«Das messende, rechnende Objektivieren der materiellen Krankheitsgrundlagen (als) hohe Naturwissenschaft. Das Handhaben chemischer, elektrischer, radiologischer oder chirurgischer ´Waffen´ gegen die Krankheit (als) angewandte Wissenschaft... Der Arzt steht eindeutig über dem Patienten. Der Arzt weiß alles darüber, was in der Maschine Organismus abläuft... Damit der Arzt die Krankheit auf der gegenständlichen Ebene definieren und die geeignete technische Strategie ermitteln und anwenden kann, muss sich der Kranke als Individuum zurücknehmen. Was er neben der Sache Krankheit noch als Person ist und fühlt, sollte den Arzt nicht von der Konzentration auf die scheinbar allein wesentliche Sachebene ablenken» (S. 78).

Dem stellt Richter eine «weibliche» Medizin gegenüber, die den Patienten auf «gleicher Augenhöhe» behandelt.

«Da reden zwei Menschen miteinander, und zwar nicht ein wissender mit einem ahnungslosen. In dem Patienten ist wichtiges Wissen verborgen, aber er braucht Hilfe, es zu strukturieren und auszusprechen. Einfühlende Zuwendung verlangt, dass man sich dem Patienten mitmenschlich aussetzt» (S. 79).

Nachdem Richter sich entschlossen hatte, diese Haltung zu entwickeln, begann er eine psychoanalytische Ausbildung und die Weiterbildung zum Nervenarzt. Vorher hatte er sein parallel zum Medizinstudium absol-

viertes Philosophiestudium mit einer Doktorarbeit über die «Phänomenologie des Schmerzes» abgeschlossen.
1962 erhielt er einen Ruf auf den neugegründeten Lehrstuhl für Psychosomatische Medizin an der Universität Gießen. 1963 erschien das Buch «Eltern, Kind und Neurose», in dem er über die Fachwelt hinaus bekannt wurde.

Seine weiteren Buchtitel vermitteln den programmatischen Anspruch:

- «Die Gruppe. Hoffnung, auf einem neuen Weg sich selbst und andere zu befreien» (1972);
- «Lernziel Solidarität» (1974);
- «Flüchten oder Standhalten» (1976);
- «Der Gotteskomplex. Die Geburt und die Krise des Glaubens an die Allmacht des Menschen» (1979).

In der Folge nutzte er die Möglichkeiten seiner beruflichen Stellung und seine zunehmende öffentliche Bekanntheit, um «Initiativen mehr Platz zu schaffen und ihre Ideen, die ja auch die meinigen waren, in den Machtapparat hineinzutragen» (S. 193). Er verstand die Psychoanalyse, wie er sie gelernt hatte, als «die Wissenschaft und Kunst, endlos weiter und tiefer zu fragen, und diese sokratische Offenheit bis zum Äußersten durchzuhalten» (S. 117). Mitte der sechziger Jahre wurde er in zwei Kommissionen zur Vorbereitung einer neuen ärztlichen Ausbildungsordnung berufen und nutzte seinen Einfluss, zusammen mit Thure v. Uexküll und Hans Schaefer, die Medizinische Psychologie, Medizinische Soziologie sowie die Psychosomatik/Psychotherapie als Pflichtveranstaltungen in das medizinische Curriculum der Approbationsordnung für Ärzte von 1970 zu integrieren. Die Auseinandersetzungen und Konflikte, die mit der Studentenbewegung der sechziger Jahre an den Universitäten verbunden waren, hatten auch Einfluss auf das Selbstverständnis von H.E. Richter.

«Mich selber veränderte diese Krisenphase wesentlich. Sie bewog mich endgültig, Person, Beruf und politische Wirklichkeit als unlösbaren Zusammenhang zu begreifen» (S. 158). Er stellte sich den Herausforderungen seiner Zeit, nahm Partei und versuchte, seine Möglichkeiten zu nutzen, notwendige Entwicklungen zu fördern und zu begleiten. Dabei gelang es ihm, sein persönliches Engagement in der Zusammenarbeit mit Betroffenengruppen wissenschaftlich aufzuarbeiten und in Büchern umzusetzen, die mit hohen Auflagen zur Verbreitung der Ideen und Konzepte beitrugen. So engagierte er sich in der Arbeit mit Obdachlosen, in der Selbsthilfebewegung und in der Organisation von Kinderläden. Fachpolitisch war er an der Psychiatriereform beteiligt und unterstützte die Einrichtung psychosozialer Arbeitsgemeinschaften. Zusammen mit

Kollegen entwickelte er einen Persönlichkeitstest (Gießen-Test) und nutzte die Methoden der Gruppendynamik zur Förderung von Bürgerbeteiligung und Bürgerengagement. Er engagierte sich in einer SPD-Wählerinitiave für Willy Brandt und wurde führend in der Deutschen Sektion der «Internationalen Ärzte für die Verhütung des Atomkrieges» (IPPNW) tätig. Durch diese vielen Aktivitäten zieht sich wie ein Roter Faden seine Vorstellung von einem guten Arzt, von einem neuen beruflichen Selbstbild einer ärztlichen Haltung, die mehr Zeit für geduldige Zuwendung und einfühlsame Gespräche aufbringt.

Rückblickend benennt Richter in seiner Autobiographie vier Prinzipien, die ihm als Orientierungsmaßstab für sein Leben hilfreich geworden sind:

«(1) Als Erstes fällt mir das Prinzip ein, überhaupt ein persönliches Selbst zu entwickeln. Man sollte lernen und am Ende wissen, wovon man überzeugt ist, welchen Sinn man in seinem Leben erfüllen will. Und dann sollte man alles tun, um seiner Überzeugung treu zu bleiben. (2) Persönliche Identität kann nur wachsen, wenn man seine Innenseite ernst nimmt... lernt, das eigene Maß in der menschlichen Gemeinschaft und im Ganzen der Schöpfung zu finden. (3) Wachsamkeit ist insbesondere gegenüber allen Angeboten und Neigungen angebracht, die Anstrengung zur Selbstfindung zugunsten kollektivistischer Uniformierung aufzugeben. (4) Selbstfindung und Mitmenschlichkeit gehören zusammen. Wer «er selbst» werden will, beraubt sich der Geborgenheit, die er sich durch universelle Anpassung erkaufen kann... Jeder ist Mitglied von Gruppen, aber er sollte lernen, keiner ganz zu gehören und sich nicht verbieten lassen, sich Menschen fremder, auch gegnerischer Gruppen nahe zu fühlen... Wer sich nicht korrumpieren lässt, wird sich oft mit Menschen spontan verbunden fühlen, die ihm an sich fernstehen... Erst auf dem Weg zur Selbstfindung gewinnt man den Mut zu einem Mitgefühl, das nicht mehr eingeengt ist von vorgeschriebener Parteilichkeit» (S. 293–299).

Horst Eberhard Richter kann mit der in seinem Leben entwickelten und praktizierten Lebenshaltung anderen Menschen als Vorbild dienen. Es ist ihm gelungen, Widersprüchlichkeiten in sich selbst auszuhalten und produktiv umzusetzen; seine Bescheidenheit und sein Narzissmus, seine Verletztlichkeit und seine Stärke, seine überschäumende Kreativität und die Disziplin für solide Arbeit.

Zu seinem 75. Geburtstag veröffentlichte der damalige Präsident der Berliner Ärztekammer Ellis Huber eine persönliche Würdigung, die einleitend die Frage aufwarf: «Wohin wollen wir Ärztinnen und Ärzte im Gesundheitswesen der Bundesrepublik Deutschland und mit wem sind wir unterwegs? Welcher Weg ist heute der richtige in den Widrigkeiten der Verhältnisse, am Übergang von der Industriegesellschaft zum Informationszeitalter, wo sich die politischen Geister verirren und die sozialen Verhältnisse verwirren?» (S. 63). Mit Bezügen zu seiner eigenen Biographie belegt er die Aussage, dass «Horst Eberhard Richter ... für uns ein persönliches und fachliches Vorbild (gewesen ist, JvT), mit dessen Wegweisung das Ziel einer gewissenhaften Medizin deutlich sichtbar und in solidarischer Gemeinsamkeit erreichbar wird ... Horst Eberhard Richter, unser Lotse in den Wirrnissen der Verhältnisse, hat wieder einmal einen Fahrweg für das Schiff der Ärzteschaft eröffnet, der Hoffnung weckt und der den Weg zum engagierten Handeln frei macht. Wir «Ärztinnen und Ärzte in sozialer Verantwortung» wollen eine Medizin durchsetzen, die den einzelnen Patienten achtet, das Leben respektiert, die Gesellschaft humanisiert und die Würde des Menschen gegen alle kommerziellen und politischen Interessen verteidigt, die dem entgegenstehen».

Abschließend soll H.E. Richter noch einmal selbst zitiert werden:

«Der Arzt braucht, um dem Druck der vielen ängstlichen, misstrauischen und ihn trügerisch überidealisierenden Patienten standzuhalten, eine klare und feste Position. Um sich nicht mit den auf ihn eindringenden Rollenerwartungen zu verwechseln, benötigt er eine eindeutige Identität als Mensch wie als Arzt. Er muss das Leben lieben, aber auch seinem Sterben offen entgegensehen können. Und er muss seiner Kunst mit jener Selbstgewißheit vertrauen, welche die Bescheidenheit des Wissens einschließt, dass eben nicht alles für und von Menschen machbar ist, die Geschöpfe mit ewigen natürlichen Schwächen sind» (Richter 1986, S. 239).

Elisabeth Kübler-Ross (geb. 1926)

«Lebe so, dass Du nicht zurückschaust und bereust, dass Du Dein Leben vertan hast ... Lebe ehrlich und ganz! Lebe!»

E. Kübler-Ross ist die Frau, der es gelungen ist, das Tabu und die Sprachlosigkeit der Ärzte in der Konfrontation mit Sterben und Tod zu brechen.

Am 8. Juli 1926 wurde Elisabeth Kübler mit einem Gewicht von nur zwei Pfund geboren. Als eineiiger Drilling wuchs sie unter bürgerlichen Verhältnissen in Zürich auf. Inspiriert durch das Vorbild von Albert Schweitzer, fühlte sie sich zum Arzt berufen, stieß dabei aber auf Unverständnis und den Widerstand ihrer Eltern. Im internationalen Friedensdienst nach dem Zweiten Weltkrieg in Schweden, Italien und vor allem Polen machte sie erste Erfahrungen in der aktiven Nächstenliebe. Gegen den Willen ihres Vaters arbeitete sie als Laborantin, bestand ihr Abitur und finanzierte sich selbst ihr Medizinstudium an der Universität in Zürich. Dabei lernte sie einen amerikanischen Kommilitonen, M. Ross, kennen, den sie nach Ende des Studiums heiratete und in die USA begleitete. Ihre klinische Ausbildung absolvierte sie in psychiatrischen Kliniken. Sie bekam zwei Kinder und hatte vier Fehlgeburten. Neben ihrer klinischen Arbeit und der Versorgung ihrer Familie interessierte sie sich zunehmend für die Probleme von unheilbar Kranken und Sterbenden im

Krankenhaus. Sie organisierte Vorlesungen, in denen sie Sterbenskranke über ihre Erfahrungen berichten ließ. Anfänglich stieß sie dabei auf ein breites Desinteresse und Widerstände bei ihren klinischen Kollegen, während Studenten aller Fachrichtungen in ihre Unterrichtsveranstaltungen kamen. Auch die Patienten waren gerne bereit, andere an ihren Erfahrungen teilhaben zu lassen. 1971 veröffentlichte Frau Kübler-Ross erstmals ihre Erfahrungen unter dem Titel «On death and dying» (Interviews mit Sterbenden). Das Buch wurde ein weltweiter Erfolg. Forschungsarbeiten zum besseren Verständnis der Prozesse und Stadien des Sterbens folgten. Seminare mit Patienten und Eltern unheilbarer Kinder, mit Theologen, Sozialarbeitern und Ärzten in den USA und später überall in der Welt wurden von ihr durchgeführt. In ihren Gesprächen mit Sterbenden gewinnt sie ihre Erkenntnisse über das Leben und den Tod. Ihr Mann verlässt sie. Menschen, die ihre esoterischen Vorstellungen zum Tod nicht verstehen können und sich durch ihr Engagement für AIDS-Kranke bedroht fühlen, stecken zweimal ihr Haus an. Alles, was sie in ihrem Leben zusammengetragen hat, wird Opfer der Flammen. In ihrem ruhelosen Engagement für andere überfordert sie sich, erleidet einen schweren Schlaganfall und wird pflegebedürftig. Dem eigenen Tod nahe veröffentlicht sie ihr letztes von 12 Büchern, eine Autobiographie mit dem Titel «Das Rad des Lebens» (1997).

Eine außergewöhnliche Frau, mit einem unbeugsamen Willen, grundlegenden Überzeugungen, bedingungsloser Liebe und Hilfsbereitschaft, mit Gefühl und Tatkraft. Eine Frau, die stets das tat, was ihr wichtig erschien und nicht das, was man von ihr erwartete. Eine Frau, die stark war, aber trotz ihrer vielen Freunde allein und einsam, ohne einen Menschen, an dessen Schulter sie sich ausweinen und schwach sein konnte. Im Glauben an Gott, Geistführer und esoterische Erscheinungen fand sie Halt und Kraft für ihre selbstlose Arbeit.

Eine Frau, die aus Überzeugung Ärztin war, die ihr Leben als Aufgabe verstanden hat, als Schule, in der viele Lektionen leichter und schwerer zu bewältigen sind, an der es letztlich lag, ob wir aus den Prüfungen des Lebens geschlagen oder geläutert hervorgehen. Tausenden von Menschen konnte sie helfen, ihren Tod anzunehmen, die Angst vor dem Sterbenmüssen zu überwinden und ihr Leben in Würde zu beenden. Sie kam zu der Erkenntnis, dass die härteste Frage, der sich Menschen am Ende ihres Lebens stellen müssen, die ist, was sie in ihrem Leben Gutes für andere getan haben. Zusammenfassend stellt Elisabeth Kübler-Ross fest:

«Jeder Mensch hat im Leben mit Schwierigkeiten zu kämpfen. Manche sind groß und manche unbedeutend, aber das sind die Lektionen, die wir lernen müssen. Wir tun das in freier Wahl. Um ein gutes Leben zu leben und so einen guten Tod zu sterben, fordere ich die Menschen auf, ihre Wahl mit Blick auf das Ziel der bedingungslosen Liebe zu treffen und sich zu fragen, ‹was tue ich damit Gutes›?» (S. 235).

Das Wichtigste im Leben ist für Frau Kübler-Ross, die Verantwortung für das Leben anzunehmen und die Liebe ohne Bedingungen in bedingungslose Liebe umzusetzen. Und so schreibt sie: «In Wahrheit bin ich nie jemandem begegnet, dessen größtes Bedürfnis etwas anderes als Liebe war. Wahre bedingungslose Liebe» (S. 235).

Ihre Lebensgeschichte belegt, wie viel ein Mensch erreichen kann, der weiß, was er will und sich kompromisslos für Ziele einsetzt, die über ihn selbst hinausreichen. Überzeugend stellt sie dar, wie viel sie selbst zurückbekommen hat von denen, denen sie helfen konnte, indem sie bereit war, zuzuhören und Beistand zu leisten. Eine eigensinnige und eigenwillige Frau, die sich zeitlebens dafür engagiert hat, dass Ärzte nicht nur Krankheiten behandeln, sondern sich auch auf das Kranksein ihrer Patienten einlassen. Sie hat die Einsamkeit, das Verlassensein vieler Patienten bekannt gemacht und Wege aufgezeigt zur Überwindung der Sprachlosigkeit im medizinischen Alltag. Sie zitiert eine Patientin: «Alles, was meinen Arzt interessiert, ist die Größe meiner Leber. Aber was kümmert mich die Größe meiner Leber in dieser Situation. Ich habe zu Hause fünf Kinder, die versorgt werden müssen. Das ist es, was mich umbringt. Und niemand will mit mir darüber sprechen» (S. 176). Sie konnte aufzeigen, dass die Bereitschaft, sich Zeit zu nehmen und zuzuhören, die Bereitschaft, den Betroffenen die Gelegenheit zu geben, über ihre Ängste und Sorgen zu sprechen, eine große Hilfe sein kann, ein wesentlicher Schritt, um das Unausweichliche annehmen und dem eigenen Leben einen Sinn geben zu können. Sie zeigte auf, dass die Gesunden von den Kranken, die Ärzte von ihren Patienten wichtige Erkenntnisse über das Leben lernen können.

«Die Lektionen, die uns jeder Einzelne lehrte, ließen sich in ein und derselben Botschaft zusammenfassen: Lebe so, dass Du nicht zurückschaust und bereust, dass Du Dein Leben vertan hast! Lebe so, dass Du nicht Dinge, die Du getan hast oder die Du gerne anders gemacht hättest, bereuen musst! Lebe ehrlich und ganz! Lebe!» (S. 177).

Elisabeth Kübler-Ross war kein einfaches Leben beschieden. Sie wurde in ihrem Leben mit vielen schwierigen Aufgaben und Lektionen konfrontiert. Als Drilling mit zwei Pfund Geburtsgewicht wollte sie sich ständig selbst beweisen, «dass ich dieses Lebens würdig war» (S. 238). Sie musste sich gegen ihren autoritären Vater durchsetzen, um Medizin studieren zu können. Sie musste in amerikanischen Krankenhäusern für ihr Verständnis eines guten Arztes kämpfen. Sie hatte vier Fehlgeburten, wurde von ihrem Mann verlassen, musste ihr Heim aufgeben, wurde von einem Geschäftspartner betrogen und ihr Haus wurde zweimal angezündet. Trotzdem hat sie sich nie unterkriegen lassen und ist ihren Weg gegangen. Ohne emotionalen Rückhalt, konfrontiert mit den Leiden der Sterbenden und Hilfsbedürftigen, fand sie schließlich emotionale Unterstützung im Glauben und esoterischen Erfahrungen. Frau Kübler-Ross hat die vielen ihr in ihrem Leben vorgegebenen Aufgaben gelernt, sie war eine außergewöhnliche Frau, die uns in ihrer bedingungslosen Liebe Vorbild sein kann.

Kübler-Ross beschreibt eindrücklich die psychischen Belastungen, denen sie durch ihre Arbeit ausgesetzt war. So schreibt sie nach einem Workshop für AIDS-Patienten in San Francisco: «... Wie in der Zukunft noch so oft, (musste ich) einen jungen Mann nach dem anderen anhören, alle mit der gleichen herzzerreißenden Lebensgeschichte von Täuschung, Ablehnung, Isolierung, Diskriminierung, Einsamkeit und anderen unmenschlichen Verhaltensweisen. Ich hatte nicht genug Tränen, um so viel zu weinen, wie nötig wäre» (S. 288).

Sie war offen für das Leiden von Tausenden von Menschen, denen sie in ihren Patientengesprächen und in ihren Gruppenseminaren bedingungslos ihre Zuwendung zu schenken bereit war. Die damit verbundene psychische Belastung wuchs mit den Jahren: «Ich durchlebte die Tode aller Patienten, die ich bis zu diesem Zeitpunkt betreut hatte, mit allem, was sie an Angst, Kummer, Furcht, Leiden, Trauer, Verlust, Blut und Tränen durchgemacht hatten... Wenn jemand an Krebs gestorben war, dann erlitt ich seine Qualen. Wenn jemand einen Schlaganfall gehabt hatte, musste ich ebenfalls unter seinen Auswirkungen leiden» (S. 266).

Ständig musste sie schmerzliche Trennungen durchleben, «praktisch ohne Hilfe von irgendeinem Menschen, um meine eigenen Antworten und einen neuen Anfang zu finden» (S. 270). Obwohl sich so viele sterbende Patienten an ihre Schulter gelehnt hatten, hatte sie niemanden, dem sie sich bedingungslos anvertrauen konnte. Häufig wünschte sie sich Hilfe: «‹Darf ich eine Hand halten?› Ich sagte absichtlich nicht genau, ob es ein Mann oder eine Frau sein sollte. Es war auch nicht der Moment, wählerisch zu sein. Ich wünschte mir nichts mehr, als eine Hand zu halten.» Aber niemand ist da, um ihr zu helfen. «Es soll Dir nicht gegeben werden!» (S. 267). Schließlich kam sie zu der Erkenntnis, «zur Hölle damit, nein! Wenn ich nicht mal eine Hand zu halten bekomme, dann will ich auch keine Fingerspitze. Ich will es lieber ohne Hilfe und aus eigener Kraft durchstehen... Wenn die da so gemein waren und mir nicht einmal eine Hand geben wollten, bin ich allein besser dran. Dann bleiben mir wenigstens Selbstachtung und Selbstwert zu meinen eigenen Bedingungen» (S. 267). In dieser Not findet sie Hilfe im Glauben an spirituelle Erfahrungen, an Geistführer und einen Gott, der «uns niemals etwas schicken würde, was wir nicht bewältigen können» (S. 268). Aus ihren spirituellen Erlebnissen gewinnt sie die Kraft, die sie braucht, um anderen helfen zu können.

Jeder Mensch braucht eine solche Kraftquelle. Wo man seine Kraft findet, wenn man nicht mehr weiter weiß, scheint nicht so wichtig zu sein, ob im Glauben, der Familie, der Musik, der Natur oder anderswo.

10.4 Eigene Erfahrungen mit ärztlichen Vorbildern

Trotz aller Möglichkeiten des Lernens aus Büchern ist das Modelllernen an persönlich erlebten Vorbildern besonders wirksam. Deshalb sollte jeder Medizinstudent sich darum bemühen, alle Ärzte, denen er begegnet, besonders aufmerksam wahrzunehmen, um festzustellen, ob diese für ihn als Vorbilder geeignet sind. Dabei sollte gleichermaßen auf Fähigkeiten wie auf berufsspezifische Haltungen und Einstellungen geachtet werden. Hat man Personen gefunden, die sich als Vorbilder eignen, sollte man sich bemühen, diesen möglichst nahe zu sein, um sie genau beobachten zu können, um wahrzunehmen, wie sie das machen, was man selbst lernen möchte. Man sollte sich nicht scheuen, den selbstgewählten Vorbildern zu sagen, was man von ihnen lernen will. Man sollte sie bitten, ihre Geheimnisse zu vermitteln, ihre Erfahrungen mit den erwünschten Verhaltensmustern mitzuteilen. Man sollte sie um Rat fragen, und dann sollte man prüfen, ob man den Rat befolgen will und kann. Man sollte prüfen, ob der Rat gut ist, man sollte das erwünschte Verhalten immer wieder ausprobieren, sich darin trainieren und vervollkommnen. Durch Rückschläge sollte man sich ebenso wenig verunsichern lassen wie durch unerwartete Widerstände und Schwierigkeiten. Man sollte die selbstgewählte Lernaufgabe als Herausforderung verstehen, an der man sich beweisen kann.

In früheren Zeiten und Kulturen war es selbstverständlich, dass ein Lehrling sich seinen Meister, ein Student sich seinen Professor suchte, von dem er etwas lernen wollte und dem er sich solange bereit war unterzuordnen, wie er etwas lernen konnte. Diese besondere Beziehung zwischen einem Lehrenden und einem Lernenden ist weitgehend verlorengegangen. Heutzutage geht es vorwiegend um die möglichst objektive, didaktisch möglichst vereinfachende Form der Wissensvermittlung und -aufnahme, das Persönliche spielt dabei eher eine untergeordnete Rolle, wenn es nicht gar als störend erlebt wird. Dabei ist der persönliche Umgang und Stil mit Kenntnissen und Fähigkeiten, die auf Erfahrungen aufbauende ärztliche Kunst gerade das, was man nicht aus Büchern und anderen Unterrichtsmedien lernen kann.

A. Mueller-Deham stellte sich die Frage:

> «Was können ältere Ärzte ihren jüngeren Kollegen geben? Man kann es mit einem Wort zusammenfassen: ihre Erfahrung. Darin ist eine lange Übung in der Beobachtung und der Untersuchung enthalten. Wir Älteren haben schon viele ähnliche Fälle gesehen und vor analogen Problemen gestanden. Erinnerungen und Assoziationen kommen einem zu Hilfe und machen es möglich, dass man oft intuitiv eine Diagnose stellt, wenn die Laboratoriumsmethoden versagen oder keinen Schluss zulassen. Wir haben medizinische Moden und Theorien kommen und gehen sehen und uns dabei ein unabhängiges Urteil erworben. Und wir lehnen von den neuen Rich-

tungen das ab, was sich mit unserer eigenen Erfahrung nicht verträgt. Es scheint mir sehr nützlich zu sein, wenn jemand einen Sinn für die atypischen Krankheitsbilder entwickelt. Man kann vor Fällen stehen, die einem ganz klar zu sein scheinen, und wo die Diagnose scheinbar auf der Hand liegt. Und doch ist da irgendetwas, das nicht in das Bild passen will. Wenn man sich nicht zufrieden gibt und solchen Dingen nachgeht, dann entdeckt man auf einmal noch ein zweites oder gar drittes Leiden, das ganz unabhängig von der ersten Krankheit ist. Oder aber das gesamte Krankheitsbild erscheint in einem anderen Licht.» (A. Mueller-Deham, 1953, S. 383)

So ist es zu empfehlen, sich in jeder Phase der ärztlichen Ausbildung neu zu orientieren und Vorbilder zu suchen, die helfen können, farblosen und trockenen Lehrinhalten Farbe und Gefühl zu verleihen.

Richtungsweisende Einsichten vorbildlicher Ärzte

B. Rieux: «Es ging ausschließlich darum, möglichst viele Menschen vor dem Sterben und der endgültigen Trennung zu bewahren. Dafür gab es nur ein einziges Mittel, das hieß: Die Pest bekämpfen. Diese Wahrheit war nicht bewundernswert, sie war nur folgerichtig.»

K. Jaspers: «Ich arbeite, ich tue sonst nichts.»

S. Sassall: «Wie ein Künstler oder jemand, der daran glaubt, daß er durch seine Arbeit sein Leben rechtfertigt, ist Sassall - nach dem unzulänglichen Maßstab unserer Gesellschaft - glücklich.»

G. Lindner: «Arbeitsüberlastung und stete Verfügbarkeit werden für jemanden, der den ärztlichen Beruf liebt, tausendfach kompensiert durch die Befriedigung, welche die Erfüllung dieser Aufgaben ihm schenkt.»

H. Heusler-Edenhuizen: «In der Beständigkeit liegt das Geheimnis des Erfolges.»

B. Sachs: «Im Leben leidet man anders als in medizinischen Fachbüchern.»

J. Korczak: «Sie irren sich, nicht jeder ist ein Schuft.»

H.E. Richter: «Selbstfindung und Mitmenschlichkeit gehören zusammen.»

A. Munthe: «Du kannst kein guter Arzt sein ohne Mitleid.»

S. Schindelweiß: «Humor verschafft uns Halt, wenn die Drehung der Erde uns schwindlig macht.»

S. Sauerbruch: «Die Persönlichkeit des Arztes ist nicht mehr das Wichtigste am Arztsein – welch' ein Verlust für unseren Stand.»

A. Schweitzer: «Ich bin ganz erschüttert, daß mir ein so herrlicher Beruf bestimmt ist; das macht, daß ich innerlich unangefochten meinen Weg gehe.»

H. Selye: «Es ist mir gelungen, mein ganzes Leben hindurch glücklich, und wie ich hoffe, produktiv zu sein, obwohl immer wieder viele Schwierigkeiten zu überwinden waren.»

P. Lüth: «Dankbarkeit durchzieht ... diese (Tagebuch-)Seiten, jenes eigentümliche, seltene Gefühl, das vielleicht mit dem Glück identisch ist.»

E. Kübler-Ross: «Lebe so, daß Du nicht zurückschaust und bereust, daß Du Dein Leben vertan hast ... Lebe ehrlich und ganz! Lebe!»

11. Zusammenfassende Empfehlungen

«Es gibt keine Kunst, ohne eine hinter ihr stehende Theorie.» (Thure v. Uexküll)

Zusammenfassend lassen sich einige grundlegende Aussagen formulieren. Die besonderen Eigenschaften eines guten Arztes können in der medizinischen Aus- und Weiterbildung erworben und während des Berufslebens weiterentwickelt werden.

Das bewusste Erlernen und Training dieser Eigenschaften und ein berufsbegleitendes Nachdenken über das Arztsein bezeichnen wir als die Kunst, ein guter Arzt zu werden. Dabei gehen wir davon aus, dass es sich um einen lebenslangen Prozess handelt, der niemals abgeschlossen sein kann.

Zu den Eigenschaften eines guten Arztes gehören vor allem

- die selbstverständliche Bereitschaft der Zuwendung zum kranken Menschen, verbunden mit der Fähigkeit zum Verständnis seiner Leiden und seines Leidens;
- die Fähigkeit, Krankheiten zu erkennen und in ihrer Entwicklung positiv – im Sinne der Interessen und Bedürfnisse der Patienten – beeinflussen zu können;
- die Demut gegenüber der Natur im Wissen um die Grenzen menschlicher Möglichkeiten;
- die Bereitschaft und Fähigkeit zur Übernahme der Verantwortung für sein berufliches Handeln.

Das Bild von einem guten Arzt ist immer auf einen Patienten bezogen, der medizinischer Hilfe bedarf. Der Arztberuf hat sich in seiner Geschichte ausdifferenziert. Bei den vielen Möglichkeiten der Berufsausübung gibt es solche, in denen der Arzt keinen direkten Kontakt zu Patienten hat. Selbstverständlich kann er dabei seinen Beruf mehr oder weniger gut ausüben. Man wird dann von einem «guten Medizinalbeamten», einen «guten Medizinjournalisten», einem «guten Epidemiologen» oder einem «guten Grundlagenforscher» etc. sprechen, aber die Bezeichnung «guter Arzt» vermeiden. Diese Bewertung ist denen vorbehalten, die in der medizinischen Praxis – sei es im Krankenhaus oder in der ambulanten Versorgung – Patienten behandeln. Wenn wir von einem guten Arzt sprechen, dann meinen wir die Beziehung zu seinen Patienten, die ihn als guten Arzt erleben, denen er mit seiner Behandlung Gutes tut, denen er in ihrer Not helfen kann.

Die Entwicklung eines Medizinstudenten zu einem guten Arzt bezeichnen wir, soweit diese selbst beeinflussbar ist, als Kunst. Keiner wird als guter Arzt geboren. Auch wenn sich Medizinstudenten in ihren Voraussetzungen wesentlich unterscheiden können, so ist doch entscheidend, was der einzelne dazu tut, um sich Ziele zu setzen und diesen unter Nutzung aller ihm verfügbaren Möglichkeiten zu folgen. Die Qualität eines Arztes ist letztlich das Ergebnis seiner Bemühungen.

Das zugrundeliegende Leitbild ist somit der sich seiner Verantwortung bewusste Arzt, der sich im Wissen um die Erwartungen an seinen Beruf bemüht, seinen Patienten gerecht zu werden; der Arzt, der es als eine Aufgabe ansieht, seine Chancen zu nutzen, um die notwendigen Kompetenzen zu erwerben und ständig weiterzuentwickeln.

Indem ein (angehender) Arzt die Entwicklung seiner beruflichen Fähigkeiten als Kunst versteht, nimmt er seinen Beruf als Berufung an. Indem er sein Berufsleben ausrichtet an der ständigen Weiterentwicklung seiner persönlichen Möglichkeiten, vermehrt er die Chancen, sein Leben gelingen zu lassen.

Die Kunst, ein guter Arzt zu werden, ist lehr- und lernbar. Sie besteht darin, zu begreifen, was einen guten Arzt ausmacht, sich dementsprechend Ziele zu setzen und in der alltäglichen Praxis der Berufsausübung sein Bestes zu geben ohne den Hochmut und die Überheblichkeit eines Experten, sondern in Demut vor dem Leben und der Würde des Menschen.

Auch wenn wir viele Eigenschaften, Haltungen und Einstellungen beschreiben können, die einen guten Arzt charakterisieren, so gilt doch gleichermaßen, dass jeder, der sich dieses zum Ziel setzt, nicht nur seinen eigenen Weg finden, sondern sich seiner besonderen Möglichkeiten und Grenzen bewusst werden muss. Jeder gute Arzt ist in seiner Art einmalig.

Was kann man tun, um ein guter Arzt zu werden? – Regeln für eine Kunst

- Man sollte sich das Ziel setzen, ein guter Arzt zu werden.
- Man sollte möglichst konkrete Vorstellungen über die Kompetenzen und Haltungen eines guten Arztes entwickeln.
- Man sollte die Verantwortung für die eigene Aus-, Fort- und Weiterbildung übernehmen.
- Man sollte Informationen darüber einholen, wo und wie man die dafür notwendigen Kenntnisse, Fähigkeiten und Fertigkeiten am besten erlernen kann (vorbildliche Ärzte, gute Bücher, geeignete Praxisfelder etc.).
- Man sollte seine Ausbildung kurz-, mittel- und langfristig planen und bereit sein, seine Planungen ggf. bei neuen Einsichten und Erkenntnissen zu ändern.
- Man sollte alle Gelegenheiten nutzen, möglichst viel zu lernen. Dazu ist es notwendig, Neugier zu entwickeln (d.h. wissen, erkennen, verstehen wollen).
- Man sollte bereit sein, ein Leben lang zu lernen, denn «der gute Arzt» kann immer nur ein Ziel sein, das die Richtung vorgibt, ohne es je auf Dauer erreichen zu können.
- Man sollte auf sein inneres Gleichgewicht achten und seine Gesundheit fördern.
- Man sollte lernen, zu lernen, d.h. Informationen wahrzunehmen, zu bewerten, in sich aufzunehmen, zu ordnen und für das eigene Handeln umzusetzen.
- Man sollte seine Fähigkeiten zur Lösung von Problemen entwickeln, d.h., Probleme zu erkennen, sich auf sie einzulassen, sie zu verstehen, kreativ nach Lösungen zu suchen und diese anzuwenden.
- Man sollte gleichermaßen die Fähigkeiten abzuwarten wie die zu schnellem Handeln entwickeln.
- Man sollte bereit sein, Patienten ihre Verantwortung zu lassen und gleichermaßen für das eigene Handeln die Verantwortung zu übernehmen.
- Man sollte lernen, seine Entscheidungen gemeinsam mit seinen Patienten und deren Bezugspersonen zu treffen.
- Man sollte lernen, das, was man für richtig erkannt hat, auch dann umzusetzen, wenn es gegen die herrschende öffentliche Meinung verstößt und ggf. mit Nachteilen für die eigene Person verbunden ist.
- Man sollte lernen, seine eigene Fehlbarkeit zu akzeptieren und bereit sein, sich für seine Fehler bei denjenigen, die dadurch Schaden erlitten haben, zu entschuldigen.

12. Die Kunst, ein Leben lang zu lernen

«Es gibt keine schwierigere Kunst, als zu leben. Für andere Künste und Wissenschaften kann man überall zahlreiche Lehrer finden. Selbst junge Leute glauben, sie hätten diese Kunst schon so weit erworben, daß sie andere darin unterrichten könnten: Während seines ganzen Lebens muß man immer wieder lernen, zu leben, und was Euch noch mehr erstaunen wird, während des ganzen Lebens muß man lernen, zu sterben.» (Seneca)

Schon gleich nach der Geburt beherrschen Kinder die Kunst zu lernen perfekt. Sie ist die Voraussetzung dafür, sich im Leben zurechtzufinden. Allzu oft geht die Fähigkeit mit zunehmendem Älterwerden verloren, und im Erwachsenenalter findet man nur wenige, die diese Kunst beherrschen. Schuld daran ist vor allem unser Schulsystem, das nicht nur wenig Verständnis hat für kindliche Neugier, sondern – schlimmer noch – diese Neugier als störend bewertet und bemüht ist, sie den Schülern abzugewöhnen. Kinder lernen nur zu fragen, wenn Erwachsene ihre Fragen beantworten wollen oder können. Ansonsten haben sie stille zu sein, das, was ihnen die Erwachsenen aufgeben, zu lernen, und das für richtig zu erachten, was Erwachsenen wichtig zu sein scheint. Die Sozialisationsbedingungen unserer Gesellschaft sind lernfeindlich. Was ist Lernen ohne Neugier? Es ist die Aneignung von Kenntnissen, mit denen man nichts anfangen kann und will. So lernen Schüler mathematische Gesetze, die sie später nie anwenden werden. Sie lernen Sprachen, die sie nicht zur Kommunikation nutzen können. Sie lernen Gesetze und Fakten, die niemanden interessieren, weil man mit ihnen nichts anfangen kann, weil sie zum Leben nichts nutzen. Lehrer, die sich in ihrem Studium in einem bestimmten Fach spezialisiert haben und entsprechend dieses Fach für besonders wichtig halten, finden ihr berufliches Selbstverständnis darin, ihren Schülern kompliziertes Detailwissen zu vermitteln. Lehrer gehen von ihren persönlichen Interessen und Vorlieben aus, weniger dagegen von der Lebenssituation und den Interessen ihrer Schüler.

Lehrer haben häufig selbst nicht lernen können, wie man lernt, bzw. sie haben es selber in ihrer Kindheit verlernt. Deshalb können sie nur den vorgeschriebenen Unterrichtsstoff vermitteln, je nach Naturell mehr oder weniger kurz- oder langweilig.

Dabei ist nichts spannender als Lernen, als die Erfahrung, immer mehr und besser zu verstehen, was einen interessiert, was man wissen will, worauf man neugierig ist. Leben ist eigentlich nichts anderes als ständiges Lernen. Wenn man aufhört, lernen zu wollen, fängt man an zu sterben. Leben heißt, sich weiterentwickeln, verstehen wollen, nach Lösungen suchen für etwas, das sich einem selber als Problem darstellt. Grundsätzlich kann man zwei Zugänge zum Verstehen unterscheiden: den deduktiven und den induktiven Zugang. Unser Bildungssystem setzt auf deduktive Zugänge. Ein Wissender erklärt – mehr oder weniger gut – eine Theorie, und ein Lernender hat diese Theorie zu übernehmen. Aus didaktischen Gründen werden diese Theorien mit Graphiken und Tabellen oder Beispielen erläutert.

Ganz anders ist der induktive Lernprozess. Ein Lernender wird mit einer Aufgabe konfrontiert und muss sehen, wie er seine Lösung findet (problemorientiertes Lernen). Dazu muss er erst einmal die Aufgabe verstehen, begreifen, was das Problem ist. Dann muss er Strategien entwickeln, wie er die zur Lösung notwendigen Kenntnisse erwerben kann. Er muss Hypothesen entwickeln und verwerfen, bis er schließlich eine Lösung gefunden hat, die dann noch für andere verständlich und nachvollziehbar zu beschreiben bzw. darzustellen ist. Man muss nur kleine Kinder beim Spielen beobachten, um zu verstehen, was das bedeutet. Ein Kleinkind, das laufen lernen will, übernimmt keine Theorie des Laufens, um diese umzusetzen. Es wäre viel zu umständlich, würde zu lange dauern und bei vielen nie zum Erfolg führen. Das Kleinkind fängt einfach an und probiert es aus. Vorher hat es anderen beim Laufen zugeschaut, es hat wahrgenommen, wie diese sich verhalten und versucht, es nachzumachen. Es lernt am Modell von Vorbildern. Bandura hat das mit seiner Social Learning Theory als Modelllernen beschrieben und festgestellt, dass die Imitation von Vorbildern grundlegend für Lernprozesse ist.

Was ist der Unterschied zwischen einer Fähigkeit, der Kompetenz, etwas zu tun, und einer Kunst? Eine Kunst ist mehr. Eine Kunst zu beherrschen, bedeutet, dass man sie perfekt gelernt hat, dass man eine Fähigkeit ausüben kann, ohne sich bewusst an die Regeln zu halten, die für ihre Ausübung notwendig sind. Einem Künstler sind seine Fähigkeiten in Fleisch und Blut übergegangen. Er braucht nicht mehr nachzudenken, um seine Kunst auszuüben. Er ist perfekt in dem, was er tut, ohne darauf acht zu geben. Häufig kann er selbst gar nicht mehr sagen, wie er das macht, was er so gut kann. Deshalb sind seine Ratschläge zum Erlernen seiner Kunst oft nur insofern verwendbar, wie sie den eigenen Lernprozess beschreiben, ohne ihn erklären zu wollen. Deshalb kann man von einem Künstler vor allem durch Beobachtung lernen.

Jeder von uns ist auf irgendeinem Gebiet ein Künstler und beherrscht wichtige Lebenskünste. Jemand, der laufen gelernt hat, entwickelt mit der Zeit eine Selbstverständlichkeit und Perfektion, die keiner Reflexion mehr bedarf – wie schwierig das Gelände auch ist, in dem wir uns bewegen. Wir beherrschen die Kunst der Fortbewegung, auch die Kunst des Autofahrens oder Fahrradfahrens beherrschen viele von uns vollkommen. Selbst in schwierigen Situationen verursachen wir keinen Unfall, weil wir uns intuitiv richtig verhalten.

Wir haben, Bezug nehmend auf Erich Fromm, darauf hingewiesen, dass nur der ein Meister in einer Kunst werden kann, der in jeder Phase seines Lebens Disziplin, Konzentration und Geduld praktisch zu üben bemüht ist. Ohne Disziplin ist es unmöglich, eine Kunst zu erlernen und zu vervollkommnen. Konzentration ist wichtig, um sich nicht durch Unwesentliches ablenken zu lassen, Geduld braucht man schließlich, weil die Entwicklung von Einsichten und Fähigkeiten ihre Zeit braucht. Wer auf rasche Erfolge aus ist, wird nie eine Kunst erlernen können. Schließlich ist es notwendig, das Ziel der Beherrschung einer Kunst ohne Einschränkungen, ohne Wenn und Aber wirklich zu wollen. Wem die Beherrschung einer Kunst nicht das Wichtigste im Leben ist, der wird bestenfalls ein guter Dilettant, nie aber ein Meister werden.

Zuerst einmal sollte man Disziplin nicht als etwas Lästiges, von außen Aufgezwungenes verstehen, sondern als selbstgestellte Aufgabe, die dazu führt, dass man sich allmählich ein Verhalten angewöhnt, das man schließlich vermissen würde, wenn man es wieder aufgeben sollte. Fromm hat darauf hingewiesen, dass es zu den bedauerlichen Aspekten unserer westlichen Auffassung von Disziplin gehört, «dass man sie für recht mühsam hält und dass man meint, sie könne nur etwas «Gutes» sein, wenn sie einem schwer fällt. Der Osten hat schon vor langer Zeit erkannt, dass das, was dem Menschen gut tut – seinem Körper und seiner Seele – ihm auch angenehm sein muss, auch wenn zu Anfang einige Widerstände zu überwinden sind» (S. 123).

Der Mensch in der Konsum– und Mediengesellschaft wird permanent mit Informationen und Reizen überflutet, so dass seine Konzentration permanent von einem zum anderen wechselt. Deshalb fällt es nicht nur vielen Kindern schwer, sich auf eine Aufgabe zu konzentrieren. Konzentration kann und muss man lernen. Wenn man Musik hört, ein Buch liest, sich mit jemandem unterhält oder eine Aussicht bewundert, sollte man nur das eine tun. Nur das, was wir jeweils im Hier und Jetzt, in diesem Augenblick tun, darf uns interessieren. Wenn man sich auf etwas konzentriert, ist es unwichtig, was man tut. Da nehmen alle Dinge, die wichtigen wie die unwichtigen, eine neue Dimension in der Wirklichkeit ein. Konzentrieren heißt, ganz in der Gegenwart, im Hier und Jetzt leben und nicht, während man das eine tut, bereits an das nächste zu denken, das anschließend zu tun ist. E. Fromm weist darauf hin, dass eine Voraussetzung für die Fähigkeit, Konzentration zu erlernen, ist, ein Gespür für sich selbst zu entwickeln. Sich selbst kennen zu lernen, sich selbst annehmen zu können. Um Geduld mit sich selber und anderen haben zu können, bedarf es der Liebe, der Bereitschaft, sich selbst und andere anzunehmen, so wie sie sind.

Alle drei Voraussetzungen für das Erlernen einer Kunst bedürfen der ständigen bewussten Übung. Für den angehenden Arzt bedeutet das, sich kurz-, mittel- und langfristige Ziele zu setzen, Strategien zur Erreichung dieser Ziele zu erarbeiten und sich auf die dafür notwendigen Schritte zu konzentrieren. Hilfreich ist es, sich immer wieder eine Rangreihe der Wichtigkeit der zu erledigenden Aufgaben zu erstellen, die dafür notwendige Zeit einzuplanen und diszipliniert die Aufgaben abzuarbeiten. Dabei bedarf es der Geduld, die notwendig ist, Widerstände zu ertragen, Fehler hinzunehmen und es immer wieder aufs Neue versuchen, nach dem Motto von Lars Gustafsson (1978): «Wir fangen noch einmal an, wir geben nicht auf».

Karl Jaspers hat einmal festgestellt:

> «Dem jungen Menschen möchte wohl ein Ratschlag erwünscht sein, welchen Philosophen er wählen solle. Diese Wahl aber muss ein jeder selber treffen. Man kann ihm nur zeigen und ihn aufmerksam machen. Die Wahl ist eine Wesensentscheidung. Sie erfolgt vielleicht nach tastenden Versuchen. Sie kann in der Folge der Jahre ihre Erweiterung erfahren. Trotzdem gibt es Ratschläge. Ein alter Rat ist es man solle Plato und Kant studieren, damit sei alles wesentliche erreicht. Diesem Rat stimme ich zu» (S. 170).

Es ist sicherlich nicht sinnvoll, von jedem, der ein guter Arzt werden will, zu erwarten, dass er nebenbei ein umfassendes Studium der Philosophie betreibt, trotzdem sollten wir uns mit grundlegenden philosophischen Erkenntnissen auseinandersetzen, mit Einsichten, die die Zeit überdauert haben und schon anderen Menschen helfen konnten ihr Leben bewusst und orientiert an selbstgesteckten Zielen erfolgreich zu gestalten.

Jaspers (1950) hat sich in seiner «Einführung in die Philosophie» mit dem Erlernen der Kunst des Philosophierens befasst. Er schreibt: «Im Philosophieren handelt es sich um das Unbedingte, Eigentliche, das gegenwärtig wird im wirklichen Leben. Jeder Mensch als Mensch philosophiert. Aber gedanklich im Zusammenhang ist dieser Sinn keineswegs im schnellen Zugriff zu erreichen» (S. 147). Er benennt drei Wege zum Studium der Philosophie, die sich auch auf andere Studien, z.B. das der Medizin, übertragen lassen:

- Die Teilnahme an wissenschaftlicher Forschung, um die Methoden zu erlernen, das kritische Denken zu schulen, um schließlich eine wissenschaftliche Haltung zu gewinnen.

- Das Studium großer Philosophen (bzw. großer Ärzte, Juristen etc.) als Vorbilder, an denen man sich orientieren kann.

- Die alltägliche Gewissenhaftigkeit der Lebensführung, getragen von Ernsthaftigkeit und Verantwortungsgefühl.

Für jeden, der eine Kunst erlernen will, die auf wissenschaftlichen Erkenntnissen und Einsichten aufbaut, ist die Fähigkeit, Texte zu lesen und zu verstehen eine entscheidende Voraussetzung. Jaspers Reflexionen über die philosophische Lektüre lassen sich problemlos auf die Auseinandersetzung mit Texten anderen Inhalts übertragen.

«Lese ich, so will ich zunächst verstehen, was der Autor gemeint hat. Jedoch um zu verstehen, was gemeint ist, muss man nicht nur die Sprache, sondern die Sache verstehen. Das Verständnis ist von der Sachkunde abhängig... Wir wollen mit dem Verstehen der Texte die Sachkunde erst erwerben. Daher müssen wir an die Sache selbst denken und zugleich an das, was der Autor gemeint hat. Eines ohne das andere machte die Lektüre ergebnislos. Indem ich beim Studium des Textes selber an die Sache denke, geschieht im Verstehen eine unwillkürliche Umformung. Daher ist zu rechtem Verständnis beides notwendig. Vertiefung in der Sache und Rückkehr zum klaren Verstehen des vom Autor gemeinten Sinnes... Bei der Lektüre ist zunächst eine Grundhaltung erforderlich, die aus dem Vertrauen zum Autor und aus der Liebe zu der von ihm ergriffenen Sache erst einmal liest als ob alles im Text Gesagte wahr sei. Erst, wenn ich mich ganz habe hinreißen lassen, dabei war und dann aus der Mitte der Sache gleichsam wieder auftauche, kann sinnvolle Kritik einsetzten» (S. 148/149).

In diesem Sinn empfiehlt Jaspers die Orientierung an den drei Forderungen von Immanuel Kant: «Selbst denken, an der Stelle jedes anderen denken, mit sich selbst einstimmig denken.» Er schreibt dazu: «Selbst denken erfolgt nicht aus dem Leeren heraus. Was wir selbst denken muss uns in der Tat gezeigt werden. Dabei sollten wir uns an der Autorität der von uns selbst gewählten Autoren orientieren und uns in der Lektüre ihrer Texte ganz auf sie einlassen. Aber diese Aneignung ist im vertrauenden Folgen nicht gehorsam. Sondern im Mitgehen prüfen wir am eigenen Wesen. «Gehorsam» heißt hier, sich der Führung anvertrauen, erst einmal für wahr halten.» Und weiter: «Wir kommen zur Wahrheit im Selbstdenken nur, wenn wir unablässig bemüht sind, an der Stelle jedes anderen zu denken. Man muss kennenlernen, was dem Menschen möglich ist. Indem man ernstlich zu denken versucht, was der andere gedacht hat, erweitert man die Möglichkeiten der eigenen Wahrnehmung... Man lernt (das andere Denken) nur kennen, wenn man es wagt sich ganz in es zu versetzen.»

Jeder, der lernen will, muss offen sein für das zu Erlernende. Er darf keine Bedingungen stellen, sondern muss bereit sein, sich ganz einzulassen. Die Eigenarten seines Lehrers und dessen von den eigenen abweichenden Einstellungen und Verhaltensweisen sollte man nicht kritisieren, sondern voll Interesse beachten und versuchen, herauszubekommen, inwieweit diese zusammenhängen mit den Fähigkeiten, die man selber erst erlernen möchte.

Grundlegend sind die Fähigkeiten zur Beobachtung, zur Wahrnehmung von Phänomenen. Dabei ist die notwendige Reduktion von Komplexität das schwierigste Problem. Zumeist können wir Phänomene nicht in ihrer Ganzheit erfassen. Von Descartes haben wir gelernt, dass ein erfolgversprechender Zugang zum Verständnis die Zergliederung in Teilaspekte ist. So werden wir spontan dazu neigen, das Wahrgenommene in seiner Komplexität auf Überschaubares zu reduzieren. Dabei bestimmen unsere Vorerfahrungen das bisher Gelernte, unsere Alltagsroutinen, das Vorgehen. Wenn wir etwas lernen wollen, so sollten wir zuerst einmal so weit als möglich offen sein für die besonderen Strukturen, die besonderen Zusammenhänge und Beziehungen des Phänomens. Wir sollten vermeiden, vorschnell unsere Beurteilungen darüber zu legen, weil wir damit häufig und selbst den Zugang zum Verständnis verbauen können. Am Anfang ist somit Offenheit notwendig, das Entwickeln und die Prüfung verschiedener Hypothesen, die uns eine Annäherung ermöglichen.

Auch wenn das Medizinstudium traditionell an Universitäten gelehrt wird und deshalb unter dem Anspruch steht, die Vermittlung einer Wissenschaft zu sein, ist es für die meisten doch vor allem eine Berufsausbildung, die ihren Zweck erfüllt in der Vermittlung von Kenntnissen und Fähigkeiten, die für die ärztliche Praxis nützlich und hilfreich sind. Die Praxisferne der an den Universitäten angebotenen Lehrveranstaltungen macht es erforderlich, dass Studenten selbst die notwendigen Umsetzungsleistungen erbringen, d.h. sich immer wieder klar machen, wozu das ihnen vorgestellte Wissen in der Praxis von Nutzen sein kann. Dazu gehört es, selber möglichst frühzeitig und umfassend Erfahrungen zu sammeln, wie ärztliches Handeln in der Praxis aussieht, welche Fragen und Probleme sich im Umgang mit Kranken ergeben, welches die Rahmenbedingungen sind, die das Gesundheits- und Sozialversicherungssystem, die Organisation von Krankenhäusern und Arztpraxen dem Verhalten von Ärzten und Patienten vorgeben. Jeder Student sollte in den Semesterferien möglichst viele Erfahrungen über die Welt außerhalb der Universitäten sammeln, sollte lernen, unter welchen Lebensbedingungen andere Menschen leben, was deren Sorgen und Probleme sind und wie diese mit deren Gesund- und Kranksein zusammenhängen. Ärztliches Handeln geschieht immer in sozialen Kontexten. Ärztliches Handeln erfordert soziale Kompetenzen, die erworben und entwickelt werden müssen. Hierzu kann die passive Aufnahme von Wissen keinesfalls ausreichend sein. Vielmehr ist Aktivität gefragt, Aktivität in der Aneignung von Wissen, aber auch in der Überprüfung des Angeeigneten in Bezug auf seine Praxisrelevanz. «Wenn man in irgendeiner Kunst zur Meisterschaft gelangen will, muss man ihr sein ganzes Leben widmen und es doch wenigstens darauf ausrichten» (E. Fromm, 1979: S. 122).

Literatur

Adorno, Th.,W., Frenkel-Brunswik, E., Levinson, D.J., Sanford, R.N. (1969): The authoritarian personality. New York: Norton
Ärztekammer Berlin (Hrsg.) (1989): Der Wert des Menschen. Medizin in Deutschland 1918-1945. Berlin: Edition Hentrich
Affemann, R. (1976): Lernziel Leben. Der Mensch als Maß der Schule. Stuttgart: Deutsche Verlags-Anstalt
Albom, M. (1997): Tuesdays with Morrie. New York: Doubleday
Albrecht, B.; Albrecht, G. (1975): Der Eid des Hippokrates. Ärzterinnerungen aus vier Jahrhunderten. Berlin: Der Morgen
Antonovsky, A. (1997): Salutogenese. Zur Entmystifizierung der Gesundheit. Tübingen: dgvt
Armstrong, L., Jenkins, S. (2000): Tour des Lebens. Wie ich den Krebs besiegte und die Tour de France gewann. Bergisch-Gladbach: Lübbe
Arnold, M. (1988): Der Arztberuf: Eine Einführung in das Studium und in die Probleme der Medizin für den Arzt von morgen. Stuttgart: W.W.G.
Aurel, M. (1990): Selbstbetrachtungen. Kettwig: Phaidon-Verlag
Badura, B., Ferber, Ch.v. (Hrsg.) (1981): Selbsthilfe und Selbsthilfeorganisation im Gesundheitswesen. München: R. Oldenbourg
Baier, H. (1985): Die ‚Idee des Menschen' in der Medizin. Überlegungen zu einer Medizinsoziologie zwischen Gesellschaftlichkeit und Leiblichkeit des Menschen. In: Gross, R. (Hrsg.): Geistige Grundlagen der Medizin. Berlin: Springer
Bair, D. (1990): Simone de Beauvoir: eine Biographie. München: Knaur
Balint, M. (1996): Der Arzt, sein Patient und die Krankheit. Stuttgart: Klett-Cotta
Bandura, A. (1977): Social learning theory. Englewood Cliffs, N.J.: Prentice-Hall
Bankl, H. (1977): Der Pathologe weiß alles... aber zu spät. Wien: Kremayr & Scheriau
Basaglia, F.O. (1985): Gesundheit, Krankheit. Das Elend der Medizin. Frankfurt a.M.: S. Fischer
Bastian, T. (1995): Furchtbare Ärzte. Medizinische Verbrechen im Dritten Reich. München: Beck
Beauvoir, S. de (1960): Memoiren einer Tochter aus gutem Hause. Reinbek: Rowohlt
Beauvoir, S. de (1961): In den besten Jahren. Reinbek: Rowohlt
Beauvoir, S. de (1966): Der Lauf der Dinge. Reinbek: Rowohlt
Beauvoir, S. de (1974): Alles in allem. Reinbek: Rowohlt
Beck, D. (1981): Krankheit als Selbstheilung. Frankfurt a.M.: Insel
Beckers, E., Hägele, P., Hahn, H.-H., Ortner, R. (Hrsg.) (1999): Pluralismus und Ethos der Wissenschaft. Gießen: Professorenforum
Beckett, S. (1971): Warten auf Godot. Frankfurt a.M.: Suhrkamp
Ben-David, J. (1958): The professional Role of the Physician in the bureaucratized Medicine. In: Human Relations XI: 255-274

Bengel, J., Strittmatter, R., Willmann, H. (1998): Was erhält Menschen gesund? Antonovskys Modell der Salutogenese – Diskussionsstand und Stellenwert. In: Bd. 6 Forschung und Praxis der Gesundheitsförderung. Köln: Bundeszentrale für gesundheitliche Aufklärung
Bensaïd, D.N. (1978): Arzt und Patient als Partner. Walter Olten Verlag
Benson, H. (1997): Heilung durch Glauben. München: W. Heyne
Berger, J. (1996): Sehen. Das Bild der Welt in der Bilderwelt. Reinbek b. Hamburg: Rowohlt
Berger, J., Mohr, J. (1998): Geschichte eines Landarztes. München: C. Hanser Verlag (Die Orginalausgabe erschien 1967 unter dem Titel «A fortunate man. The story of a country doctor» by Allen Lane. The Penguin Press)
Bergmann, J. (1957): Wilde Erdbeeren. Spielfilm. Schweden
Bien, G. (1999): Glück – was ist das? Frankfurt a.M.: Josef Knecht Verlag
Biermann, G. (1969): Handbuch der Kinderpsychotherapie. München: E. Reinhardt
Bliesener, Th., Köhle, K. (1986): Die ärztliche Visite. Obladen: Westdeutscher Verlag
Bloch, E. (1985): Das Prinzip Hoffnung. Frankfurt: Suhrkamp
Blüchel, K. (1974): Die weißen Magier: das Milliardengeschäft mit der Krankheit. München: Bertelsmann
Bochnik, H.J., Oehl, W. (Hrsg.) (2000): Begegnungen mit psychisch Kranken. Gelingen und Verfehlen ärztlicher Personenorientierung. Sternenfels: Verlag Wissenschaft u. Praxis
Bodamer, J. (1968): Der gefährdete Mensch. Freiburg: Herder
Böcken, J., Butzlaff, M., Esche, A. (Hrsg.) (2000): Reformen im Gesundheitswesen. Gütersloh: Verlag Bertelsmann-Stiftung
Robert-Bosch-Stiftung/Arbeitskreis Medizinerausbildung; Murrhardter Kreis (Hrsg.) (1995): Das Arztbild der Zukunft. Analysen künftiger Anforderungen an den Arzt, Konsequenzen für die Weiterbildung und Wege zu ihrer Reform. Gerlingen: Bleicher
Botton, A. de (1998): Wie Proust ihr Leben verändern kann. Eine Anleitung. Frankfurt a.M.: S. Fischer
Bradbury, R. (1987): Zen in der Kunst des Schreibens. Basel: Sphinx
Brähler, R. (Hrsg.) (1955): Körper erleben. Ein subjektiver Ausdruck von Körper und Seele. Gießen: Psychosozial
Bräutigam, H.H. (1998): Beruf: Frauenarzt. Erfahrungen und Erkenntnisse eines Gynäkologen. Hamburg: Hoffmann & Campe
Branson, R. (1998): Losing my Virginity. The Autobiography. London: Virgin Publ.
Brockhaus-Redaktion (Hrsg.) (1999): Visionen 2000. Einhundert persönliche Zukunftsentwürfe. Mannheim: F.A. Brockhaus
Branson, R. (1998): Loosing my virginity. The autobiography. London: Virgin Publ.
Buckmann, R., Karamazov, L. (1991): Die Kunst des Leidens. Ulm: W. Krüger
Bürger-Prinz, H. (1971): Ein Psychiater berichtet. Hamburg: Hoffmann und Campe
Calder, R. (1960): Medizinmänner, Männer und Medizin. Kunst und Wissenschaft des Heilens. Hamburg: C. Wegner
Camus, A. (1998): Die Pest. Reinbek b. Hamburg: Rowohlt
Carnegie, D. (1991): Sorge Dich nicht – lebe! Bern: Scherz
Carnegie, D. (1998): Freu Dich des Lebens! Die Kunst, beliebt, erfolgreich und glücklich zu werden. Bern: Scherz Verlag
Carossa, H. (1998): Der Tag des jungen Arztes. Frankfurt a.M.: Insel
Carr-Sauriders, Morris, A. (1933): The Professions, Oxford: Clarendon Pr.

Castañeda, C. (1981): Die Kunst des Pirschens. Frankfurt a.M.: S. Fischer
Crescenzo, L. de (1998): Die Zeit und das Glück. München: A. Knaus
Dahmer, H.J. (1988): Anamnese und Befund. Stuttgart: G. Thieme
Dahmer, H.J. (1992): Gesprächsführung – eine praktische Anleitung. Stuttgart: G. Thieme
David-Néel, A. (1995): Mein Weg durch Himmel und Höllen. Das Abenteuer meines Lebens. München: Droemer Knaur
Dee, R. (1997): Ist Ihr Frauenarzt wirklich gut? In: Z. Amica 11: 64-82
Ditfurth, H.v. (1987): Über die wahre ärztliche Kunst. Versuchungen der «Apparatemedizin». In: Unbegreifliche Realität. Reportagen, Aufsätze, Essays eines Menschen, der das Staunen nicht verlernt hat. Hamburg: Rasch & Röhring
Djerassi, C. (1992): Die Mutter der Pille. Eine Autobiographie. Zürich: S. Haffman Verlag
Döblin, A. (1927): Arzt und Dichter. In: Die literarische Welt 3/43: 1-2
Döblin, A. (1998): Die Ermordung einer Butterblume. Frankfurt: dtv
Dörner, K. (2000): Der gute Arzt. Lehrbuch der ärztlichen Grundhaltungen. Stuttgart: Schattauer
Drews, M. (1988): Hausarzt Dr. Drews. Triviales, Traumatisches und Therapeutisches aus dem ganz normalen Alltag. Wiesbaden: Medical Tribune
Düperthal, G. (1999): Liebe und Triebe in der Notaufnahme. In: Mabuse 117: 24-26
Dunning, A.J. (1989): Bruder Esel oder die sterbliche Hülle: Mythos und Wirklichkeit der Medizin. Frankfurt a.M.: Campus
Ecole Dispersée de Santé Européenne (EDSE) (1993): Der neue Eid des Hippokrates. In: Mabuse 85: 8
Ende, M. (1973): Momo oder die seltsame Geschichte von den Zeit-Dieben und von dem Kind, das den Menschen die gestohlene Zeit zurückbrachte. Ein Märchen-Roman. Stuttgart: Thienemann
Engelhardt, D.v., Hartmann, F. (Hrsg.) (1991): Klassiker der Medizin. Bd. 1 + Bd. 2. München: U. Beck
Enke, H. (Hrsg.) (1971): Kursus der Medizinischen Psychologie. München: Urban & Schwarzenberg
Enke, H., Enke-Ferchland, E., Malzahn, B., Pohlmeier, H., Speierer, G.W., Troschke, J.v. (1973): Lehrbuch der Medizinischen Psychologie. München: Urban & Schwarzenberg
Ernst, H. (1996): Lebenskunst: Die einzige Utopie, die uns geblieben ist. Ein Gespräch mit dem Philosophen W. Schmid. In: Psychologie heute, 23. Jg., Heft 7, 22-29
Eucken, R. (1908): Sinn und Wert des Lebens. Leipzig: Quelle & Meyer
Europ. Observatorium f. Gesundheitssysteme (2000): Gesundheitssysteme im Wandel. Kopenhagen: WHO Regionalbüro für Europa
Evans, R.J. (1990): Tod in Hamburg. Stadt, Gesellschaft und Politik in den Cholera-Jahren 1830-1910. Reinbek b. Hamburg: Rowohlt
Falk, F. (1969): Die deutschen Sterbebüchlein. Von der ältesten Zeit des Buchdruckes bis zum Jahre 1520. Amsterdam: Rodopi
Fassbender, C.F., Cziepluch, G., Nippe, W. (1981): Psychologische Prädiktoren für Compliance-Verhalten. In: Fassbender, C.F. (Hrsg.): Arzt, Patient, Zusammenarbeit. Mannheim: Boehringer
Finzen, A. (1969): Arzt, Patient und Gesellschaft. Die Orientierung der ärztlichen Berufsrolle an der sozialen Wirklichkeit. Stuttgart: G. Fischer
Fischer-Fabian, S. (1987): Die Macht des Gewissens. München: Droemer

Frank, J.D. (1981): Die Heiler. Wirkungsweisen psychotherapeutischer Beeinflussung. Vom Schamanismus bis zu den modernen Therapien. Stuttgart: Klett-Cotta
Franke, H. (1985): Auf den Spuren der Langlebigkeit. Stuttgart: Schattauer Verlag
Frankl, V.E. (1991): Der Wille zum Sinn. München: Piper
Freidson, E. (1970): The Sociology of Medicine in current Sociology. Vol. X/XI, No. 3
Freidson, E. (1970): Professions of medicine. New York: Harper u. Row
Friedrich, R. (1955): Medizin von morgen. München: Süddeutscher Verlag
Frisch, M. (2001): Stiller. Frankfurt: Suhrkamp
Fromm, E. (1956): The art of loving. New York: Harper & Row
Fromm, E. (1979): Haben oder Sein. Die seelischen Grundlagen einer neuen Gesellschaft. Stuttgart: Deutsche Verlags-Anstalt
Funk, R. (1987): Erich Fromm. Reinbek b. Hamburg: Rowohlt Monographie
Gärtner, G., Beyer, I. (1993): Zur Aneignung berufsethischer Werte im Medizinstudium – Einige Gedanken zur Problematik und zu künftigen Aufgaben. In: Habeck, D., Schagen, U., Wagner, G. (Hrsg.): Reform der Ärzte-Ausbildung. Berlin. Blackwell Wissenschaft
Galli, J. (1999): Der Clown als Heiler. Freiburg: Galli
Geyer, S. (1999): Macht Unglück krank? Lebenskrisen und die Entwicklung von Krankheiten. Weinheim: Juventa
Glasscheib, H.S. (1961): Das Labyrinth der Medizin. Irrwege und Triumphe der Heilkunde. Reinbek b. Hamburg: Rowohlt
Goethe, J.W.v. (o.J.): Gesammelte Werke. Bd. 3. Gütersloh: Bertelsmann
Goethe, J.W.v. (1961-1966): Sämtliche Werke. Hrsg. v. E. Beutler. Zürich: Artemis
Gold, G. (1983): Gandhi. Eine bebilderte Biographie. Bergisch-Gladbach: Bastei-Lübbe
Gordon, N. (1990): Der Medicus. Taschenbuch. München: Droemer Knaur
Gordon, N. (1992): Der Schamane. München: Droemer Knaur
Gordon, N. (1997): Die Erben des Medicus. München: Droemer Knaur
Gracian, B. (1967): Handorakel und die Kunst der Weltklugheit. Stuttgart: A. Kröner Verlag
Greiwe, U. (1998): Die Kraft der Vorbilder. Ihre Rolle gestern, heute und morgen. München: Kösel
Grieswelle, D., Weigelt, K. (1985): Prinzipien politischen Handelns. In: Weigelt, K. (Hrsg.): Werte, Leitbilder, Tugenden. Zur Erneuerung politischer Kultur. Mainz: Hase & Koehler
Groopman, J. (1999): Abschied vom Leben. Acht Schicksale, die Mut machen. München: Kindler
Gross, R. (1976): Zur klinischen Dimension der Medizin. Stuttgart: Hippokrates
Gross, R. (Hrsg.) (1985): Geistige Grundlagen der Medizin. Berlin: Springer
Güse, H.G., Schmacke, N. (1999): Der vermisste Wandel. Brief an die nachfolgende Medizinergeneration. In: Schmacke, H. (Hrsg.): Gesundheit und Demokratie. Von der Utopie der sozialen Medizin. Frankfurt: Verlag für Akademische Schriften
Gustafsson, L. (1978): Der Tod eines Bienenzüchters. Frankfurt: Fischer
Habeck, D., Schagen, U., Wagner, G. (Hrsg.) (1993): Reform der Ärzteausbildung. Berlin: Blackwell Wissenschaft
Hackethal, J. (1976): Auf Messers Schneide. Kunst und Fehler der Chirurgen. Reinbek b. Hamburg: Rowohlt
Hackethal, J. (1979): Sprechstunde. München: W. Heyne Verlag

Hackethal, J. (1992): Der Meineid des Hippokrates. Von der Verschwörung der Ärzte zur Selbstbestimmung des Patienten. Bergisch-Gladbach: Lübbe
Hackethal, J. (1995): Der Wahn, der mich beglückt. Karriere und Ketzerei eines Arztes. Bergisch-Gladbach: G. Lübbe
Haefner, H. (Hrsg.) (1999): Gesundheit – unser höchstes Gut? Berlin: Springer
Hall, G.M. (Hrsg.) (1998): Publish or perish. Wie man einen wissenschaftlichen Beitrag schreibt, ohne die Leser zu langweiligen oder die Daten zu verfälschen. Bern: H. Huber
Halter, H. (Hrsg.) (1981): Vorsicht Arzt! Krise der modernen Medizin. Reinbek b. Hamburg: Rowohlt
Handke, P. (1991): Versuch über den geglückten Tag. Frankfurt a.M.: Suhrkamp
Hanley, J.A. (1980): In the middle of nowhere. Panama: Cosmos
Hanley, J.A. (2000): Zur Unterscheidung zwischen Sinn und Unsinn. Weimar: Akademie
Hark, H. (1988): Jesus der Heiler. Vom Sinn der Krankheit. Olten: Walter
Hartmann, F. (1956): Der ärztliche Auftrag. Die Entwicklung der Idee des abendländischen Arzttums aus ihren weltanschaulich-anthropologischen Voraussetzungen bis zum Beginn der Neuzeit. Göttingen: Musterschmidt
Hartmann, F. (1975): Medizin in Bewegung. Arzt im Umgang. Vortragsreihe der Niedersächsischen Landesregierung zur Förderung der wissenschaftlichen Forschung in Niedersachsen, Heft 54. Göttingen: Vandenhoeck & Ruprecht
Hauser, A. (1974): Soziologie der Kunst. München: Beck
Hausmann, W. (Hrsg.) (1980): Medizin morgen. Hoffnungen, Tendenzen, Chancen. Frankfurt a.M.: Fischer
Heckhausen, D. (1995): Psychosoziale Belastungen von Ärzten – Die emotionale Betroffenheit des Arztes durch das Leid seiner Patienten. In. Psychomed 7: 113-118
Heeck, Ch. (1997): Kunst und Kultur im Krankenhaus. Gedanken und Erfahrungen zur Rückgewinnung des Krankenhauses als Lebensraum für Menschen. Münster: Lit
Heite, H.J. (Hrsg.) (1971): Anamnese. Methoden der Erfassung und Auswertung anamnestischer Daten. Stuttgart: F.K. Schattauer
Helbling, H. (1969): Der Mensch im Bild der Geschichte. Berlin: Duncker u. Humblot
Helfen, P., Kühnel, S.M., Sommerkorn, I.N. (1987): Hamburger Medizinstudenten im praktischen Jahr. Ergebnisse einer Längsschnittuntersuchung zur professionellen Sozialisation von Medizinern aus Sicht der Betroffenen. Weinheim: Deutscher Studienverlag
Hentig, H.v. (1999): Ach, die Werte! München: C. Hanser
Hesse, H. (1972): Eigensinn. Autobiographische Schriften. Frankfurt a.M.: Suhrkamp
Hesse, H. (1973): Die Kunst des Müßiggangs. Frankfurt a.M.: Suhrkamp
Hesse, H. (1974): Siddhartha. Eine indische Dichtung. Frankfurt a.M.: Suhrkamp
Heusler-Edenhuizen, H. (1997): Die erste deutsche Frauenärztin. Lebenserinnerungen: Im Kampf um den ärztlichen Beruf der Frau. Hrsg.: H. Prahm. Opladen: Leske & Budrich
Hildebrand, N. (1990): Psychocardiale Harmonie per Verordnung ... In: Psychomed 2: 44-51
Hippokrates (1955): 5 auserlesene Schriften. Eingeleitet und neu übertragen von W. Capelle. Zürich: Artemis
Hippokrates (1962): Schriften. Die Anfänge der abendländischen Medizin. (Übers. von H. Diller). Reinbek b. Hamburg: Rowohlt

Höselbarth, F. (2000): Beraterprofil: Veränderungsbereitschaft als Methode. In: Managementberater 4/3: 24-31
Hoff, B. (1983): The Tao of Pooh. Harmondsworth: Penguin
Holdt, J. (1978): Bilder aus Amerika. Frankfurt: Fischer
Honnefelder, L., Rager, G. (Hrsg.) (1994): Ärztliches Urteilen und Handeln. Frankfurt a.M.: Insel
Hoppe, J.D. (1999): Berufsaussichten für die Studierenden der Medizin – was können die jungen Medizinerinnen/Mediziner erwarten? Vortrag auf dem Kongress Via Medici am 18.6.1999 in Mannheim
Huber, E. (1993): Liebe statt Valium. Berlin: Argon
Huerkamp, C. (1985): Der Aufstieg der Ärzte im 19. Jahrhundert. Vom gelehrten Stand zum professionellen Experten, das Beispiel Preußens. Göttingen: Vandenhoeck & Ruprecht
Hufeland, C.W. (o.J.): Kleine medizinische Schriften. Berlin: Reimer
Hufeland, C.W. (1806): Die Verhältnisse des Arztes. In: Hufelands Journal 23/3 : 5/36
Hufeland, C.W. (1995): Die Kunst, das menschliche Leben zu verlängern. Frankfurt a.M.: Insel
Hurrelmann, K. (2000): Gesundheitssoziologie. Eine Einführung in sozialwissenschaftliche Theorien von Krankheitsprävention und Gesundheitsförderung. Weinheim: Juventa
Ibsen, H. (1890): Ein Volksfeind. Schauspiel in fünf Aufzügen. Leipzig: Reclam
Illich, I. (1975): Die Enteignung der Gesundheit – Medical nemesis. Reinbek b. Hamburg: Rowohlt
Imhof, A.E. (1981): Die gewonnenen Jahre: Von der Zunahme unserer Lebensspanne seit 300 Jahren oder von der Notwendigkeit einer neuen Einstellung zu Leben und Sterben. München: Beck
Imhof, A.E. (1988): Die Lebenszeit. Vom aufgeschobenen Tod und von der Kunst des Lebens. München: Beck
Imhof, A.E. (1991): Ars moriendi. Die Kunst des Sterbens einst und heute. Wien/Köln: Böhlau
Imhof, M. (1997): Die große Krankheit der Zeit oder Grundlagen einer Medizinphilosophie. Würzburg: Königshausen & Neumann
Intralgo, P.L. (1969): Arzt und Patient. München: Kindler
Jacob, W. (1989): Medizin als Kunst. TW Neurologie Psychiatrie 3, Nov./Dez.
Jaffé, A. (1979): Aus C.G. Jungs Welt. Gedanken und Politik. Zürich: Classen
Janosch (1990): Die Kunst der bäuerlichen Liebe. München: Goldmann
Jaspers, K. (1950): Einführung in die Philosophie. Zürich: Artemis
Jaspers, K. (1953): Die Idee des Arztes und ihre Erneuerung. In: Universitas 8/11: 1121-1131
Jaspers, K. (1965): Philosophie. Berlin: Springer
Johnson, M. (1997): Arbeit an einem Wunder. Berlin: Berlin-Verlag
Jonas, H. (1984): Das Prinzip Verantwortung. Versuch einer Ethik für die technologische Zivilisation. Frankfurt a.M.: Suhrkamp
Jonas, H. (1987): Technik, Medizin und Ethik. Praxis des Prinzips Verantwortung. Frankfurt a.M.: Suhrkamp
Jonas, H., Mieth, D. (1988): Was für morgen lebenswichtig ist. Unentdeckte Zukunftswerte. Freiburg: Herder
Jütte, R. (1991): Ärzte, Heiler und Patienten. Medizinischer Alltag in der frühen Neuzeit. München: Artemis & Winkler

Kälble, K., Troschke, J.v. (1998): Studienführer Gesundheitswissenschaften. Schriftenreihe der «Deutsche Koordinierungsstelle für Gesundheitswissenschaften» an der Abteilung für Medizinische Soziologie der Universität Freiburg; Bd. 9. Freiburg: Deutsche Koordinierungsstelle für Gesundheitswissenschaften
Kaiser, E. (1969): Paracelsus in Selbstzeugnissen und Bilddokumenten. Reinbek b. Hamburg: Rowohlt-Monographien Nr. 149
Kakar, S. (1984): Schamanen, Heilige und Ärzte. Psychotherapie und traditionelle indische Heilkunst München: Biederstein
Kant, I. (1996): Deines Lebens Sinn. Zürich: Diogenes
Kaupen-Haas, H. (1969): Stabilität und Wandel ärztlicher Autorität. Eine Anwendung soziologischer Theorie auf Aspekte der Arzt-Patient-Beziehung. Stuttgart: F. Enke Verlag
Kennedy, J.F. (1955): Profiles in Courage. London: Hamilton
Kerger, H. (Hrsg.) (1981): Der Arzt im Labyrinth der Gesetze. Bericht über den 26. Fortbildungskongreß 1980 in Bad Nauheim. Veröffentlichungen der Landesärztekammer Hessen; Bd. 9. Neu-Isenburg: IMP-Verlagsgesellschaft
Kerner, D. (1967): Arzt-Dichter. Lebensbilder aus fünf Jahrhunderten. Stuttgart: F.K. Schattauer
Killian, H. (1957): Hinter uns steht nur der Herrgott. Sub umbra dei. Ein Chirurg erinnert sich. München: Kindler
Kirch, W. (Hrsg.) (1992): Fehldiagnosen in der Inneren Medizin. Stuttgart: G. Fischer
Kirch, W. (Hrsg.) (1999): Fortschritt und Kosten im Gesundheitswesen. Regensburg: S. Roderer
Klaes, L., Kreuter, H. (Hrsg.) (2000): Horst Bourmer – Ein Arzt und politischer Mensch im 20. Jahrhundert. Köln: Dt. Ärzteverlag
Klein, K., Zepp, J. (1984): Zweitausend Jahre Gesundheitssicherung. Mainz: Landeszentrale für Gesundheitserziehung in Rheinland-Pfalz
Klinger, K. (1999): Maria Seyring, Ärztin, Jahrgang 1895. Ein Frauenleben quer zur Zeit. Frankfurt a.M.: Haag + Herchen
Koch, E. (1981): Ärzte, die Geschichte machten. Sternstunden der Heilkunde in 30 Lebensbildern. Augsburg: Hoffmann
Kolb, St., Seithe, H. (1998): Medizin und Gewissen. 50 Jahre nach dem Nürnberger Ärzteprozess. Frankfurt a.M.: Mabuse Verlag
Konsalik, H.G. (Hrsg.) (1991): Die fesselndsten Arztgeschichten. Goldmann-Taschenbuch 11586. München: Goldmann
Kopp, S.B. (1978): Triffst Du Buddha unterwegs ... Psychotherapie und Selbsterfahrung. Frankfurt a.M.: Fischer
Kosanke, B., Troschke, J.v. (1979): Die ärztliche Gruppenpraxis. Stuttgart: Enke
Kostolany, A. (2000): Die Kunst, uber Geld nachzudenken. München: Econ
Krug, A. (1993): Heilkunst und Heilkult. Medizin in der Antike. München: Ch. Beck Verlag
Kudera, W., Voss, G.G. (Hrsg.) (2000): Lebensführung und Gesellschaft. Opladen: Leske + Buderich
Kübler-Ross, E. (1971): Interviews mit Sterbenden. Stuttgart: Kreuz Verlag
Kübler-Ross, E. (1997): Das Rad des Lebens. Autobiographie. München: Droemer
Kühn, H. (1993): Healthism. Berlin: Ed. Sigma
Kuhlmann, E. (1996): Subjektive Gesundheitskonzepte. Eine empirische Studie mit Professorinnen und Professoren. Münster: Lit
Kunz, R., Ollenschläger, G., Raspe, H. et al. (Hrsg.) (2000): Lehrbuch Evidenz-basierte Medizin in Klinik und Praxis. Köln: Deutscher Ärzteverlag

Kurzke, H. (1999): Thomas Mann. Das Leben als Kunstwerk. Eine Biographie. München: Beck
Lagercrantz, O. (1988): Die Kunst des Lesens und des Schreibens. Frankfurt: Suhrkamp
Lama, Dalai (1998): The art of happiness. Handbook for living. London: Hodder & Stonghton
Lamprecht, F. (1981): Das Arbeitsbündnis zwischen Arzt und Patient: Eine notwendige Voraussetzung zur Überwindung der Non-Compliance. In: Fassbender, C.F. (Hrsg.): Arzt, Patient, Zusammenarbeit. Mannheim: Boehringer
Lamprecht, F., Johnen, R. (Hrsg.) (1997): Salutogenese. Ein neues Konzept in der Psychosomatik. Frankfurt a.M.: VAS
Lange, K. (1987): Die Klinik. Was Patienten nicht wissen. München: Universitas
Larson, M.S. (1977): The rise of professionalism. A Sociological Analysis. Berkeley, Los Angeles, London: University of California Press
Lay, R. (2000): Weisheit für Unwissende. München: Econ Taschenbuch
Lechtleitner, H. (1998): Abraham und das Bataillon der Mörder. Videokassette. Bremen: Radio Bremen
Lehr, U. (1991): Psychologie des Alterns. Heidelberg: Quelle & Meyer
Leibbrand, W. (1939): Der göttliche Stab des Aesculap. Vom geistigen Wesen des Arztes. Salzburg: O. Müller
Leibbrand, W. (1953): Heilkunde. Eine Problemgeschichte der Medizin. Freiburg: Karl Alber
Lenzen, D. (1991): Krankheit als Erfindung, Frankfurt a.M.: Fischer Taschenbuch
Leopold, D. (1999): Die Geschichte der sozialen Versicherung. St. Augustin: Asgard
Lichtenberg, G.Ch. (1958): Aphorismen. Zürich: Manesse
Lifton, R.J. (1988): Ärzte im Dritten Reich. Stuttgart: Klett-Cotta
Lindner, G. (1996): Arzt zwischen Pflicht und Neigung. Engelsbach: Fouqué-Presse
Lohner, Ch. (1999): Keiner liebt mich so wie ich oder die Kunst, in Harmonie zu leben. München: Droemer Knaur
Lorenz, K. (1984): Leben ist Lernen. München: R. Piper
Lorenz, K., Kreuzer, F. (1984): Leben ist Lernen. Von Immanuel Kant zu Konrad Lorenz. Ein Gespräch über das Lebenswerk des Nobelpreisträgers. München: Piper
Luban-Plozza, B., Laederach-Hofmann, K., Knaak, L., Dickhaut, H.H. (1998): Der Arzt als Arznei. Das therapeutische Bündnis mit dem Patienten. Köln: Deutscher Ärzteverlag
Lübbe, H. (1990): Der Lebenssinn der Industriegesellschaft: Über die moralische Verfassung der wissenschaftlich-technischen Zivilisation. Berlin: Springer
Lüth, P. (1971): Ansichten einer künftigen Medizin. München: Hanser
Lüth, P. (1974): Sprechende und stumme Medizin. Über die Patienten-Arzt-Beziehung. Frankfurt: Campus
Lüth, P. (1975): Das Leiden des Hippokrates oder Medizin als Politik. Darmstadt: Luchterhand
Lüth, P. (1977): Kritische Medizin. Reinbek b. Hamburg: Rowohlt
Lüth, P. (1983): Tagebuch eines Landarztes. Stuttgart: Deutsche Verlags-Anstalt
Lüth, P. (1996): Medizin in unserer Gesellschaft. Weinheim: VCH – edition Medizin
Luthe, H.O., Meulemann, H. (Hrsg.) (1988): Wertwandel – Faktum oder Fiktion? Bestandsaufnahmen und Diagnosen aus kultursoziologischer Sicht. Frankfurt: Campus
Märtin, D., Boeck, K. (1988): Small talk. Die hohe Kunst des kleinen Gespräches. München: Heyne
Mäulen, B. (2000): Gewalt gegen Ärzte. In: MMW 142/43: 4-10

Malraux, A. (1972): Eichen, die man fällt ... Frankfurt a.M.: S. Fischer
Mandell, H., Spiro, H. (1987): When doctors get sick. New York: Plenum Medical
Mann, Th. (1991): Der Zauberberg. Berlin: Fischer
Marcuse, L. (1981): Meine Geschichte der Philosophie. Aus den Papieren eines bejahrten Philosophie-Studenten. Zürich: Diogenes
Maslow, A.A. (1981): Motivation und Persönlichkeit. Reinbek: Rowohlt
Mattern, H.-J. (1984): Selbsthilfe aus der Sicht des Arztes. In: Schlemmer, J. (Hrsg.): Gesundheit in Eigenverantwortung. Bad Mergentheim: Atrioc Verlag
Maurina, Z. (1955): Um des Menschen willen. Themen und Variationen. –Memmingen: Dietrich
May, F.A. (1800): Stolpertus, ein junger Arzt am Krankenbette. Mannheim: Schwan & Götz
Meerwein, F. (1960): Über die Führung des ersten Gespräches. In: Schweizer Medizinische Wochenschrift 18: 497-501
Merton, R.K. (1957): The Role-Set. British J.O. Sociology. June
Mielck, A. (2000): Soziale Ungleichheit und Gesundheit. Bern: H. Huber
Mieth, D. (1982): Die Kunst, zärtlich zu sein. Freiburg: Herder
Milz, H. (1985): Die ganzheitliche Medizin. Neue Wege zur Gesundheit. Königstein: Athenaeum
Mitscherlich, A. (1974): Krankheit als Konflikt. Studien zur psychosomatischen Medizin. Bd. 1. Frankfurt a.M.: Suhrkamp
Mitscherlich, A. (Hrsg.) (1987): Medizin ohne Menschlichkeit. Frankfurt: Fischer
Montaigne, M. de (1993): Essays. Zürich: Diogenes
Moyers, B. (1994): Die Kunst des Heilens. Vom Einfluß der Psyche auf die Gesundheit. München: Artemis & Winkler
Müller, H. (1996): «Trotz Burnout-Syndroms sehen drei Viertel der Ärzte den Beruf noch als erstrebenswertes Lebensziel an». In: Ärzte-Zeitung 11/12. 10. 1996
Mueller-Deham, A. (1957): Human relations and power. New York: Phil. Lib.
Munthe, A. (1999): Das Buch von San Michele. München: dtv
Nadolny, St. (1987): Die Entdeckung der Langsamkeit. München: Piper
Nefiodow, L.A. (1997): Der sechste Kondratieff. Wege zur Produktivität und Vollbeschäftigung im Zeitalter der Information. St. Augustin: Rhein-Sieg-Verlag
Nietzsche, F. (1982): Die fröhliche Wissenschaft. Frankfurt a.M.: Insel
N.N. (1979): Ärztliche Verpflichtungsformel. In: DÄB 76: 2442
N.N. (1997): Die neue FOCUS-Ärzteliste. In: FOCUS 39: 200
N.N. (1997): So finden Sie den richtigen Arzt. In: Capital 6: 179
N.N. (1997): Wie gut ist ihr Frauenarzt wirklich? In: Amica 11
N.N. (1998): So testen Sie Ihren Arzt. In: Pulstip. Schweizer Gesundheitsmagazin 2: 11-14
N.N. (1999): Haben Sie einen guten Arzt? In: BRIGITTE 18: 109-120
N.N. (2000): Schwarze Ärzteliste. US-Verbraucherschützer stellen auffällig gewordene Ärzte an den Pranger. In: Deutsches Ärzteblatt 97/33: 1812
Oberboreck, W.L. (1994): Handbuch Arztpraxis. Wiesbaden: Th. Gabler
Ollenschläger, G., Thomeczek, C., Bungart, B. et al. (1999): Das Leitlinien-Clearing-Programm der Selbstverwaltungskörperschaften im Gesundheitswesen – Ein Projekt zur Qualitätsförderung in der Medizin. In: Gesundheitswesen 61: 105-111
Ornish, D. (1994): Die Umstellung der Lebensführung. In: Moyers, B. (Hrsg.): Die Kunst des Heilens. Vom Einfluß der Psyche auf die Gesundheit. München: Artemis & Winkler
Overbeck, G. (1984): Krankheit als Anpassung. Frankfurt a.M.: Suhrkamp

Ovid (o.J.): Liebeskunst. Leipzig: Reprint Verlag
Parsons, T. (1951): The social system. New York: The Free Press
Parsons, T. (1964): Definition of Health and Illness in the Light of American Values and social Structure. In: Patients, Physicians and Illness by E.G. Caco. New York: The Free Press
Paul, J. (1986): Doktor Katzenbergers Badereise. Leipzig: Reclam
Peell, M. (1998): Frauen in der Medizin. In: Via Medici 4:14
Pelzer, W. (1987): Janusz Korczak. Mit Selbstzeugnissen und Bilddokumenten. Reinbek b. Hamburg: Rowohlt-Monographien Nr. 362
Penzoldt, E. (1967): Der dankbare Patient. Frankfurt a.M.: Suhrkamp
Peretzki-Leid, U. et al. (1986): Gesundheit ist keine Ware. Hamburg: VSA
Peseschkian, N. (1983): Auf der Suche nach Sinn. Psychotherapie der kleinen Schritte. Frankfurt a.M.: Fischer
Peseschkian, N. (1993): Psychosomatik und positive Psychotherapie. Transkultureller und interdisziplinärer Ansatz am Beispiel von 40 Krankheitsbildern. Frankfurt a.M.: Fischer
Phillips, E.L. (1982): Stress, Health, and Psychological Problems in the Major Professions. Boston: University Press
Pinner, M., Miller, F. (1963): Was Ärzte als Patienten erleben. Stuttgart: G. Klipper Verlag
Pirsig, R.M. (1978): Zen und die Kunst, ein Motorrad zu warten. Frankfurt a.M.: Fischer
Pollak, K. (1965): Die Jünger des Hippokrates. Der Weg des Arztes durch 6 Jahrtausende. Berlin: Deutsche Buchgemeinschaft
Popper, K.R. (1996): Alles Leben ist Problemlösen. Über Erkenntnis, Geschichte und Politik. München: Piper
Porter, R. (2000): Die Kunst des Heilens. Eine medizinische Geschichte der Menschheit. Von der Antike bis heute. Heidelberg: Spektrum Akademischer Verlag
Postman, N. (1988): Wir amüsieren uns zu Tode. Urteilsbildung im Zeitalter der Unterhaltungsindustrie. Frankfurt a.M.: Fischer
Quasebarth, A. (1997): Arzt-Patienten-Kommunikation in der medizinischen Ausbildung. Münster: Lit
Reich-Ranicki, M. (1987): Herz, Arzt und Literatur. Zürich: Ammann Verlag
Richtberg, W. (2000): Vom Zuhören zur Begegnung. Eine unterschätzte Selbstverständlichkeit. In: Bochnik, H.J., Oehl, W.: a.a.O.
Richter, H.-E. (1963): Eltern, Kind und Neurose. Stuttgart: Klett
Richter, H.-E. (1972): Die Gruppe. Reinbek: Rowohlt
Richter, H.-E. (1974): Lernziel Solidarität. Reinbek: Rowohlt
Richter, H.-E. (1976): Flüchten oder Standhalten. Reinbek: Rowohlt
Richter, H.-E. (1979): Der Gotteskomplex. Reinbek: Rowohlt
Richter, H.-E. (1987): Die Chance des Gewissens. Erinnerungen und Assoziationen. Hamburg: Hoffmann & Campe
Ridder, P. (1999): Der wahre Charakter des Apothekers. Zur Geschichte der Heilberufe. Greven: Verlag für Gesundheitswissenschaften
Ritter, G.A. (1991): Der Sozialstaat. Entstehung und Entwicklung im internationalen Vergleich. München: R. Oldenbourg
Rössler, D. (1977): Der Arzt zwischen Technik und Humanität. München: Piper
Rohde, J.J. (1967): Probleme des Arztberufes im Krankenhaus. In: Mitscherlich, A., Brocher, T., Mering, O.v., Horne, K.: Der Kranke in der modernen Gesellschaft. Köln: Kiepenheuer & Witsch

Rolland, R. (1994): Das Leben Tolstois. Diogenes-Taschenbuch Nr. 22637. Zürich: Diogenes
Rosenthal, Th., Toellner, R. (1999): Gesundheit und Unterhaltung. Arzt- und Krankenhausserien im Fernsehen. Ergebnisse einer Inhaltsanalyse. In: Medizin praktisch 2: 54-58
Rothschuh, K.E. (1953): Geschichte der Physiologie. Berlin: Springer
Ruck-Pauquét, G. (1963): Joschko. Berlin: C. Dressler
Russell, B. (1989): Lob des Müßiggangs und andere Essays. Zürich: Diogenes
Saint-Exupéry, A.D. (1982): Dem Leben einen Sinn geben. München: dtv
Saint-Exupéry, A.D. (1998): Der kleine Prinz. Stuttgart: Rauch
Saner, H. (1996): Karl Jaspers. In Selbstzeugnissen und Bilddokumenten. Reinbek b. Hamburg: Rowohlt-Monographien Nr. 169
Sauerbruch, F. (1951): Das war mein Leben. Bad Wörishofen: Kindler u. Schiermeyer
Schaefer, H. (1962): Die Kunst, alt zu werden. München: Piper
Schaefer, H. (1979): Plädoyer für eine neue Medizin. München: J.F. Lehmanns
Schaefer, H., Schipperges, H., Wagner, G. (Hrsg.) (1984): Gesundheitspolitik. Köln: Deutscher Ärzteverlag
Schaeffer, A. (1972): Arzt aus Leidenschaft. Heiteres und Kritisches aus der großen weißen Welt. München: J.F. Lehmanns
Schenk, H. (2000): Glück und Schicksal. Wie planbar ist unser Leben? München: Ch. Beck
Schipperges, H. (1967): Ideal und Wirklichkeit des Arztes. Schriftenreihe der Bezirksärztekammer Nordwürttemberg, Nr. 5. Stuttgart: Gentner
Schipperges, H. (1970): Moderne Medizin im Spiegel der Geschichte. Stuttgart: G. Thieme
Schipperges, H. (1991): Heilkunst als Lebenskunde oder die Kunst, vernünftig zu leben. Freudenstadt: VUD
Schipperges, H. (1993): Heilkunde als Gesundheitslehre. Der geisteswissenschaftliche Hintergrund. Heidelberg: Verlag für Medizin Fischer
Schipperges, H. (1994): Rudolf Virchow. Reinbek b. Hamburg: Rowohlt-Monographien Nr. 501
Schipperges, H. (1996): Goethe. Seine Kunst, zu leben. Betrachtungen aus der Sicht eines Arztes. Frankfurt a.M.: Knecht
Schipperges, H. (Hrsg.) (19..): Geschichte der Medizin in Schlaglichtern. Mannheim: Meyers Lexikon-Verlag
Schlemmer, J. (o.J.): Die Kunst, alt zu werden. Zürich: ex libris
Schmacke, N. (1999): Gesundheit und Demokratie. Von der Utopie der sozialen Medizin. Frankfurt: VAS
Schmeling-Kludas, Ch. (1988): Die Arzt-Patient-Beziehung im Stationsalltag. Weinheim: VCH
Schmid, W. (1991): Auf der Suche nach einer neuen Lebenskunst. Die Frage nach dem Grund und die Neubegründung der Ethik bei Foucault. Frankfurt a.M.: Suhrkamp
Schmid, W. (1999): Philosophie und Kunst. Frankfurt a.M.: Suhrkamp
Schmidbauer, W. (1977): Helfen als Beruf. Die Ware Nächstenliebe. Reinbek b. Hamburg: Rowohlt
Schmidbauer, W. (1986): Die subjektive Krankheit. Kritik der Psychosomatik. Reinbek b. Hamburg: Rowohlt
Schmidbauer, W. (1992): Die hilflosen Helfer. Über die seelische Problematik der helfenden Berufe. Reinbek b. Hamburg: Rowohlt

Schmidt, H. (Hrsg.) (1983): Therapie: Bündnis zwischen Arzt und Patient. Hofgeismar: Ev. Akademie
Schmidt, H. (1997): Allgemeine Erklärung der Menschenpflichten. Ein Vorschlag. München: Piper
Schnitzler, A. (1912): Professor Bernhardi. Berlin: Fischer
Schnitzler, A. (1999): Leutnant Gustl. Berlin: Fischer
Schoeck, G. (Hrsg.) (1989): Seneca. Zürich: Artemis
Schönberger, A. (1995): Patient Arzt. Der kranke Stand. Wien: Ueberreuter
Schopenhauer, A. (1999): Die Kunst, glücklich zu sein. München: Ch. Beck
Schopenhauer, A., Schmid, W. (1989): Philosophie der Lebenskunst. Frankfurt a.M.: Suhrkamp [Schmid, W. (1998): Philosophie der Lebenskunst. Eine Grundlegung. Frankfurt a.M.: Suhrkamp
Schriever, H. (1998): Arzt zwischen Tradition und Wertewandel. In: DÄ 95/43: C-1907-1910
Schroeter, Ch. (1990): Lust und Frust einer Betriebsärztin. In: Czock, H., Göbel, E., Guthke, B. (Hrsg.): Lesebuch zu Arbeit und Gesundheit. «Man darf nicht wehleidig sein!». Berlin: Berliner Gesundheitsladen
Schrömbgens, H.H. (Hrsg.) (1987): Die Fehldiagnose in der Praxis. Stuttgart: Hippokrates
Schulze, G. (1992): Die Erlebnisgesellschaft. Frankfurt: Campus
Schwarzer, A. (1967): Marion Dönhoff. Ein widerständiges Leben. München: Th. Knaur
Schwarzer, A. (1983): Simone de Beauvoir heute. Reinbek b. Hamburg: Rowohlt
Schweitzer, A. (1952): Aus meinem Leben und Denken. Frankfurt a.M.: Fischer
Schweitzer, A. (1974): Gesammelte Werke. Bd. 2. München: Beck
Schwollmann, D. (Hrsg.) (2000): Grundlagen und Techniken der Schreibkunst. Hamburg: Nicole
Seel, M. (1999): Versuch über die Form des Glücks. Frankfurt a.M.: Suhrkamp
Segal, E. (1991): Die Ärzte. Stuttgart: Deutscher Bücherbund
Seidel-Wiesel, M. (2000): Ratschläge von Hippokrates. In: Deutsches Ärzteblatt 97/33: 128
Seidler, E. (1991): Johann Peter Frank. In: Engelhardt, D.v., Hartmann, F. (Hrsg.): Klassiker der Medizin. Von Hippokrates bis Hufeland. Bd. 1. München: Beck
Seidler, E. (2000): Kinderärzte 1933-1945: Entrechtet - geflohen - ermordet. Bonn: Bouvier
Selye, H. (1994): Streß - mein Leben. Erinnerungen eines Forschers. Frankfurt a.M.: Fischer
Shaw, G.B. (1927): Der Arzt am Scheideweg. Berlin: Fischer
Siebert, A. (1996): Erfolgreich Krisen bewältigen. München: Hugendubel
Sieburg, F. (1981): Napoleon. München: W. Heyne
Siegel, B. (1988): Prognose Hoffnung. Heilerfolge aus der Praxis eines mutigen Arztes. Düsseldorf: ECON
Siegenthaler, W. (Hrsg.) (2000): Differentialdiagnose innerer Krankheiten. Stuttgart: Thieme Verlag
Siegrist, J. (1978): Arbeit und Interaktion im Krankenhaus. Stuttgart: Enke
Siegrist, J. (1995): Medizinische Soziologie: München: Urban & Schwarzenberg
Sigerist, H.E. (1933): «The Physician's Profession trough the Ages». In: Bulletin of the New York Academie of Medicine XI/2: 661-667
Sigerist, H.E. (1954): Die Heilkunst im Dienste der Menschheit. Stuttgart: Hippokrates

Simonton, O.C., Simonton, St.M., Creighton, J. (1997): Wieder gesund werden. Reinbek b. Hamburg: Rowohlt
Skynner, R., Cleese, J. (1993): Life and How to survive it. London: Mandarin
Solschenizyn, A. (1971): Krebsstation. Reinbek b. Hamburg: Rowohlt
Sontag, S. (1978): Krankheit als Metapher. München: C. Hanser
Sontag, S. (1989): Aids und seine Metaphern. München: C. Hanser
Sprenger, R.K. (1997): Das Prinzip Selbstverantwortung. Frankfurt a.M.: Campus
Steffahn, H. (1979): Albert Schweitzer. Mit Selbstzeugnissen und Bilddokumenten. Reinbek b. Hamburg: Rowohlt-Monographien Nr. 263
Stern, K. (1996): Ende eines Traumberufes? Lebensqualität und Belastungen bei Ärztinnen und Ärzten. Münster: Waxmann
Stevens, J.O. (1975): Die Kunst der Wahrnehmung. Übungen der Gestaltstherapie. München: Ch. Kaiser
Stifter, A. (1997): Die Mappe meines Urgroßvaters. Zürich: Manesse
Stößel, U., Troschke, J.v. (1996): Evaluationsinstrumente und -ergebnisse. In: Koepke, J., Neugebauer, E., Lefering, R. (Hrsg.): Die Qualität der Lehre in der Medizin. München: Urban & Schwarzenberg
Sun Tsu (1993): Über die Kriegskunst. Karlsruhe: Infoverlagsgesellschaft
Tatarkiewicz, W. (1984): Über das Glück. Stutgart: Klett-Cotta
Thorwald, J. (1962): Das Weltreich der Chirurgen. Nach den Papieren meines Großvaters, des Chirurgen H. St. Hartmann. Frankfurt a.M.: Ullstein [(1988): Das Weltreich der Chirurgen. Nach den Papieren meines Großvaters, des Chirurgen H. St. Hartmann. München: Droemer Knaur
Tietze, M., Eschenröder, Ch.T. (1998): Therapeutischer Humor. Grundlagen und Anwendungen. Frankfurt a.M.: Fischer
Toellner, R. (1997): Ein guter Arzt - was ist das? In: Berliner Ärzte 5: 14-15
Troschke, J.v. (1974): Soziales Handeln in der Medizin unter Aspekten der Rollentheorie. In: Themen der Krankenpflege 2/3: 339-378
Troschke, J.v. (1974): Das Kind als Patient im Krankenhaus. München: E. Reinhardt
Troschke, J.v. (1977): Von einem der auszog, Arzt zu lernen. In: Z. Medizinstudent 1214: 160-162
Troschke, J.v. (1980): Arzt und Patient im Bilderwitz deutschsprachiger Zeitschriften. In: Z. für Zusammenarbeit Arzt und Patient 2/1: 56-70
Troschke, J.v. (1987): Inhalte und Beispiele ärztlicher Gesundheitsberatung. In: Jork, K. (Hrsg.): Gesundheitsberatung. Einführung und Leitfaden für Ärzte und Studierende der Medizin. Berlin: Springer
Troschke, J.v. (1987): Das Rauchen. Genuß und Risiko. Basel: Birkhäuser
Troschke, J.v. (1989): Gesundheit als Wert. In: Bundesvereinigung für Gesundheitserziehung (Hrsg.): 40 Jahre Gesundheitserziehung in der Bundesrepublik Deutschland: Rückblick – Ausblick – Perspektiven. Dokumentation des gleichnamigen Symposiums vom 3./4. April 1989 in Bonn. Bonn: Bundesvereinigung für Gesundheitserziehung, S. 17-40
Troschke, J.v. (2000): Über die Kunst, gesund zu leben. In: Wirtschaft und Wissenschaft, S. 26-36
Troschke, J.v., Küpper, K. (1982): Information und Beratung durch den Apotheker. Ein Handbuch für die Praxis. Frankfurt a.M.: Govi
Troschke, J.v., Stößel, U. (1981): Möglichkeiten und Grenzen ärztlicher Gesundheitsberatung. Freiburg i.Br.: Gesomed
Troschke, J.v., Schmidt, H. (Hrsg.) (1983): Ärztliche Entscheidungskonflikte. Falldiskussionen aus rechtlicher, ethischer und medizinischer Sicht. Stuttgart: Enke

Uexküll, T.v. (Hrsg.) (1997): Lehrbuch der psychosomatischen Medizin. München: Urban & Schwarzenberg

Uexküll, T.v., Wesiack, W. (1988): Theorie der Humanmedizin. München: Urban & Schwarzenberg

Unschuld, T.U. (1999): Standesberuf Arzt. Medizin als ‚Profession'. In: Deutsches Ärzteblatt 96/1-2: 23 ff.

Verres, R. (1991): Die Kunst, zu leben. Krebsrisiko und Psyche. München: Piper

Vescovi, G. (1992): Hippokrates im Heckengäu. Aufzeichnungen eines schwäbischen Landarztes. Stuttgart: Deutsche Verlags-Anstalt

Watzlawick, P. (1995): Vom Unsinn des Sinns oder vom Sinn des Unsinns. München: Piper

Watzlawick, P., Beavin, J.H., Jackson, D.D. (1974): Menschliche Kommunikation. Bern: H. Huber

Weber, I. (1996): Hohe quantitative Arbeitsbelastung deutscher Allgemeinärzte. In: Deutsches Ärzteblatt 93/7: 299-301

Weber, M. (1982): Gesammelte Aufsätze zur Wissenschaftslehre. Tübingen: J.C.B. Mohr

Weigelt, K. (Hrsg.) (19..): Werte, Leitbilder, Tugenden. Mainz: V. Haase u. Koehler

Weinhold, E.-E. (2000): Kulturberuf Arzt. In: Deutsches Ärzteblatt 97/33: 1821

Weischedel, W. (1998): Die philosophische Hintertreppe. München: DTV

Weizsäcker, V.v. (1987): Gesammelte Schriften. Frankfurt a.M.: Suhrkamp

Wetering, J.v.d. (1981): Der leere Spiegel. Erfahrungen in einem japanischen Zen-Kloster. Reinbek b. Hamburg: Rowohlt

Wetterer, A., Troschke, J.v. (1996): Smoker Motivation. Berlin: Springer

Wichert, P.v. (2000): Lust und Last der Forschung und Lehre. 9/474-476

Wickert, U. (Hrsg.) (1995): Das Buch der Tugenden. München: W. Heyne

Wiench, P. (Hrsg.) (1992): Die großen Ärzte. Geschichte der Medizin in Lebensbildern. München: Knaur

Wiesing, U. (1995): Zur Verantwortung des Arztes. Stuttgart-Bad Cannstatt: frommann-holzboog

Wiesing, U. (1995): Kunst oder Wissenschaft? Stuttgart-Bad Cannstatt: frommann-holzboog

Winckler, M. (2000): Doktor Bruno Sachs. München: C. Hanser

Wurster, W. (1984): Von Bismarcks Unterstützungskasse zur modernen Gesundheitsversicherung. Stuttgart: AOK

Zeller, B. (1963): Hermann Hesse. Reinbek b. Hamburg: Rowohlt-Monographien Nr. 85

Zeller, E. (1937): Arztstimmen. Hundert Lesestücke. Stuttgart: Hippokrates

Zweig, St. (1964): Sternstunden der Menschheit. Frankfurt a.M.: Fischer

Zweig, St. (1993): Das Geheimnis künstlerischen Schaffens. Frankfurt a.M.: Fischer

Zwcig, St. (1995): Montaigne. Frankfurt a.M.: Fischer

Zweig, St. (1999): Triumph und Tragik des Erasmus v. Rotterdam. Frankfurt a.M.: Fischer Taschenbuch

Personenverzeichnis

Adorno, T.W. (130)
Antonovsky, A. (194)
Aristophanes (204)
Armstrong, L. (12)
Arnold, M. (68)
Augustinus (185)
Aurel, M. (176, 185)

Baier, H. (23, 26)
Bair, D. (217)
Balint, M. (142, 148)
Bandura, A. (199, 262)
Bankl, H. (174)
Bastian, T. (124, 125)
Bauer, J. (143, 144)
Beauvoir, S.d. (161, 217)
Becker, B. (200)
Behrens, H. (205)
Bengel, J. (194)
Benn, G. (206, 216)
Bensaïd, N.
  (150, 151, 152)
Berger, J. (196, 208)
Bergman, I. (160)
Bernhard, Th. (66)
Beyer, M. (113)
Biermann, G. (12)
Blüchel, K. (17)
Böcken, J. (141)
Boerhaave, H. (78)
Borch, I. v.d. (133)
Büchner, G. (205, 216)
Butzlaff, M. (141)

Camus, A. (167, 206)
Capella, M. (82)
Capelle, W. (77)
Carnegie, D. (189)
Carossa, H. (7, 206)

Carr-Saunders, A.M. (84)
Cassell, E. (159)
Clavell, J. (12)
Cleese, J. (190, 196)
Contat, M. (210)

Dahmer, J. (148, 150)
David-Néel, A. (12)
Dee, R. (32, 34)
Delbanko, Th. (159)
Demokedes (77)
Descartes (266)
Döblin, A. (206)
Dönhoff, M.G. (161)
Doyle, C. (206)
Diller, H. (108)
Disney, W. (161)
Düperthal, G. (204)

Edenhuizen, H. (222)
Einstein, A. (200)
Ende, M. (143)
Engelhardt, D. v. (74, 77, 79, 109, 110, 202)
Enke, H. (12)
Esche, A. (141)
Eschenbach, W.v. (204)

Fassbender, C.F. (156)
Fischer-Fabian, S. (136)
Foucault, M. (189)
Frank, A. (185)
Frank, J.P. (78, 80)
Franke, H. (190)
Frankl, V. (190)
Freidson, E. (84)
Frenkel-Brunswik, E. (130)
Frisch, M. (205)

Fröhlich, H. (188)
Fromm, E.
  (190, 197, 263, 266)

Galdston, I. (182, 183)
Galen (77, 79)
Galilei, G. (136)
Garlach, F.M. (113)
Geiger, F. (17)
Goethe, J. W. v.
  (7, 49, 178, 185, 216)
Gohrin, F. (210)
Goldszmit, H. (234)
Gorbatschow, M. (200)
Gordon, N. (215)
Gottlieb, J. (182)
Grieswelle, D. (199)
Gross, G. (194)
Gross, R. (152, 153, 154)
Güse, H.G. (49)
Guihot, S. (12)
Gustafsson, L. (264)

Haller, A.v. (78)
Handke, P. (186, 198)
Hartmann, F. (30, 74, 77, 79, 84, 109, 110, 202)
Harvey, W. (78)
Hauser, A. (158)
Helfen, P. (40)
Hesse, H.
  (12, 191, 192, 197)
Heusler, O. (222)
Heusler-Edenhuizen, H. (220, 223, 224, 256)
Hippokrates (52, 76, 77, 79, 81, 108, 109, 176)
Höselbarth, F. (69)
Hoff, B. (161)

Hoffmann, F. (78, 79, 110)
Holdt, J. (146)
Homer (204)
Hoppe, J.D. (58, 59)
Huber, E. (129)
Huerkamp, C. (85, 104)
Hufeland, C.W.
  (7, 11, 12, 78, 79, 137,
  187, 194, 195)

Ibsen, H. (205)
Illich, I. (139)
Imhof, A.E. (12, 187)

Jaffé, A. (233)
Jaspers, K.
  (27, 29, 199, 201, 231,
  232, 233, 256, 264, 265)
Jenner, E. (79)
Johnen, R. (194)
Jonas, H. (7)
Jütte, R. (73)
Jung, C.G. (233)

Kälble, K. (59)
Kant, I. (162, 264)
Kennedy, J.F. (136)
Kerner, D. (216, 218)
Kerner, J. (216)
Kirch, W. (123)
Knigge, A.v. (192)
Knopfauge, J. (7)
Koch, R. (79)
Koelbing, H.N. (110)
Kohl, H. (200)
Kohlhase, H. (136)
Kolb, St. (129)
Korczak, J.
  (12, 234, 235, 256)
Kübler-Ross, E. (12, 191,
  251, 252, 253, 254, 256)
Kühn, H. (83)
Kunz, R. (113)
Kurzke, H. (185, 198)

Lamprecht, F. (155, 194)
Lange, H. (221)
Larson, S. (84)
Lechleitner, H. (134)
Leopold, D. (73)

Lifton, R.J. (125, 127)
Lindner, G. (241, 256)
Low (179)
Lucas, F. (126)
Lüth, P. (39, 65, 139, 152,
  243, 244, 256)

Mäulen, B. (165, 173)
Maimonides (109)
Mandell, H. (169)
Mann, Th. (12, 185, 205)
Marx, K. (200)
Maslow, A.A. (191)
Mattern, H.-J. (148)
Mauthe, D. (12)
Mengele, J. (126)
Merian d.Ä., M. (188)
Milgram, S. (132, 133, 135)
Miller, B.F. (179, 181)
Milz, H. (18)
Mitscherlich, A. (128)
Mohr, J. (208)
Montaigne, M.d.
  (12, 162, 169, 185)
Morgani, B. (78)
Morus, Th. (136)
Moyers, B. (158, 159)
Müller, H. (172)
Müller, I.W. (79)
Müller, J. (216)
Mueller-Deham, A.
  (255, 256)
Munthe, A. (218, 219, 256)
Mutter Theresa (194, 200)
Myers, W.K. (182)

Nellessen, L. (12)
Noll, P. (12)

Oliv, J. (219)
Ollenschläger, G. (114)
Orwell, G. (134)
Ovid (187)

Paracelsus (77, 82)
Parsons, T. (103)
Paul, J. (204)
Pelzer, W. (234)
Percival, Th. (109, 110)
Phillips, E.L. (174)

Picasso, P. (200)
Pilatus, P. (121)
Pinel, P. (78)
Pinner, M. (179)
Pirsig, R.M. (15, 160)
Plato (181, 264)
Pohl, I. (12)
Pooh, W.t. (12)
Postman, N. (61, 62)

Quasebarth, A. (50, 51)

Rabelais, F. (216)
Reichenstein (24)
Reich-Ranicki, M.
  (12, 204, 205)
Richter, H.E.
  (12, 247, 248, 249, 250,
  251, 256)
Ridder, P. (73)
Rohde, J.J. (12)
Rosenthal, Th. (203)
Rothschuh, K.E. (73)
Ruck-Pauquét, G. (163)

Sachs, B. (210, 256)
Sahner, H. (199)
Saint Exupéry, A.d. (142)
Saliger, I. (25)
Saner, H. (231, 232)
Sassall, J.
  (196, 208, 209, 256)
Sauerbruch, F. (12, 141,
  224, 225, 226, 228, 256)
Schaefer, H. (12, 188)
Schiller, F. (161, 198, 216)
Schipperges, H. (27, 81,
  82, 83, 109, 185, 186)
Schlemmer, J. (188)
Schmacke, N. (49)
Schmid, W. (189)
Schmidbauer, W. (175)
Schmidt, H. (117, 120, 192)
Schnitzler, A.
  (205, 206, 216)
Scholl, S. (136)
Schopenhauer, A.
  (194, 195)
Schriever, H. (33, 34)

Schrömbgens, H.H. (139)
Schwartz, F.W. (12)
Schwarzer, A. (161)
Schwarzwäller, K. (121)
Schweitzer, A. (12, 15, 194, 195, 228, 229, 230, 256)
Segal, E. (215, 216)
Seidel-Wiesel, M. (52)
Seidler, E. (81)
Seithe, H. (129)
Selye, H. (7, 12, 236, 239, 240, 256)
Seneca (148, 185, 261)
Serré, C. (166, 167)
Sevilla, I.v. (82)
Shaw, G.B. (205)
Siegel, B. (190)
Siegenthaler, W. (12)
Siegrist, J. (12, 149)
Sigerist, H.E. (29, 73, 179)
Simonton, O. (190)
Skynner, R. (190, 196)
Sokrates (136)
Sontag, S. (73)
Sophokles (204)

Spartakus (136)
Spee, F.v. (136)
Spiro, H. (169)
Stauder, A. (124)
Stern, K. (170)
Stevenson, I. (181)
Stifter, A. (205)
Stößel, U. (64)
Straßburg, G.v. (204)
Süßmuth, R. (200)
Sun Tsu (187)
Steffahn, H. (229)
Sydenham, Th. (78, 192)

Tatarkiewicz, W. (7, 198)
Toellner, R. (21, 22, 203)
Troschke, J.v. (41, 59, 117, 120)
Tschechow, A. (216)
Uexküll, Th.v. (26, 257)

Verres, R. (186)
Vesalius (78)
Vescovi, G. (19, 174, 212, 216)

Virchow, R. (12, 83, 112)

Watzlawick, P. (156)
Weber, I. (173)
Weber, M. (199)
Weigelt, K. (199)
Weischedel, W. (195)
Weiss, E. (206)
Weisser, U. (77)
Weizsäcker, V. v. (148, 178)
Wertham, F. (180)
West, Q. (181)
Westernhagen, M.M. (200)
Wickert, U. (194)
Wiesemann, C. (130)
Wiesing, U. (124)
Williams, P. (180)
Wilson, P.A. (84)
Winckler, M. (210, 212)

Zeller, E. (11)
Zola, E. (136)
Zweig, St. (12, 162, 185)

Sachregister

Ärztegelöbnis, Genfer (110)
Arbeitsbelastungen (56f., 171ff.)
Arbeitsfelder (88f., 209)
Arztbild (17f., 23f., 26, 35, 77, 202, 204)
Arztpersönlichkeit (17, 28, 35, 201)
Ausbildung (10, 13f., 17, 21, 23, 26, 35ff., 39ff., 49, 51ff., 56, 60, 64ff., 68, 70, 73, 78, 80f., 85ff., 89, 92, 98, 106, 117, 120, 130, 141, 159, 166, 175, 193, 201, 212, 215f., 219, 234, 244, 246, 248, 251, 256, 259, 266)
Ausbildungsordnung f. Ärzte (13, 39, 40, 105, 201, 249)
Autoritär (31, 130, 134, 228, 253)

Berufsordnung (7, 14, 39, 103, 105ff., 111)
Berufsrolle (10, 39, 58, 103)
Berufsstatistik (90)

Doktorarbeit (40, 46, 238, 249)
Durchschnittseinkommen (89)

Eid des Maimonides (109)
Empfehlungen (9, 12, 14, 23, 33, 51, 59, 79, 96, 106, 114f., 138, 145, 185ff., 196, 231, 257)
Erklärung von Kos (111f.)
Erwartungen von Patienten (10, 30, 33f., 105, 124, 176)
Ethik (13, 19, 21f., 38, 107ff., 119, 125, 130, 135, 172, 185f., 189)
Evaluation (63f., 71, 141)

Facharzt (120, 173, 182, 241)
Fachgebiet (41, 54, 68, 88f., 139)
Fachgruppen (91)
Fächerkanon (27)
Faust (49, 219)
Freiheit (9, 27, 42, 85ff., 107, 114, 127, 136, 170, 173, 175, 232)
Fürsorge (112, 223)
Fürsorglich (31)

Ganzheitlich (10, 15, 18, 26, 31, 71, 83, 202)
Gate-Keeper (93, 101)
Gebietsbezeichnungen (89, 91)
Geschichte (9, 10f., 23f., 26, 46, 56, 62, 67, 73ff., 80ff., 84, 103, 124, 138, 142, 157, 162, 179, 181, 202, 204f., 208, 215ff., 224, 245f., 253f., 257)

Gesinnung (28, 107, 195)
Gesundheit als Ware (30, 112)

Habilitation (41)
Heilkult (74)
Heilkunde (33f., 74, 77, 84, 140f., 160, 227)
Heilkunst (7, 11, 29, 34, 74, 79, 81ff., 109f., 137, 157, 159, 186, 218, 225)
Hippokratischer Eid (13, 77, 108, 127, 130)

Idee des Arztes (27)
Ideengeschichte (80)

Kassen-/Vertragsarzt (16f., 96ff., 107)
Komplexität (7, 10, 22, 36, 61, 63, 70f., 83, 138, 141, 152, 189, 191, 265, 266)
Konfliktfähigkeit (36, 52, 69)
Konsequenzen (23, 35, 51f., 116ff., 123f., 150, 176)
Kooperation (16, 36f., 40, 68, 90, 100f., 107, 155, 171)
Kunstfehler (14, 21, 107, 116f., 119f., 122, 124, 177, 203)

Lernbedingungen (50)
Lernen (36, 43, 51, 56, 62, 70, 73, 117, 199f., 231, 261f.)
Lernprozess (70, 131, 199, 262)
Leitlinien (10, 14, 22, 37, 80, 113ff., 124, 129, 138, 141)

Macht (17, 124, 128, 136, 193, 196, 212, 218, 239, 241, 249)
Machtmissbrauch (124)
Märchen (41, 47, 60, 70, 223)
Menschenbilder (23, 26)
Menschenrechte (112, 192)
Mitgefühl (37, 130, 191, 250)
Murrhardter Kreis (35, 51f.)
Multiple-Choice-Prüfungen (60, 64f., 70)

People's Medical Association (18)
Pragmatisch (32, 121)
Praxisferne (49, 139, 266)
Profession (37, 39, 59, 73, 84f., 105)
Prüfungen (10, 15, 20, 33, 40, 43f., 50, 60, 63, 70, 175, 193, 248, 252)

Rolle des Arztes (38, 103, 215)
Rollenstereotyp (32)
Rollentheorie (66)

Schlüsselfragen (34)
Selbstbewusstsein (37, 54)
Sozialgesetzbuch (98, 107, 114)
Sozialisation (39, 47, 53, 62, 66, 70, 125ff., 199, 261)
Stationsarzt (100, 169, 171)
Studienanfänger (55)
Studium (10, 20f., 40, 42, 45, 50f., 54, 56, 59ff., 80f., 171, 215, 219, 221, 225, 228, 231, 234, 238, 248, 261, 264f.)

Theorie (20, 23, 26, 52, 61, 78, 81f., 103, 152, 189, 257, 262)
Thesen (38)
Tod (20, 23ff., 28, 52, 55, 67, 74, 83, 110, 121, 166, 171, 176, 187f., 190, 196, 205, 208, 213f., 224, 230, 235, 245, 251f.)

Unsicherheit (47, 58, 118)

Verantwortung (22f., 30, 35, 37f., 77, 112, 116f., 119, 124, 129, 135, 181, 186, 191f., 194, 196, 222f., 241, 251, 253, 257ff.)
Verpflichtungsformel, ärztliche (13, 108, 110)

Weiterbildung (12f., 15, 20, 37, 40, 46, 49, 87, 91ff., 106f., 222, 248, 257, 259)
Wissenschaft (7, 11, 22f., 46, 50f., 69, 73f., 76, 78ff., 112, 124, 129, 132, 137f., 140, 148, 158ff., 162, 215, 227, 229f., 246ff., 266)

Zufriedenheit (21, 60, 62f., 161, 173, 190, 195, 198)
Zukunftserwartung (53)